Dr. Christine Löber
mit Hanna Grabbe

Immer der Nase nach

mosaik

Dr. Christine Löber
mit Hanna Grabbe

Immer der Nase nach

Wie Hals, Nase und Ohren
uns im Leben lenken

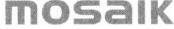

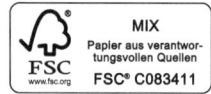 Dieses Buch ist auch als E-Book erhältlich.

MIX
Papier aus verantwor-
tungsvollen Quellen
FSC
www.fsc.org
FSC® C083411

Penguin Random House Verlagsgruppe FSC® N001967

1. Auflage
Originalausgabe März 2021
Copyright © 2021: Mosaik Verlag, München,
in der Penguin Random House Verlagsgruppe GmbH,
Neumarkter Str. 28, 81673 München
Illustrationen: Christine Löber
Umschlag: Sabine Kwauka
Umschlagmotiv: shutterstock/Greenni, Tashsat,
Yeti studio (Tücherbox/Muster/Tuch)
Redaktion: Angelika Lieke
Satz: Uhl + Massopust, Aalen
Druck und Bindung: CPI books GmbH, Leck
Printed in the Czech Republic
CH · Herstellung: IH
ISBN 978-3-442-39380-0
www.mosaik-verlag.de

Besuchen Sie den Mosaik Verlag im Netz

INHALT

Teil II –
Wie Nase und Co. mit unserer Psyche kommunizieren

EINFÜHRUNG: GESPRÄCH ÜBER VERKANNTE PROMIS

Familienurlaub beginnt bei uns meist mit Stau und schlechter Laune. Mein Mann kann keine Benjamin-Blümchen-CDs mehr hören, und ich weiß leider auch nie, wann wir endlich da sind. Im vergangenen Sommer habe ich versucht, die Stimmung mit einem Quiz zu retten. Weil mir spontan keine gute Quiz-Frage einfiel, fragte ich: »Habt ihr euch schon mal mit eurer Nase beschäftigt?« Man muss dazu wissen: Ich bin HNO-Ärztin, weshalb ich mich sofort ein wenig schämte, dass mir nichts Originelleres eingefallen war. Aber immerhin, im Auto herrschte nachdenkliche Stille.

Mein vierjähriger Sohn gab schließlich an, gerne seine Popel zu essen. Seine etwas ältere Schwester erklärte, wie man bei Nasenbluten möglichst wenig Sauerei macht, und mein Mann schilderte das Schneiden von Nasenhaaren. (Profis wie er schneiden, statt zu zupfen, dazu reicht eine ordinäre Schere, und weg muss nur, was rausguckt.) Dann kamen in einem Quiz eigentlich unzulässige Gegenfragen. »Kannst du, wenn du mir ins Ohr guckst, meine Nase sehen?«, wollte meine Tochter wissen. Mein Sohn ließ sich von mir versichern, dass der Finger beim Popeln wirklich nicht in der Nase stecken bleiben kann. Und mein Mann fragte doch tatsächlich, ob das Sprichwort mit der Nase und dem Johannes denn stimme.

Zugegeben, von meiner eigenen Familie hätte ich mir eine etwas ausgefeiltere Diskussion gewünscht. Ich möchte das Gesprächsthema Popel nicht kleinreden, man kann Stunden darüber philosophieren, wirklich. Doch während dieser kurzen Nasendebatte irgendwo zwischen Hildesheim und Holle wurde mir mit einem Mal bewusst, wie absurd es ist, dass die meisten Menschen, mein Mann und meine Kinder eingeschlossen, so gut wie nichts über ein Organ wissen, das einen Großteil ihres Lebens steuert und noch dazu mitten im Gesicht sitzt.

Für viele ist die Nase einfach nur da. Mit etwas Glück sieht sie einigermaßen akzeptabel aus, man kann sie mit Piercings schmücken und wenn keiner hinguckt, halbfeste Sekretbrocken aus ihren Öffnungen pfriemeln. Den direkten Kollegen der Nase, den Ohren und dem Hals, geht es übrigens ganz ähnlich, kaum einer interessiert sich groß für sie.

Ich finde das irgendetwas zwischen erstaunlich und empörend, schließlich managt unsere HNO-Abteilung einen Großteil unseres Alltags. Drei unserer fünf Sinne sind hier angesiedelt. Neben den Augen bilden Nase, Ohren und Rachen unsere wichtigste Verbindung zur Außenwelt: Wir riechen, wir hören, wir schmecken, wir sprechen. Man kann sich diese hektische Schnittstelle zwischen unserem Außen- und unserem Innenleben wie ein Empfangszimmer des Gehirns vorstellen. Und genau wie gute Vorzimmerdamen bestimmen auch die Nase und ihr Team zu einem erheblichen Teil darüber, was im Chefzimmer, unserem Gehirn, geschieht, was wir denken, was wir fühlen.

Unser Geruchssinn entscheidet mit darüber, mit wem wir Kinder zeugen und was wir einkaufen. Unsere Stimme entscheidet über unsere Karriere, sie überzeugt, verführt oder schläfert ein. Und unser Hörapparat ist nicht nur in der Lage, gleichzeitig Vogelgezwitscher und das Gemecker unserer Kinder wahrzunehmen, sondern legt gleich nebenan, im Gehirn, auch fest, was davon für uns wichtig ist. (An alle Eltern: im Zweifel das Vogelgezwitscher.)

Es ist ein kleines Mysterium, dass dieser Betrieb größtenteils einwandfrei funktioniert. Schließlich kommen dort nicht nur frische Waldluft und klassische Musik vorbei, sondern auch: Pollen, Fluglärm, keifende Vorgesetzte oder Staphylokokken. Ein Großteil der physischen oder psychischen Gemeinheiten dieser Welt nimmt den HNO-Eingang. Kein Wunder, dass unsere Vorzimmerdamen manchmal krank, müde oder gestresst sind.

Dann läuft es auch im Chefzimmer nicht rund. Schließlich sortiert und bewertet unser Gehirn routinemäßig alles, was zu ihm vorgelassen wird. Schon kleinste Störungen in den Empfangsroutinen können enorme Auswirkungen auf unsere Psyche haben – und umgekehrt. Redewendungen wie »die Nase voll haben« kommen nicht von ungefähr. Und weil diese manchmal launischen Sinnesorgane so eng mit unserem Denken und Fühlen verknüpft sind, kann es uns ganz schön aus der Bahn werfen, wenn sie mal streiken.

Bei meiner Arbeit im Krankenhaus und in meiner Praxis habe ich dagegen immer wieder festgestellt, dass der Zusammenhang zwischen Körper und Seele in diesem Bereich erstaunlich wenig ernst genommen wird. Auch die Wissenschaft steht bei diesem Thema noch ganz am Anfang. Es ist mir deshalb ein großes Anliegen, Ihren Blick auf diese feinen Zusammenhänge zu richten. Denn vieles können wir selbst positiv beeinflussen. Dieses Buch soll Sie ermutigen, Ihre einzigartigen Mitarbeiter aus der HNO-Abteilung besser kennenzulernen. Denn nur wer weiß, wie seine Leute ticken, kann sie bei Durchhängern unterstützen.

Im ersten Teil erfahren Sie, wie die Nase und ihre Kollegen arbeiten: Wie geht Riechen, und warum brauchen wir das? Weshalb können wir sprechen? Kommt Erkältung von Kälte? Darf man Nasenspray wirklich nur eine Woche lang benutzen? Sie werden dabei auch eine grobe Vorstellung von Anatomie bekommen, und die ist gar nicht so kompliziert, wie es auf den ersten Blick scheint.

Dazu habe ich ein paar unglaublich krakelige Zeichnungen gemacht, für die ich sicher nie einen Preis gewinnen werde. Aber genau solche Zeichnungen (eher noch krakeliger) mache ich auch für meine Patienten in den Sprechstunden, denn sie helfen ungemein, Dinge besser zu erklären oder zu verstehen.

Im zweiten Teil erkläre ich Ihnen, in welch regem und unglaublich wichtigem Austausch Hals, Nase und Ohren mit unserer Psyche stehen. Diese Organe sitzen schließlich nicht grundlos direkt unterm Hirn. Wer diese Zusammenhänge einmal verstanden hat, kann auch wesentlich gelassener bleiben, wenn etwas nicht mustergültig funktioniert.

Im dritten Teil lernen Sie dann, sich selbst zu helfen. Oft sind es nur kleine Veränderungen, die Großes bewirken. Das weiß ich, weil ich nicht nur HNO-Ärztin bin, sondern auch eine recht leidgeprüfte HNO-Patientin. Aus beiden Perspektiven kann ich sagen: Vertrauen Sie sich den fabelhaften Funktionen Ihres Körpers an. Der beste Experte für Ihre Beschwerden sind Sie selbst.

Teil I
HNO-Wissen für den Alltag

1. UNTERSCHÄTZTER HELD: DIE NASE

SPERMIEN MÖGEN MAIGLÖCKCHEN – DAS RIECHEN

Ich habe eine fast schon unnormale Leidenschaft für Parfums. Ich kann Menschen nicht verstehen, die keine Parfums mögen, und ich kann es auch nicht nachvollziehen, wie manche unverfälschten Menschengeruch ertragen. Ich rieche gerne meine Kinder, und damit hat es sich. Seit Jahrzehnten bin ich auf der Suche nach *dem* Parfum. Bislang habe ich aber nur einen ganzen Badezimmerschrank voll mit teuren, meist kaum benutzten Düften. Es soll Frauen geben, die ein extra Schuhzimmer haben, um ihre ganzen nie getragenen High Heels zu lagern. Ich brauche womöglich bald ein Parfumzimmer.

Erst vergangene Woche trug ich völlig euphorisiert mal wieder *das* Parfum vom Shoppen nach Hause. Am Abend: Ehekrach, Weinen, Türenschlagen. Wir haben uns am nächsten Morgen wieder vertragen. Doch die neuste Kreation von Chanel steht seitdem in der Ecke. Ich kann Parfum einfach nicht mehr ausstehen, sobald ich damit etwas Unerfreuliches erlebt habe. Zum Glück gilt das Ganze auch umgekehrt. Vor inzwischen mehr als zehn Jahren habe ich mir während eines Griechenlandurlaubs ein Parfum gekauft, das mich bis heute an diese entspannten Wochen erinnert und deshalb mein ganz persönliches Gute-Laune-Elixier geworden ist. Flasche auf: Sommer, Sonne, Souvlaki.

Belesene Menschen kennen dieses Phänomen auch als »Madeleine-Effekt«. In seinem Roman *Auf der Suche nach der verlorenen Zeit* beschreibt Marcel Proust, wie sein Held ein Stück in Tee getunktes Madeleine-Gebäck isst und daraufhin von wohligen Kindheitserinnerungen überflutet wird. Dieses Gefühl muss wirklich sehr stark gewesen sein, denn der Protagonist berichtet dann viele Hundert Seiten lang über seine durch das Gebäck hervorgerufenen Erinnerungen.

Unsere Geruchs- und Geschmackswahrnehmung hat nämlich eine ganz entscheidende Besonderheit: Der Riechnerv sendet seine Informationen ohne größere Umwege in den Teil des Gehirns, in dem unsere Emotionen sitzen, ins limbische System. Sehr vereinfacht gesagt: Geruch wird direkt zu Gefühl.

Einige dieser emotionalen Bewertungen sind angeboren. Schon wenige Tage alte Säuglinge freuen sich über Bananenaroma und verziehen das Gesicht beim Geruch von faulen Eiern. Die meisten Düfte aber werden erst im Laufe unseres Lebens vom limbischen System mit Gefühlen und Erinnerungen verknüpft – unser Riechgedächtnis entsteht. Diese riesige Datenbank ist dafür verantwortlich, dass wir nervös werden, wenn der Typ vor uns an der Supermarktkasse das gleiche Aftershave benutzt wie unser Ex. Und es ist der Grund, warum Nivea-Creme noch immer fast genauso riecht wie vor 50 Jahren. Der etwas aus der Mode gekommene Duft erinnert viele Menschen an ihre Kindheit, weshalb sie die Creme weiterhin kaufen.

Riecht nach ... Wie der Geruch ins Gehirn kommt

Was beim Riechen ganz genau passiert, weiß man erst seit knapp 30 Jahren. Die Amerikaner Linda Buck und Richard Axel veröffentlichten 1991 ihre damals revolutionäre Forschungsarbeit zum Riechsystem und bekamen dafür 2004 den Nobelpreis. Bis dahin galt die Nase als ein nahezu unergründliches Sinnesorgan. (Und sie ist es anscheinend noch immer. Während ich an diesem Buch schreibe, haben niederländische Forscher gerade ein neues Organ im Nasenrachen entdeckt: eine paarige Speicheldrüse, die bislang in keinem Anatomiebuch auftaucht. Das ist ungefähr so, als würde man heutzutage noch eine unbekannte Insel im Mittelmeer finden!)

Um zu erklären, was die Wissenschaft bislang über das Riechen herausgefunden hat, hilft meine Lieblingsnascherei: ein frisches Franzbrötchen. Das ist ein gnadenlos zimtiges Zuckergebäck, und jeder, der es schon mal gegessen oder gerochen hat, kann sich bestens vorstellen, dass es unzählige Duftmoleküle verströmt. Begleiten wir eines davon.

Unser Franzbrötchen-Duftmolekül schwebt galant durchs Nasenloch und landet in der Nasenhöhle. Um kurz die Größenordnung deutlich zu machen: Ein Molekül besteht aus zwei oder mehreren Atomen, ist also unfassbar winzig. Wäre es stattdessen so groß wie ein Blütenpollen oder eine Fruchtfliege, wäre es gar nicht erst an den zotteligen Nasenhaaren vorbeigekommen oder hätte die Nase gleich wieder verlassen müssen. Denn mit Niesreiz und Nasenschleim hat sie noch zwei weitere strenge Türsteher, die verhindern, dass Eindringlinge in tiefere Abschnitte unserer Nase oder gar in die Lunge vordringen.

Das Duftmolekül aber darf passieren, schwirrt weiter und erreicht relativ weit oben in der Nase unsere Riechzone, die *Regio olfactoria*. Hier drängen sich auf einem Areal von rund vier Quadratzentimetern Millionen von Riechzellen, an deren Enden Duftrezeptoren sitzen. Der Mensch besitzt 350 verschiedene Sorten solcher Rezeptoren. Jeder Rezeptor erkennt ein ganz bestimmtes Duftmolekül. Man kann sich das wie ein Duftalphabet mit 350 Buchstaben vorstellen, aus denen sich beliebig komplexe Wörter, sprich Düfte, formen lassen. Damit in unserer Wahrnehmung Franzbrötchen-Geruch entsteht, braucht es also eine Vielzahl verschiedener Duftmoleküle, die erst in ihrer ganz speziellen Zusammensetzung dieses Aroma ergeben. Der Geruch von Kaffee beispielsweise setzt sich aus 500 bis 800 unterschiedlichen Duftmolekülen zusammen. Darunter sind keinesfalls nur Verwöhnaromen, sondern auch Anteile von Katzenurin und Fußschweiß, die in der Gesamtkomposition aber nicht mehr auffallen. Franzbrötchen-Duft hat, soweit ich weiß, noch kein Forscher in seine Bestandteile zerlegt – ist mir auch lieber.

Haben die unterschiedlichen Duftmoleküle jeweils an »ihren« Rezeptoren angedockt, schicken sie ein elektrisches Signal an die Glomeruli, kleine Knötchen im Riechkolben des Gehirns, die die Duftkombination auslesen: Das ist ein Franzbrötchen. Kurz darauf wird diese Botschaft in die anderen Hirnbereiche gesendet. Das limbische System erfreut uns womöglich mit einer behaglichen Erinnerung an Low-Carb-freie Kindertage. Und das Großhirn revidiert etwas später: Achtung, Kalorienbombe!

Wie viele Gerüche der Mensch unterscheiden kann, ist bis heute nicht vollständig geklärt. Lange ging man davon aus, dass es bei geübten Nasen von Sommeliers oder Parfümeuren knapp 10 000 seien. Allerdings beruht diese Zahl lediglich auf einer Schätzung aus den 1920er-Jahren, die daraufhin fast ein Jahrhundert lang niemand mehr hinterfragt hatte.

Geht man aber davon aus, dass das menschliche Duftalphabet 350 Buchstaben, also Rezeptoren, hat, erscheinen 10 000 verschiedene Gerüche verdächtig wenig angesichts der unzähligen Wörter, die sich allein aus den nur 26 Buchstaben des normalen Alphabets bilden lassen. Auch im Vergleich zu Augen und Ohren würde die Nase auffällig schlecht abschneiden: Der Sehsinn unterscheidet zwischen mehreren Millionen Farbschattierungen, das Gehör erkennt mehrere Hunderttausend unterschiedliche Geräusche.

Erst im Jahr 2014 korrigierten Wissenschaftler der Rockefeller University in New York diese uralte Duft-Schätzung nach oben. In einer im Fachblatt *Science* veröffentlichten Studie legen die Forscher dar, dass unsere Nase mindestens eine Billion verschiedene Düfte unterscheiden könne. Das sind von einem Tag auf den anderen schlappe acht Nullen mehr. Als Untergrenze!

Allerdings ist auch diese Zahl nur eine Hochrechnung. Hätten die gut zwei Dutzend Versuchsteilnehmer tatsächlich mehr als eine Billion Düfte testen müssen, wären sie wohl noch heute damit beschäftigt. In dem Experiment mussten die Probanden die Düfte auch nicht benennen, sondern lediglich voneinander abgrenzen. Denn der schlechte Ruf der menschlichen Nase kommt wohl vor allem daher, dass es den meisten Leuten schwerfällt, Gerüchen Namen zu geben. Normalsterblichen unterstellte man deshalb, dass sie höchstens 2 000 bis 3 000 Gerüche erkennen könnten. Die Forschungen aus New York legen allerdings nahe, dass uns für mehr womöglich nur das Vokabular fehlt.

Nase von vorn

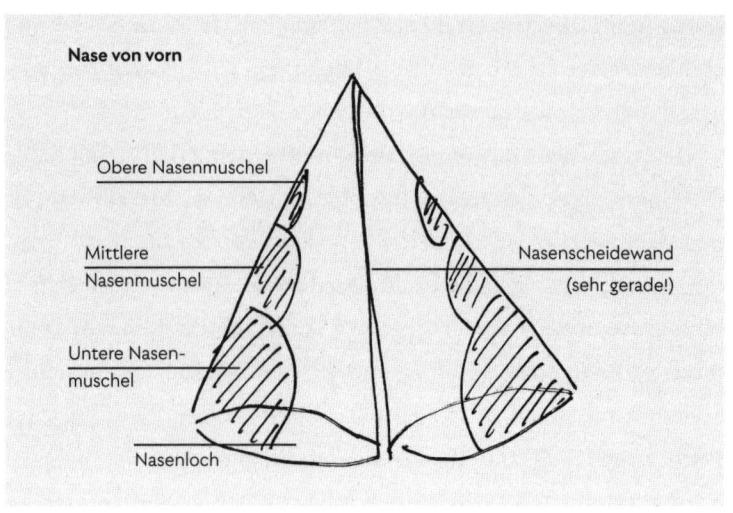

Obere Nasenmuschel

Mittlere
Nasenmuschel

Nasenscheidewand
(sehr gerade!)

Untere Nasen-
muschel

Nasenloch

Nase von der Seite (ohne Nasenscheidewand)

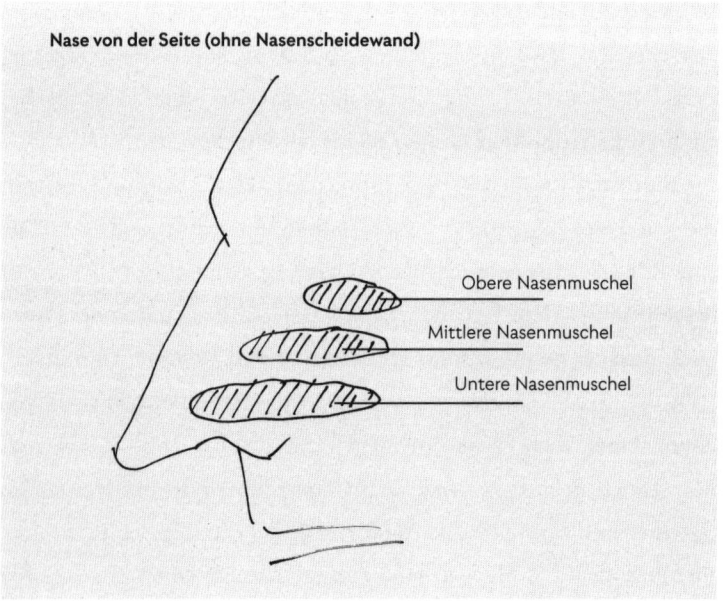

Obere Nasenmuschel

Mittlere Nasenmuschel

Untere Nasenmuschel

Als Kinder haben wir oft ein ziemlich brutales Spiel namens »Wenn du dich entscheiden müsstest« gespielt. Wenn du dich entscheiden müsstest, würdest du lieber deinen großen oder deinen kleinen Bruder abgeben? Würdest du lieber ohne Arme oder ohne Beine leben? Das Vergnügen des Spiels muss wohl darin bestanden haben, dass man sich im echten Leben eben nicht entscheiden musste. Eine Klassiker-Frage lautete: Würdest du lieber nicht hören, nicht sehen oder nicht riechen können? Ohne Zögern entschieden wir uns jedes Mal fürs Nichtriechen.

Mal ganz abgesehen davon, dass ich sehr froh bin, noch immer Arme, Beine und zwei Brüder zu haben, sähen wir ohne unseren vermeintlich verzichtbaren Geruchssinn ganz schön alt aus – oder wären längst ausgestorben. Er ist nicht nur essenziell, um Franzbrötchen zu genießen und bei der Weinprobe Schlauberger-Gespräche zu führen, sondern dient selbst in unserer heutigen hochtechnisierten Welt noch auf sehr grundlegende Weise dem Überleben. Er meldet, dass gerade die Plastikschüssel auf dem Herd schmilzt, Gas ausströmt oder der Fisch im Kühlschrank verdorben ist.

Weil die Fähigkeit zu riechen so wichtig ist, hat unser schlauer Körper uns sogar noch mit einem zusätzlichen, weitgehend unabhängigen Riechsystem ausgestattet: dem trigeminalen Riechen. Es ist eine Art Rettungsboot, sollte das hochsensible olfaktorische Riechen einmal nicht funktionieren. Der *Nervus trigeminus*, unser fünfter Hirnnerv, ist der Typ fürs Grobe. Er reagiert nur auf heftige Reize wie Rauch, Menthol, Säuren oder Ammoniak.

Wenn uns bei scharfem Essen die Nase läuft oder beim Zwiebelschneiden die Augen tränen, ist der Trigeminusnerv dafür verantwortlich. Seine Nervenäste befinden sich im Auge sowie in Nasen- und Mundschleimhaut. Sie nehmen vor allem potenzielle Gefahrgerüche wahr. Meldet der Trigeminus ein Brennen, Stechen oder Prickeln, fährt die Nase unmittelbar ihre Schleimproduktion hoch oder beginnt zu niesen, um alles, was dort nicht hingehört, schnell wieder hinauszubefördern. Unser Bewusstsein bleibt außen vor, schließlich könnte es um Leben und Tod gehen.

Hormongesteuert: Was Schwangere und Spermien riechen

Wissenschaftler vermuten, dass auch das extrem gesteigerte Geruchsvermögen schwangerer Frauen der Arterhaltung dient. Viele Frauen wissen, wovon ich spreche. Für alle anderen: Wer schwanger ist, fühlt sich in den ersten Monaten wie ein Hund. Von einem Tag auf den anderen wittert man plötzlich überall eine Fährte. Alles riecht nach irgendetwas. Man wird ob dieser unzähligen Gerüche ganz wirr im Kopf. Und blöderweise riechen viele Dinge, die vorher angenehm oder zumindest okay waren, plötzlich unerträglich: die Lieblingskneipe (wahrscheinlich besser so), der Typ aus der Nachbarwohnung (der hat doch noch nie nach was gerochen!) oder Pizza Tonno (mochte ich die echt mal?).

Eine Erklärung für diesen Geruchswahnsinn ist der bei Schwangeren erhöhte Spiegel des Hormons Östrogen. Je mehr davon im Körper schwimmt, desto sensibler reagiert die Nase. Das Ganze, so glaubt man, hat den Sinn, den in den ersten Monaten besonders empfindlichen Embryo vor Schadstoffen (Stichwort Lieblingskneipe) zu schützen. Abschließend erforscht ist die sensible Nase einer schwangeren Frau aber noch nicht.

Sicher ist, dass der Geruchssinn zu den wenigen Dingen zählt, die beim Menschen direkt nach der Geburt ziemlich perfekt funktionieren. Die Ohren sind noch voll von Fruchtwasser, die Augen sehen nur ein waberndes Hell-dunkel-Gemisch, aber mit dem Riechen klappt's – und wie! Wer bei YouTube einmal den Begriff »Breast Crawl« eingibt, kann unzähligen zerknautschten Neugeborenen mit allen Haut- und Haarfarben dabei zusehen, wie sie trotz größter Erschöpfung zielstrebig zur Mutterbrust robben. Die hilflosen Würmchen finden den Weg so schnell, weil Brustwarzen und Muttermilch nach Fruchtwasser riechen, wo die Welt aus Sicht des Säuglings noch in Ordnung war. Vermutlich spielen auch noch ganz besondere Duftstoffe, sogenannte Pheromone, eine Rolle, auf die ich später noch zu sprechen komme.

Bis vor wenigen Jahren ging die Wissenschaft davon aus, dass auch Spermien den Weg zur Eizelle über den Geruchssinn finden, dass Spermien also riechen können. Tatsächlich ist nicht nur unsere Nase dazu in der Lage, sondern theoretisch auch unsere Haut, unser Darm, unsere Lunge oder die Prostata. Diese erstaunliche Entdeckung machte der Geruchsforscher Hanns Hatt von der Uni Bochum vor rund 20 Jahren. Er fand Riechrezeptoren fast überall an und in unserem Körper – auch auf Spermien.

In seinem Labor bot Hatt den Spermien daraufhin Maiglöckchengeruch an, genauer: den Duftstoff Burgeonal. Die Spermien zeigten sich begeistert, begannen wie wild zu schwänzeln und schwammen plötzlich doppelt so schnell voran. Der (inzwischen allerdings widerlegte) Umkehrschluss: Die weibliche Eizelle verströme Maiglöckchenduft und locke damit das Spermium an. Klang zu perfekt, um wahr zu sein.

Später fand ein Forscherteam des Center of Advanced European Studies and Research heraus, dass der Maiglöckchen-Effekt nur im Labor existiert. Im Körper der Frau verwendet die Eizelle nicht Maiglöckchenduft, sondern das Hormon Progesteron, um die Spermien scharfzumachen. Maiglöckchenduft hat auf das promiske Spermium aber den gleichen antörnenden Effekt. Und weil Spermien wohl wirklich nicht wählerisch sind, werden sie sogar beim Geruch von Pfefferminzbonbons heiß.

EXKURS: IST POPELN GESUND?

Wenn mir meine Kinder Fragen stellen, die auch nur im Entferntesten darauf hindeuten könnten, dass sie sich für meinen Beruf interessieren, finde ich das meistens gut. Ich fühle mich dann ein wenig geschmeichelt und diskutiere mit extra viel Geduld die absurdesten Thesen. Vor Kurzem stellte mich meine Tochter vor folgende Aufgabe: »Mama, heißt das Nasebohren oder Nasenbohren?« Kannst du nicht einfach popeln sagen, fuhr es mir durch den Kopf. Doch ich sagte: »Das ist eine gute Frage. Lass uns mal im Duden nachgucken.«

Ich hatte mir noch nie Gedanken über dieses Problem gemacht, dabei liegt es eigentlich nahe: Einerseits klingt Nasenbohren logisch, weil es ja auch Nasennebenhöhle oder Nasenscheidewand heißt. Andererseits bohrt man im Normalfall nur in einer Nase, was für Nasebohren spräche. Leider hatte auch der Duden keine Antwort, zumindest nicht in der 25. Auflage, die bei uns im Regal steht. Wir einigten uns deshalb doch auf popeln und führten noch ein langes Mutter-Tochter-Gespräch zum Thema, das es so wohl nur zwischen Kindern und HNO-Ärzten geben kann. Für beide ist ein Popel etwas ganz Natürliches.

In meiner Praxis nenne ich Popel lieber Borken, so lautet der Fachbegriff. Er klingt ein wenig nach Waldspaziergang, weshalb die meisten Patienten gleich viel entspannter darüber sprechen. Aus medizinischer Sicht ist Popel nichts anderes als getrocknetes Nasensekret vermischt mit Staub, ausgefallenen Nasenhärchen oder sonstigem Dreck. Die Nase filtert immerhin alles, was durch die Luft schwirrt und nicht in der Lunge landen soll.

In den gängigen Rezepturen besteht ein Popel zu 95 Prozent aus Wasser, zu zwei Prozent aus Glycoproteinen (das sind Moleküle aus Eiweiß und Kohlenhydraten) und zu jeweils einem Prozent aus Antikörpern, Salzen und Proteinen, womit der Popel schon mal mehr zu unserer Eiweißversorgung beitragen könnte als die meisten Sorten Hafermilch.

Natürlich ist Popel-Verzehr sozial nicht besonders akzeptiert. Das weiß niemand besser als Jogi Löw, dessen Popelvideos inzwischen legendär sind. Man sollte es deshalb lieber lassen, sofern sich gerade Fernsehkameras aus aller Welt auf einen richten. Außer dem Image schadet Popel zu essen aber grundsätzlich nicht. Die flüssige Form des Popels, das Nasensekret, läuft ja ohnehin die meiste Zeit unseren Rachen hinunter. Ob das Zeug also trocken von vorn oder feucht von hinten in unserem Schlund landet, ist im Prinzip egal.

Der kanadische Biochemie-Professor Scott Napper hatte vor einigen Jahren sogar behauptet, dass Popel gesund seien, die Keime darin könnten das Immunsystem trainieren. Napper war diese Idee gekommen, als er seine Töchter beim Popelessen beobachtet hatte, schließlich tun Kinder oft intuitiv das Richtige.

Leider ist Nappers These nichts weiter als eine gut klingende Behauptung. Der Professor hatte zwar angeregt, sie in einer Studie zu überprüfen, nur hat das bislang weder Napper noch sonst jemand getan. Dennoch sprach plötzlich die ganze Welt vom ach so gesunden Popel. Dass kaum einer ernsthaft nach den Fakten hinter dieser Behauptung gefragt hat, zeigt allerdings, wie sehr die Menschheit nach einer offiziellen Rechtfertigung fürs Popeln lechzt. Falls auch Sie sich nach der Lizenz zum Popeln sehnen, müssen Sie nicht auf den Segen durch die Wissenschaft warten. Sie können einfach aufhören, sich dafür zu schämen.

Es gibt zwar weniger als eine Handvoll Studien, die das Popeln quantitativ erheben, aber die zeigen: Fast alle Menschen tun es. Gut wäre lediglich, drei Grundregeln zu beachten:

1. Gönnen Sie Ihrer Nase Pausen. Wer zu viel bohrt, kann durch den ständigen Druck seiner Nasenscheidewand schaden. Meist reicht es schon, nicht im Beisein anderer zu popeln, was diese Ihnen wahrscheinlich danken werden.

2. Waschen Sie davor die Hände. An Ihren Fingern können sich Viren oder Bakterien befinden, von denen Sie nicht wollen, dass sie in Ihrer Nase landen.

3. Waschen Sie danach die Hände. In Ihrer Nase können sich Viren oder Bakterien befinden, von denen Ihre Mitmenschen nicht wollen, dass sie egal wo landen.

SALZ HER: DAS SCHMECKEN

Aus meinen Jahren auf der HNO-Station eines großen Hamburger Krankenhauses ist mir Herr M. besonders in Erinnerung geblieben. Er hatte im Alter von nicht einmal 50 Jahren Kehlkopfkrebs bekommen, und ich hatte von Anfang an bewundert, mit wie viel Humor und Optimismus er seiner Krankheit begegnete. Wochenlang hatte Herr M. bei uns in der Klinik gelegen, eine große Tumoroperation überstanden und eine Bestrahlung mit all ihren fürchterlichen Nebenwirkungen. Trotzdem hatte ich Herrn M. nie traurig, wütend oder verzweifelt erlebt.

Mehrere Monate nach seiner Entlassung liefen wir uns zufällig über den Weg. Als ich fragte, wie es ihm ergangen sei, brach er in Tränen aus. »Das Schlimmste ist …«, sagte er und weinte noch mehr, »ich kann kein Steak mehr schmecken.« Ich war verblüfft. Im ersten Moment hatte ich befürchtet, dass der Krebs zurückgekommen sei oder seine Frau ihn verlassen hatte. Doch die für ihn schlimmste Folge seiner Krankheit war, dass er durch die Operation und die Bestrahlung nicht mehr riechen und schmecken konnte.

Für Außenstehende ist es schwer zu begreifen, wie sehr Menschen leiden, wenn ihre Sinne nicht mehr einwandfrei funktionieren. Gerade der Geschmackssinn scheint noch am ehesten verzichtbar. Womöglich, weil wir uns so wenig mit ihm beschäftigen. Wir neigen dazu, uns mit der groben Einteilung in schmeckt, schmeckt weniger oder schmeckt gar nicht zufriedenzugeben. Oder könnten Sie sagen, was genau einen Apfel der Sorte Braeburn von einem Jonagold unterscheidet? Oder warum Ihnen Forelle womöglich besser schmeckt als Lachs?

Auch die Forschung hat das Schmecken über lange Zeit stiefmütterlich behandelt, mehr noch als das Riechen. Seit Jahrhunderten benutzen Menschen, die schlecht sehen, eine Brille, Hörgeräte kann man heute online bestellen, selbst an künstlichen Nasen wird in der Medizin getüftelt. Aber über eine Geschmackshilfe hat sich noch keiner Gedanken gemacht. (Mal abgesehen von Salz und Glutamat.)

Fettig, scharf, umami: Was wir schmecken

Es ist kaum zu glauben, dass Wissenschaftler erst vor rund 20 Jahren die exakte Funktion der Geschmacksrezeptoren entschlüsselt haben. Bis heute sind lediglich fünf Geschmacksrichtungen wissenschaftlich anerkannt: süß, sauer, salzig, bitter und umami, was man mit herzhaft übersetzen könnte.

Gut möglich, dass wir noch viel mehr schmecken können. Nur ist es bislang noch niemandem gelungen, das zu beweisen. Derzeit gehen Forscher der Frage nach, ob fettig eine sechste Geschmacksrichtung sein könnte. Lange ging man davon aus, dass fettig eine Konsistenz und kein Geschmack ist. Bis Wissenschaftler des Deutschen Instituts für Ernährungsforschung einen Fettrezeptor in den Geschmacksknospen der menschlichen Zunge entdeckten. Um zu belegen, dass fettig tatsächlich eine sechste Geschmacksqualität ist, müssten die Forscher allerdings noch zeigen, dass das durch den Fettrezeptor ausgelöste Signal auch tatsächlich ans Gehirn weitergeleitet wird. Bislang ist das nur bei den anderen fünf Geschmäckern gelungen.

Als weitere heiße Kandidaten für neue Geschmacksrichtungen gelten wässrig oder metallisch. Außerdem wird nach Rezeptoren gesucht, die Chili als scharf und Minze als frisch einordnen. Aktuell geht man aber davon aus, dass scharf kein Geschmack, sondern ein Schmerz ist.

Wenn wir darüber reden, ob etwas schmeckt, meinen wir meist das Zusammenspiel von Geschmack, Aroma und Textur, also wie sich etwas im Mund anfühlt. Für die meisten Menschen ist dabei das Aroma entscheidend. Es gibt unzählige verschiedene Aromen, aber bislang nur die erwähnten fünf Geschmacksrichtungen. Aromen sprechen unseren Geruchssinn an, weshalb die meisten Wissenschaftler annehmen, dass etwa 70 Prozent des Geschmacks über die Nase wahrgenommen wird. Schmecken ist im Grunde also nur eine Variante des Riechens. Weshalb man bei einer Erkältung statt Trüffelpasta genauso gut Spaghetti al Sägespäne essen kann.

Kleiner Test: Was macht die Nase beim Schmecken?

Wie sehr das Schmecken vom Riechen abhängt, können Sie auch recht einfach selbst ausprobieren: Schneiden Sie kleine, in Form und Größe ähnliche Stücke Kohlrabi, Apfel, rohe Kartoffel, Birne, Möhre und Paprika und legen Sie sie auf einen Teller. Bitten Sie eine Testperson, mit geschlossenen Augen und zugehaltener Nase zu schmecken, welches Obst oder Gemüse Sie ihr gerade reichen. Der Unterschied ist schwerer auszumachen, als man vorher denkt. Sie können das Spiel natürlich auch alleine machen, sofern Sie die Stücke vorher gut durchmischen und nicht schummeln. Achten Sie einmal darauf, wie sich der Geschmack verändert, sobald Sie wieder durch die Nase atmen.

Zergeht auf der Zunge: Wie wir schmecken

Lässt man die Nase mal außen vor, braucht man zum Schmecken vor allem die Zunge. Es lohnt sich daher, dieses Organ einmal genauer zu betrachten. Womöglich haben Sie das sogar schon einmal getan und dabei festgestellt, dass sich auf der Zungenoberfläche merkwürdige Erhebungen befinden, die aussehen wie Pickel, Warzen oder eine andere fiese Krankheit. Oft kommen sehr aufgeregte, verängstigte Patienten in meine Praxis, denen beim ausführlicheren Blick in den Spiegel ein kleiner Tumor auf dem hinteren Teil der Zunge aufgefallen ist, und – O Gott! – nicht nur einer.

Keine Sorge, diese Dinger heißen Geschmackspapillen, und jeder hat sie, auch Ihr Chef. Unsere größten Geschmackspapillen, die ungefähr zehn vermeintlichen Tumore, sehen aus wie Druckknöpfe und heißen Wallpapillen. Außerdem gibt es die knapp 20 Blätterpapillen, die sich an den hinteren Seitenrändern der Zunge befinden. Und schließlich wären da noch 200 bis 400 winzige Pilzpapillen, die den vorderen Teil der Zunge überziehen.

An den Wänden und Gräben der Papillen liegen insgesamt bis zu 4000 Geschmacksknospen, wobei die großen Wallpapillen auch über die meisten Geschmacksknospen verfügen. Jede dieser Knospen beherbergt wiederum ungefähr 40 Geschmackssinneszellen, auf denen sich schließlich die Geschmacksrezeptoren befinden. Über sie nehmen wir sauer, bitter, salzig, süß und umami wahr, vielleicht auch fettig und andere.

Viele vermeintliche Geschmacksexperten glauben zu wissen, dass man süß vor allem an der Zungenspitze schmeckt, sauer und salzig an den Zungenrändern und bitter im hinteren Teil der Zunge. Das ist leider Quatsch. Dass sich dieser Mythos so hartnäckig hält, liegt an einem Interpretationsfehler der Arbeit des deutschen Forschers Daniel Hänig aus dem Jahr 1901, der später weltweit in Lehrschriften verbreitet wurde. Tatsächlich hatte schon Hänig beschrieben, dass die Rezeptoren für verschiedene Qualitäten auf der Zunge ungefähr gleich verteilt sind. Lediglich der Bittergeschmack wird eher am hinteren Zungenteil wahrgenommen.

Was nun passiert beim Schmecken genau? Nehmen wir das Steak, das meinen Patienten Herrn M. einst so unglücklich gemacht hat. Es verströmt Duftmoleküle, die von vorn durch die Nase oder von hinten über unsere Mundhöhle zu den Riechzellen und von dort zum Gehirn geleitet werden. Zusätzlich werden beim Essen aber auch chemische Moleküle im Speichel gelöst und zu den unterschiedlichen Geschmacksrezeptoren gespült. Bei einem Steak docken die Moleküle beispielsweise an den Umami-Rezeptoren an und lösen dort jeweils einen elektrischen Impuls aus, der dann von den Geschmacksnerven zu verschiedenen Nerven im Gehirn weitergeleitet wird.

Drei der zwölf Hirnnerven sind an der Geschmackswahrnehmung beteiligt: Nerv Nummer sieben, der Gesichtsnerv, ist für die Geschmacksweiterleitung aus den vorderen zwei Zungendritteln zuständig. Seine Ästchen ziehen auf ihrem Weg zum Gehirn durch das Mittelohr, weshalb bei einer schwereren Mittelohrentzündung manchmal auch der Geschmackssinn nicht mehr funktioniert. Nerv Nummer neun, der Zungen-Rachen-Nerv, leitet den Geschmack aus der hinteren Zungenregion weiter. Und der zehnte Hirnnerv, auch umherschweifender Nerv genannt, nimmt die Geschmacksbotschaften aus dem Zungengrund auf.

Im Gehirn angekommen werden die Steak-Informationen stufenweise verarbeitet. Im Hirnstamm wartet der sogenannte Geschmackskern darauf, erste, überlebenswichtige Reaktionen anzuleiern: Speichelfluss, Schluck- oder Würgereflexe. Kurz darauf findet in den übergeordneten Hirnarealen das Feintuning statt. Dazu wird das Gros der Informationen über den Thalamus zur Großhirnrinde geleitet. Den Thalamus bezeichnet man oft als »Tor zum Bewusstsein«, weil er die Grenze zwischen bewusster und unbewusster Wahrnehmung bildet. In der Großhirnrinde wird schließlich festgestellt, ob das Fleisch lecker gewürzt ist oder angebrannt schmeckt.

Ungefähr so geht Schmecken laut Lehrbuch. Um das Phänomen Geschmack wirklich zu verstehen, muss man es jedoch als extrem vielschichtiges Zusammenspiel verschiedenster Eindrücke betrachten. Nicht umsonst sprechen viele von Geschmacks-»Erlebnis«, was ich recht treffend finde angesichts der unzähligen Faktoren, die das Schmecken beeinflussen oder von ihm beeinflusst werden.

Die offensichtlichsten habe ich bereits erwähnt: Ob uns etwas schmeckt, hängt stark von Geruch und Konsistenz der Speise ab. Ich habe beispielsweise überhaupt nichts gegen den Geschmack von Austern, doch wenn ich nur daran denke, wie glibberig sich der Muschelinhalt auf der Zunge anfühlt, bekomme ich Gänsehaut. Da hilft auch kein Champagner.

Und natürlich isst das Auge mit. Dieser Spruch wird nur deshalb so strapaziert, weil er stimmt. Lebensmittelkonzerne tüfteln ununterbrochen daran, wie Tütensuppen, Fruchtjoghurts oder Chips mit ein paar optischen Tricks leckerer erscheinen, als sie in Wahrheit sind. Ein paar Beispiele: Erdbeermus aus einer weißen Schale empfinden wir süßer als das aus einer schwarzen. Einem rot gefärbten Naturjoghurt unterstellen Menschen Kirsch- oder Beerengeschmack und roten Lebensmitteln grundsätzlich mehr Süße. Eine blaue Verpackung dagegen lässt Snacks oder Dosensuppen salziger erscheinen. Auch gibt es Versuche, bei denen die Probanden umso mehr Zitronengeschmack empfinden, je gelber der Farbton des Limonadenetiketts gehalten ist.

Manipulation? Na klar! Das muss aber nicht unbedingt schlecht sein. Solche Tricks könnten zum Beispiel dabei helfen, den Zucker- oder Salzgehalt in unseren Lebensmitteln zu reduzieren, ohne große Abstriche beim Geschmack machen zu müssen.

Das Ohr schmeckt mit

Wie sehr unsere anderen Sinne das Schmecken beeinflussen, hat der Amerikaner Charles Spence besonders eifrig (manche sagen auch: besessen) erforscht. Seine Bekanntheit verdankt er vor allem einem riesigen Haufen Pringles-Chips. Weil bei Pringles jeder Chip genau gleich aussieht, waren sie geradezu perfekt für Spence' zumindest in Forscherkreisen berühmtes Kartoffelchips-Experiment.

Dazu setzte Spence seine Probanden samt Pringles vor ein Mikrofon und gab ihnen Kopfhörer. Auf diese Weise sollten sie das Krachen der Chips beim Essen gut hören können und bewerten, wie kross und frisch die Chips schmeckten. Was die Teilnehmer nicht wussten: Spence manipulierte das Geräusch, das sie über die Kopfhörer hörten. Er hob und senkte bestimmte Frequenzen, dämpfte oder erhöhte die Lautstärke. Sie hörten also nicht das Originalkrachen der Chips, die sie gerade aßen, sondern ein völlig anderes.

Obwohl alle Freiwilligen immer die gleichen Chips aßen, glaubten sie, je nach Knuspergeräusch, unterschiedlich frische oder krosse Chips zu essen. Dabei stuften sie Chips mit einem lauten und hochfrequenten Krachen um rund 15 Prozent frischer ein als die leiseren Chips.

Spence veröffentlichte diese Erkenntnis 2005 im *Journal of Sensory Studies* und erregte damit innerhalb einer kleinen Forschergemeinde Aufsehen. Die breite Öffentlichkeit interessierte sich dagegen wenig für seine Experimente, was Spence nicht davon abhielt, unzählige weitere Versuche dieser Art anzustellen – vom Knirschen beim Biss in einen Apfel bis zum Zischen beim Öffnen einer Getränkedose. Spence ging sogar so weit zu behaupten, dass rund die Hälfte unseres Geschmackserlebnisses auf Sehen, Fühlen und Hören beruht.

Der Grund dafür liegt vermutlich in unseren Erfahrungen und Erwartungen: Im Laufe unseres Lebens haben wir festgestellt, dass rote Beeren meist süß sind, dass Gelbes oft nach Zitrone, Banane oder Vanille schmeckt und dass frische Chips in der Regel lauter knuspern als solche, die wir beim Staubsaugen in der Sofaritze finden. Diese These könnte auch erklären, warum manche Menschen – mich eingeschlossen – keine Lebensmittel essen können, die einen unappetitlichen Namen tragen. Ich weiß zwar, dass Graupen völlig harmlose Getreidekörner sind und vermutlich gar nicht so schlecht schmecken. Trotzdem bringe ich es nicht über mich, etwas, das wie »Raupen« klingt, in meinen Mund zu stecken.

Dem Vater einer Freundin geht es mit dem Wort Grütze ähnlich. Als das Dessert zum ersten Mal unter diesem Namen bei der Familie auf den Tisch kam, verzichtete der ansonsten nicht zimperliche Mann vor lauter Ekel auf den Nachtisch, weil ja auch das grüne, schleimige Zeug im Ententeich Grütze heißt (und übrigens sehr gesund und proteinreich ist, wie Forscher der Uni Jena herausfanden). Als man ihm die Grütze ungefähr ein Jahr später nochmal als »Dessert aus roten Beeren« servierte, wurde sie sofort zu seinem Lieblingsnachtisch, weshalb es in jenem Haushalt bis heute verboten ist, das Wort Grütze auszusprechen.

Warum Kinder keinen Spinat mögen

Was mich an dieser Tatsache besonders beschäftigt: Wenn schon erwachsene, mehr oder weniger vernünftige Menschen sich weigern, etwas zu essen, nur weil es den falschen Namen trägt, wie soll man dann (absolut nicht vernünftige) Vier- oder Sechsjährige dazu bringen, Dinge zu essen, die ihnen – aus welchen Gründen auch immer – nicht schmecken? Mit dem Argument »das ist gesund« muss man ihnen jedenfalls nicht kommen.

Bevor ich selbst Kinder hatte, dachte ich, das mit der Spinat-Verweigerung sei ein Klischee. Inzwischen hat mich mein Sohn eines Besseren belehrt. Gefühlt ernährt sich der Junge nur von drei Dingen: Fleisch, Schokolade und Kuchenteig. Ich kann diese etwas spezielle Diät aus zwei Perspektiven betrachten: Als Mutter geht es mir gehörig auf den Keks, stundenlang am Herd zu stehen, um vollwertig, ökologisch und meiner Ansicht nach sogar lecker zu kochen, obwohl die Brut nach dem ersten Bissen sowieso ein Nutellabrot verlangt. Als Medizinerin hingegen weiß ich, dass dieses nervige Verhalten im Kern ganz vernünftig ist.

Die längste Zeit der Menschheitsgeschichte war Nahrungsaufnahme eine hochriskante Angelegenheit: Es gab weder ein Mindesthaltbarkeitsdatum noch Etiketten oder gar Lebensmittelkontrollen. Beim Essen ging es nicht um Genuss, sondern ums Überleben. Bittergeschmack warnte dabei vor giftiger oder unverträglicher Nahrung, saure Noten deuteten auf Verdorbenes hin. Süßes dagegen war schon immer ein Zeichen für unbedenkliches und energiereiches Essen. Es gibt in der Natur kaum süße Nahrung, die dem Menschen ernsthaft schadet. Ein Haufen Kalorien galt im Gegensatz zu heute als Vorteil.

Wir kommen deshalb bereits mit einer Vorliebe für Süßes und der Abneigung gegen Bitteres und Saures auf die Welt. Simple Versuche mit Neugeborenen zeigen das. Wer selbst ein Baby hat, kann es ja mal an einer Zitronenscheibe lecken lassen. Die Strafe für dieses kleine sadistische Experiment kommt sofort – und sie ist laut.

Babys wollen Muttermilch. Wer dieses Getränk schon mal probiert hat, den wundert es nicht mehr, dass Kleinkinder so sehr auf Süßes und Fettiges gepolt sind. Muttermilch ist quasi die Essenz von süß und fettig, eine Art Baby-Nutella. Kein Wunder, dass ältere Kinder später eine Ersatzdroge brauchen. Fleisch, Schokolade und Kuchenteig kommen da gerade recht. Gemüse dagegen hat es schon evolutionsbedingt viel schwerer. Auch bei vielen Erwachsenen. Ich jedenfalls habe bei Frust oder Stress noch nie beherzt in eine Artischocke gebissen und mich danach besser gefühlt. Unseren Kindern geht es ebenso.

Trotzdem sind wir dem Überlebenstrieb der kleinen Gourmets nicht hilflos ausgeliefert. Verschiedene Studien belegen, dass wir schon in der Schwangerschaft mit der Geschmackserziehung anfangen können, denn etwa zwischen der 16. und 20. Woche beginnt der Embryo zu schmecken. Weil das Fruchtwasser Aromen aus dem Essen der Mutter aufnimmt, gewöhnt sich das Baby an die bevorzugte Nahrung der Mutter, ganz egal, ob das saure Gurken sind, Nutella oder Harzer Käse.

Französische Forscher beispielsweise ließen Frauen während der Schwangerschaft immerzu Anis essen, woraufhin deren Kinder später weniger Abneigung gegen das Gewürz zeigten als die Kinder der Vergleichsgruppe ohne Anis-Exzess. Gleiches gilt beim Stillen. Selbst heftiges Knoblaucharoma in der Muttermilch stört Babys, die daran gewöhnt sind, überhaupt nicht.

Wer es wie ich verpasst hat, sein Kind schon vorgeburtlich auf Brokkoli zu trimmen, dem helfen womöglich die Tipps des dänischen Ernährungsforschers Per Møller. Er empfiehlt für hartnäckige Gemüseverweigerer die Pawlow'sche Konditionierung: Schlaue Eltern kombinieren ein beim Kind beliebtes Lebensmittel mit unbekannter und deshalb meist verschmähter Nahrung. Beispielsweise Würstchen (»Jippie!«) mit Fenchel (»Bäh!«). Das Würstchen aktiviert das Belohnungszentrum im Gehirn, der Fenchel eher nicht. Werde diese Kombination oft genug wiederholt, behauptet Møller, dann locke irgendwann auch der Fenchel ohne das Würstchen die Glückshormone hervor. Angeblich bringt der Mann mit diesem Trick sogar Zweijährige dazu, Artischockenpüree zu essen.

Der Ehrlichkeit halber möchte ich erwähnen, dass die »Møller'sche Konditionierung« bei meinem Sohn nicht funktioniert hat. Der schlaue Kerl verzehrte bei jedem Versuch einfach nur das Würstchen. Als es schließlich Gemüse ohne Würstchen gab, aß er eben nichts. Entweder ticken dänische Kinder anders oder mein eigenes ist ein besonders hoffnungsloser Fall.

2. ABGRUNDTIEF: DER RACHEN

HEISER BIS WOLKIG – DIE STIMME

Ich zähle nicht zu den Menschen, die sich ständig wünschen, wieder ein Kind zu sein. Kinder sind absolut nicht beneidenswert. Ständig müssen sie tun, was die Erwachsenen ihnen sagen, und Rotwein trinken dürfen sie auch nicht. Nur in einem Punkt haben es die Kleinen wirklich besser: Sie pflegen ein ziemlich unverklemmtes Verhältnis zu ihrer Stimme.

Schon Babys brabbeln unaufhörlich vor sich hin. Ob ihnen jemand zuhört, scheint dabei völlig egal zu sein, Hauptsache sie selbst haben Spaß. Im Alter von knapp drei Jahren konnten meine Kinder Stunden damit verbringen, *»Bruder Jakob«, »Alle meine Entchen«* und *»Das Krokodil aus Afrika«* in die Diktier-App meines Smartphones einzusingen, um sich ihr Werk danach gefühlte tausendmal begeistert anzuhören. Ich hoffe, dass die beiden sich diese gesunde Portion Narzissmus möglichst lange bewahren können. Mir selbst geht es nämlich wie den meisten Erwachsenen: Ich finde meine Stimme furchtbar.

Natürlich habe auch ich als Kind sehr gern, sehr laut und sehr falsch gesungen. Es muss in all diesen drei Punkten extrem gewesen sein, jedenfalls ist es immer das Erste, was zur Sprache kommt, wenn von meiner Kindheit erzählt wird. Höre ich mich heute auf Tonband oder MP3 sprechen, empfinde ich das als eine besonders perfide Form der Körperverletzung. Ich nuschle, ich lisple, und das alles in viel zu tiefer Tonlage. Wie schaffen es andere Menschen überhaupt, mir zuzuhören, ohne dabei durchzudrehen?

Beim Singen kann ich meine Stimme etwas besser ertragen. Ich bin sogar Sängerin in einer Jazzband, was ich bei genauerem Nachdenken unvorstellbar finde. Doch erstaunlicherweise freunde ich mich mit jeder Probe und jedem Auftritt ein wenig mehr mit diesen merkwürdigen Geräuschen aus meinem Hals an. Vielleicht ist die Jazzband meine Art der Konfrontationstherapie. Auf Dauer ist es ja doch recht anstrengend, seine Stimme zu hassen. Sie ist immerhin eines unserer wichtigsten Kommunikationsmittel. Wenn wir uns unterhalten, kommt es eben nicht nur auf den Inhalt an, sondern ebenso sehr darauf, *wie* wir etwas sagen. Je nachdem ob wir schreien, heulen, flüstern oder quietschen, erhalten unsere Aussagen eine völlig andere Bedeutung.

Wie wichtig die Stimme bei der Verständigung ist, merken wir vor allem, wenn sie fehlt, zum Beispiel beim SMS-Schreiben. Ständig muss man mit zahllosen Emojis nachhelfen oder durch peinliche Chatabkürzungen wie lol (»laughing out loud«) klarmachen, dass etwas lustig sein soll.

Die Stimme hat solche Prothesen nicht nötig. Sie macht ziemlich unmittelbar klar, ob »Da bist du ja« bedeutet »Schön, dass du da bist, Schatz« oder »Warum kommst du erst jetzt, Idiot«. Unsere Stimme ist so individuell wie ein Fingerabdruck, und wir haben sie, im Gegensatz zum Smartphone, wirklich immer dabei. Zeit also, sich mit ihr zu beschäftigen.

Röhre mit Gummiband: Wo die Stimme herkommt

Welche faszinierende Rolle die Stimme in unserem Leben spielt, werde ich in einem späteren Kapitel noch ausführlich erklären. Zunächst möchte ich Sie dazu einladen, dieses wunderbare Werkzeug zu erforschen und ihm etwas Wertschätzung entgegenzubringen. Zum Beispiel indem wir der Frage nachgehen, warum die meisten Menschen ihre eigene Stimme irgendwie komisch finden.

Für unsere Mitmenschen sind wir wandelnde Lautsprecher: Wir senden die Schallwellen unserer Stimme in fremde Ohren, wo sie ins Gehirn weitergeleitet und zu unserem speziellen Stimmklang umcodiert werden. Unsere eigene Stimme dagegen nehmen wir doppelt wahr: einmal über die Schallwellen, die von außen auf unser Ohr treffen, und zusätzlich von innen, durch die Schallübertragung unserer Schädelknochen. Zusammen ergibt das ein ziemlich verzerrtes Bild unserer Stimme, aber an genau diese Zerrstimme haben wir uns unser ganzes Leben lang gewöhnt.

Wenn wir dann zum ersten Mal unsere wirkliche Stimme auf Anrufbeantwortern oder Diktiergeräten hören, klingt sie bestenfalls fremd, schlimmstenfalls unerträglich. Mehr noch, wenn man sich vorstellt, dass andere Menschen sie immer (!) so hören. Damit muss man erst mal klarkommen. Das Gute daran: Je häufiger Sie Ihre echte Stimme hören, desto schneller werden Sie auch diese noch ungewohnte Version akzeptieren. Mit Kindern Gesänge aufzunehmen hilft dabei ungemein.

Woher kommt die Stimme? Ein Patient fragte mich in der Sprechstunde einmal, ob die Stimmbänder als lange Schnüre in Bündeln vom Hals in den Magen hingen. Wie Lametta, dachte ich sofort und fand die Vorstellung, über bündelweise Stimmbänder zu verfügen, so faszinierend, dass sie nun wie ein Ohrwurm in meinem Kopf festsitzt. Leider hat sie mit der Realität nicht viel zu tun.

Wenn von Stimmbändern die Rede ist, sind meist die Stimmlippen gemeint. Die Stimmbänder sind nämlich nicht mehr als eine von Schleimhaut bedeckte Faserschicht der Stimmlippen. Und die hat man nicht bündelweise, sondern nur zweimal. Man sollte also nett zu ihnen sein.

Nehmen wir Spiegel, Löffel und Taschenlampe und wagen einen Blick in den Mund: Unten fläzt sich die Zunge, oben spannt der Gaumen. In der Mitte hinten winkt, am Gaumensegel befestigt, das Gaumenzäpfchen, das man sich – wie ich kürzlich in meiner Praxis festgestellt habe – sogar piercen lassen kann. Rechts und links davon hängen manchmal noch die Mandeln herum, sofern sie nicht bei einer Operation entfernt wurden, nach der man sehr viel Eis essen durfte. Das Letzte, was wir mit Löffel und Taschenlampe sehen können, ist die Rachenhinterwand. Dann geht es steil nach unten.

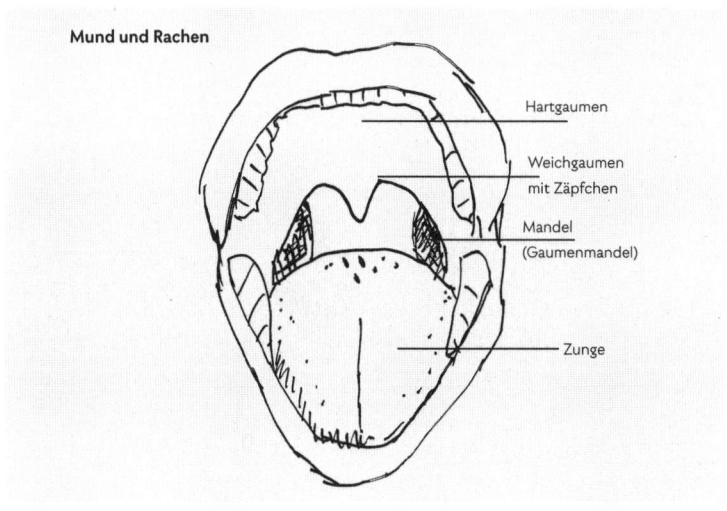

Mund und Rachen

Hartgaumen

Weichgaumen
mit Zäpfchen

Mandel
(Gaumenmandel)

Zunge

Stiege man diesen Schacht hinab, träfe man bald auf den Kehlkopf, ein knorpeliges Gebilde, das sich von außen ungefähr in der Mitte des Halses als harter Vorsprung ertasten lässt. Bei Männern wird dieser Vorsprung Adamsapfel genannt, weil Adam die verbotene Frucht im Halse stecken geblieben sein soll, was ich im Vergleich zu Evas Strafe (»unter Schmerzen sollst du Kinder gebären«) geradezu witzlos finde. In Wirklichkeit handelt es sich beim Adamsapfel einfach um den sogenannten Schildknorpel, den größten Knorpel des Kehlkopfes.

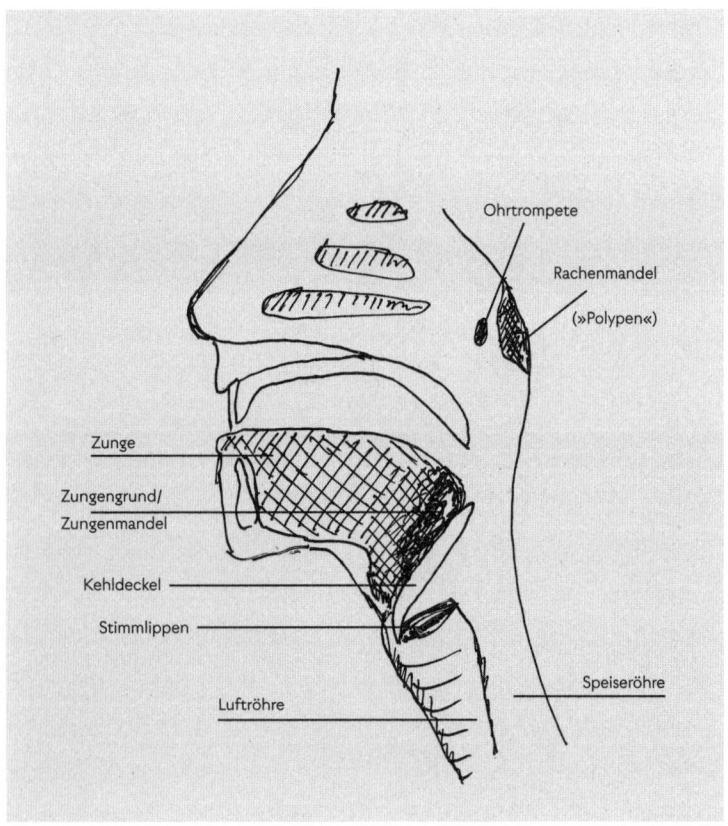

Der Kehlkopf ist ein Meisterwerk der Evolution. Er verbindet den Rachen mit der Luftröhre und beherbergt die Stimmbänder oder besser: Stimmlippen. Ohne ihn könnten wir weder sprechen noch schnarchen oder singen. Man kann sich den Kehlkopf wie die Pappröhre einer leeren Küchenrolle vorstellen, über deren Öffnung V-förmig zwei Gummibänder gespannt sind, die Stimmlippen. Sie sind zwischen einem und drei Zentimetern lang. Der Spalt zwischen den Bändern wird Stimmritze genannt.

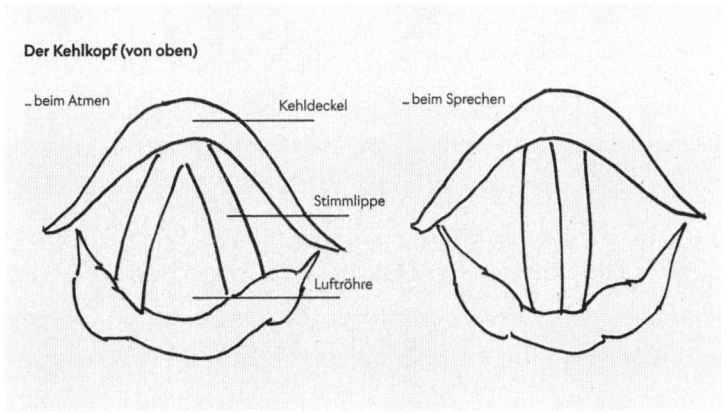

Der Kehlkopf (von oben)

.. beim Atmen   Kehldeckel   .. beim Sprechen

Stimmlippe

Luftröhre

Beim Einatmen ziehen sich die Stimmbänder auseinander, um Luft in die nach unten angrenzende Luftröhre zu lassen. Beim Ausatmen strömt die Luft aus der Lunge wieder nach oben und bringt die Stimmbänder zum Schwingen. Klang entsteht, wenn sich die Stimmbänder so eng aneinanderlegen, dass die Stimmritze so gut wie verschlossen ist. Das Prinzip ähnelt dem eines Topfs mit kochendem Wasser. Der Druck des Wasserdampfs hebt den Deckel leicht an, es klappert.

Liegen unsere Stimmlippen einigermaßen locker im Kehlkopf,

schwingen sie langsamer, heraus kommt ein tiefer Ton. Geht unsere Stimme nach oben, spannen sie sich an und schwingen schneller. Man kann diesen Effekt auch an den Gummibändern über unserer Küchenrolle beobachten: Zieht man die Gummis ganz straff und zupft an ihnen, geben sie einen hohen Ton von sich. Legt man sie etwas lockerer an, hört man einen eher dunklen Ton.

Bei einer durchschnittlichen Männerstimme schwingen die Stimmlippen mit rund 100 Bewegungen pro Sekunde, hohe Frauenstimmen schaffen doppelt so viele. Zusammengezählt legen die Stimmlippen durch diese unzähligen winzigen Schwingungen manchmal mehrere Kilometer pro Tag zurück.

Umso wichtiger ist es, die Stimmbänder dabei möglichst schonend, also ganz natürlich, zu benutzen. Sie werden dazu später noch einiges erfahren, doch so viel schon einmal vorweg: Flüstern gehört nicht dazu! Gerade erkältete Menschen meinen, ihrer Stimme damit einen Gefallen zu tun, dabei ist genau das Gegenteil der Fall. Beim Flüstern werden die Stimmlippen auf völlig abnorme Weise und viel zu stark angespannt, weshalb Sie es wirklich nur im Notfall tun sollten. Bei Heiserkeit empfiehlt sich, den Mund zu halten (leider völlig unrealistisch) oder einfach weiterhin so normal wie möglich zu sprechen und sich nicht an dem komischen Gekrächze aus Ihrem Hals zu stören.

Seine ganz eigene Persönlichkeit bekommt der Stimmklang auch durch die unzähligen Höhlen in unserem Kopf: die Nase, die Nebenhöhlen, den Rachen oder den Mund. Die Architektur dieser sogenannten Resonanzräume ist so individuell wie wir selbst und sie verändert sich unentwegt, wenn wir beim Sprechen Gaumen, Zunge, Unterkiefer oder Lippen bewegen. Beobachten Sie einmal, was sich alles an und in Ihrem Mund verändert, wenn Sie die fünf

Vokale A-E-I-O-U langsam, laut und deutlich hintereinander aufsagen oder singen. Eine verstopfte Nase oder zugeschwollene Nebenhöhlen verkleinern diese Resonanzräume, weshalb wir bei einer Erkältung eben auch »verschnupft« klingen.

Teenies, Mumien und Eunuchen: Wie Stimmen klingen

Warum Männer tiefere Stimme haben als Frauen, lässt sich anatomisch leicht erklären. Sie haben größere Kehlköpfe und damit längere Stimmlippen. Grundsätzlich sind lange Stimmlippen für tiefe Bass- oder Baritonstimmen verantwortlich, weil sie langsamer schwingen. Sopranisten dagegen haben kurze, schnellschwingende Stimmlippen in einem eher kleinen Kehlkopf. Dass die männliche Stimme während des Stimmbruchs tiefer wird, liegt schlicht an einem enormen Wachstumsschub des Kehlkopfs, ausgelöst durch das Hormon Testosteron, das Jungs während der Pubertät massenhaft produzieren.

Auch bei Mädchen verändert sich die Stimme in dieser Zeit. Ihr Körper produziert ebenfalls Testosteron, allerdings in wesentlich geringeren Mengen. So werden weibliche Stimmlippen während der Pubertät um ungefähr einen halben Zentimeter länger, und die Stimme vertieft sich um eine Terz. Bei Jungs ist es ein ganzer Zentimeter, ihre Stimme ist nach dem Stimmbruch um eine Oktave tiefer.

Knaben mit besonders schönen Alt- oder Sopranstimmen mussten deshalb jahrhundertelang damit rechnen, vor der Pubertät kastriert zu werden, um den Kehlkopf am Wachstum zu hindern und so die Stimmlage zu erhalten. Vor allem in Italien war dies gängige Praxis, zum Beispiel um Sänger für den päpstlichen Chor zu rekrutieren. Erst zu Beginn des 20. Jahrhunderts hat Papst Pius X. die Kastraten in Kirchenchören offiziell verboten.

Wer eine Vorstellung davon bekommen möchte, wie ein Mann ohne Hoden klingt, kann sich die weltweit ziemlich einzigartige Stimme des amerikanischen Opernsängers Michael Maniaci anhören. Maniaci verfügt zum Glück noch über alle Körperteile, doch aus irgendeinem Grund entwickelte sich sein Kehlkopf in der Jugend nicht weiter, weshalb der Mann noch mit Mitte 40 eine wundervolle Sopranstimme besitzt.

Anhand der anatomischen Koordinaten von Kehlkopf und Rachen lassen sich Stimmen sogar künstlich nachbauen. Man braucht dazu viel Geduld, einen Computertomographen und einen 3-D-Drucker. Auf diese Weise haben britische Forscher um David Howard und John Schofield vor Kurzem die Stimme des ägyptischen Priesters Nesyamun rekonstruiert. Der Schriftgelehrte lebte während der Herrschaft von Ramses XI. im heutigen Luxor und ist seit über 3 000 Jahren tot.

Man hat den armen Nesyamun aber immer wieder in seinem ewigen Schlaf gestört, damit Chemiker und Chirurgen ihn ausführlich untersuchen konnten. Mit dem wissenschaftlichen Fortschritt musste der Hohepriester auch mehrfaches Röntgen und diverse Computertomographien über sich ergehen lassen. Dabei fanden Wissenschaftler unter anderem heraus, dass Nesyamun wohl mit Mitte 50 starb und ziemlich schlechtes Zahnfleisch hatte. Außerdem stellte man fest, dass sein Kehlkopf und Rachen sehr gut erhalten waren.

Howard und Schofield konnten Nesyamuns Vokaltrakt deshalb genau vermessen und mittels 3-D-Druck erneut herstellen. Mithilfe einer Spezialentwicklung, die den Kehlkopf als Tonquelle ersetzt, erzeugten die Wissenschaftler dann den originalgetreuen Klang eines Vokals, der sich nach e oder ä anhört. Ich betone: eines! Vokals. Dafür der ganze Aufwand. Wirklich sprechen können Mumien bis heute wohl nur im Kino oder bei den *Drei Fragezeichen*.

Es soll der ausdrückliche Wunsch Nesyamuns gewesen sein, dass seine Stimme auch im Jenseits erklänge. Immerhin kann die ganze Welt ihn nun im Internet hören, was ja auch so eine Art Jenseits ist. Schade nur, dass Nesyamun klingt wie ein brunftiger Hirsch.

Kehlkopf auf Wanderschaft: Seit wann können Menschen sprechen?

Warum können Neugeborene ununterbrochen an der Mutterbrust nuckeln und müssen nicht einmal zwischendurch Luft holen? Das ist keine gefühlte Wahrheit von verzweifelten Müttern im Stillwahnsinn, sondern eine Tatsache. Der Grund liegt in der Rachenanatomie der Neugeborenen. Bis Babys ungefähr drei Monate alt sind, können sie gleichzeitig schlucken und atmen. Bei ihnen, wie auch bei den meisten Säugetieren, liegt der Kehlkopf nämlich noch oberhalb der Speiseröhre, was dieses Wunder ermöglicht.

Der Nachteil eines hoch gelegenen Kehlkopfs: Es bleibt nicht genug Raum im Rachen, um differenzierte Laute zu bilden, also zu sprechen. Weil sich der menschliche Kehlkopf im Laufe der Evolution immer weiter in den Hals abgesenkt hat, sind Sprachlaute anatomisch überhaupt erst möglich geworden. Kurz: Nur Lebewesen mit einem tief gelegenen Kehlkopf, also Menschen, sind in der Lage zu sprechen.

So jedenfalls lautet seit mehr als 50 Jahren die gängige Lehrmeinung. Geprägt wurde sie vor allem durch den amerikanischen Wissenschaftler Philip Lieberman. Die Theorie vom tief liegenden Kehlkopf erklärte einerseits, warum Affen nicht sprechen können, obwohl sie dem Menschen so ähnlich sind (It's the Kehlkopf, stupid!). Andererseits folgerte man daraus auch, dass sich die menschliche Sprache ungefähr vor 200 000 Jahren entwickelt haben musste, als der menschliche Kehlkopf tief genug in den Rachen hinabgewandert war.

Größeren Widerspruch gab es erst 2019 von einem Forscherteam um Louis-Jean Boë von der Universität Grenoble. Es hatte systematisch Studien der vergangenen Jahre ausgewertet und auch eigene Daten erhoben. Die Studienergebnisse widerlegen die bislang gängigen Annahmen in grundlegenden Punkten: Der tief sitzende Kehlkopf sei kein Alleinstellungsmerkmal des Menschen und außerdem für das Sprechen gar nicht zwingend erforderlich, so die Wissenschaftler. Außerdem gebe es durchaus nicht menschliche Primaten, die sprachliche Laute erzeugen könnten. Makaken beispielsweise besäßen die anatomischen Voraussetzungen, um Tausende unterschiedliche Wörter zu formen.

Die Sprachblockade sitzt also nicht im Hals, sondern im Hirn. Rein anatomisch gesehen könnte der Mensch deshalb schon viel früher angefangen haben zu sprechen, vielleicht schon vor 20 Millionen Jahren. Ungeklärt bleibt allerdings, wann unsere Vorfahren auch genug Grips dazu hatten.

WO GEHT'S HIER ZUM MAGEN? DAS SCHLUCKEN

Als Assistenzärztin hatte ich einen wunderbaren und zugleich wunderlichen Chefarzt. Schon im Vorstellungsgespräch schienen die ausschlaggebenden Kriterien für meine Einstellung zu sein, dass ich ein Jahr länger Latein gelernt hatte als unbedingt nötig und nicht nur eines, sondern sogar mehrere Musikinstrumente spielte. Während der OP-Besprechungen sah er oft versonnen aus dem Fenster, um uns neben Nasenscheidewand und Polypen auch mit seinen Beobachtungen über das Balzverhalten der Tauben draußen zu beglücken.

Eines Tages, unsere ganze Mannschaft folgte ihm gerade zur Visite über den Stationsflur, blieb er plötzlich wie angewurzelt stehen, hob den Zeigefinger und sagte mit gewichtigem Ton: »Man geht, wie man schluckt!« Wir blickten uns schweigend an, überzeugt, dass der Chef nun völlig durchgedreht sei. Nachzufragen traute sich keiner.

Heute weiß ich, dass in diesem Satz viel Wahres steckt. Mein Chef wollte damit sagen, dass Patienten, die eine größere HNO-Operation hinter sich hatten, meist dann wieder in der Lage waren, aufzustehen und zu gehen, wenn sie auch wieder selbstständig schlucken konnten. Je besser das Schlucken klappte, umso sicherer wurde ihr anfangs noch wackeliger Gang. Schlucken hieß für meinen Chef gesund werden.

Tatsächlich habe ich in all den Jahren immer wieder genau das beobachtet: Wenn Patienten anfangen, eigenständig zu schlucken, bekommen sie neue Energie, ihre Lebensgeister erwachen. Wer nicht selbst schlucken kann, bleibt meist im Krankenhausbett liegen, egal wie lange die Operation zurückliegt. Es gibt hierzu keine wissenschaftliche Untersuchung, aber dazu passt, dass alte Menschen, die bereits mit Stock oder Rollator unterwegs sind, sich viel häufiger *ver*schlucken. Ihre Schluckmuskeln arbeiten bei diesem komplizierten Vorgang einfach nicht mehr so gut zusammen wie bei denjenigen, die noch wie junge Rehe durch die Gegend springen.

Das Schlucken gehört gleich nach dem Atmen zu den zentralsten Körperfunktionen. Wir müssen essen, wir müssen trinken. Nur wer schluckt, überlebt. Untrügliches Zeichen für die Wichtigkeit des Schluckens ist, dass wir weite Teile dieses Vorgangs nicht bewusst steuern können – wenn es um die Arterhaltung geht, lässt die Natur den Verstand lieber nicht reinpfuschen.

Außerdem reinigen wir durch Schlucken unsere Speiseröhre, weshalb ein durchschnittlicher Erwachsener, meist ohne es zu merken, zwischen 1000- und 2000-mal am Tag schluckt. Jedes Mal schweben wir potenziell in Lebensgefahr. Denn unglücklicherweise hat die Natur unseren Rachen so konstruiert, dass Atem- und Speisewege sich dort kreuzen. Es ist also gar nicht so selbstverständlich, dass Spucke, Pommes oder Cola im Magen statt in der Lunge landen.

Mit jedem Schlucken bekommt man ungefähr zehn bis 20 Milliliter feste Nahrung und etwa doppelt so viel Flüssigkeit hinunter. Das Essen ist dann mal weg. Doch im Hintergrund beginnt ein fein abgestimmter Prozess, an dem mehr als 20 Muskelpaare und fünf Hirnnerven beteiligt sind. Der Albtraum eines jeden Medizinstudenten.

Experten teilen das Ganze in vier Phasen ein: Während der »oralen Vorbereitungsphase« darf der Verstand noch ein bisschen mitreden. Hier prüft die Zunge, ob wir das, was sich da in unserem Mund befindet, überhaupt schlucken wollen. Falls ja, kauen wir, vermischen das zerkleinerte Essen mit ordentlich Spucke und formen daraus, mehr oder minder bewusst, ein kleines Häufchen, das in der Fachsprache Bolus genannt wird.

Achten Sie bei Ihrer nächsten Mahlzeit einmal darauf, wo im Mund Sie dieses Häufchen vor dem Schlucken aufbewahren. Legen Sie den Bolus hinter die Schneidezähne, sind Sie – wie die meisten Menschen – ein sogenannter Schneidezahntyp. Lagern Sie das Essen vor dem Schlucken am Mundboden, zählen Sie zu den eher seltenen Schöpflöffeltypen.

In der »oralen Transportphase« drückt die Zunge das Nahrungsgemisch gegen den Gaumen und nach hinten in den Rachen. Während das Kauen mit offenem Mund (leider) recht gut funktioniert, müssen spätestens jetzt auch Menschen ohne Tischmanieren die Klappe halten. Schlucken geht nämlich nur mit geschlossenem Mund.

Hat die »pharyngeale Phase« begonnen, ist alles zu spät. Das Schlucken lässt sich jetzt nicht mehr willkürlich kontrollieren. Es geht einfach nur noch bergab. Probieren Sie einmal, während des Schluckens wieder damit aufzuhören, es wird Ihnen nicht gelingen. Falls doch, schreiben Sie mir bitte. Ich würde gerne an Ihnen forschen.

Diese eigentliche Schluckphase ist die komplizierteste. Es kommt jetzt darauf an, dass das Essen weder in der Nase noch in der Lunge landet. Ersteres ist noch ganz witzig. Wer im Bekanntenkreis nach Erfahrungen mit aus der Nase tropfender Nudelsuppe fragt, wird feststellen, dass ziemlich viele Menschen eine Geschichte dazu haben, die sie sich nur nie zu erzählen trauen.

Landet die Suppe dagegen in der Lunge, ist das alles andere als lustig.

Damit weder das eine noch das andere passiert, verschließt das Gaumensegel oben den Zugang zur Nase, und es knackt im Ohr. Gleichzeitig dichtet der Kehldeckel nach unten die Luftröhre ab. Sind die Abzweigungen Richtung Lunge und Nase gesperrt, öffnet sich für einen kurzen Moment der Eingang der Speiseröhre, der Bolus flutscht hinein, und die Atemwege werden daraufhin wieder freigegeben.

Mit einer Geschwindigkeit von ungefähr zwei bis vier Zentimetern pro Sekunde rinnt die Nudelsuppe in der »ösophagealen Phase« hinab in den Magen. Dabei macht die Speiseröhre eine Art La-Ola-Welle, damit auch ja nichts wieder zurückrutscht. Wir sind deshalb sogar in der Lage, gegen die Schwerkraft zu schlucken. Besonders ehrgeizige Yogis können nach ein paar Stunden im Kopfstand zur Stärkung deshalb ruhig eine Banane essen und dabei die Stellung halten. Das Obst wird ohne Probleme im Magen ankommen.

Allerdings sollten Sie Ihrer Speiseröhre keine allzu heftigen yogischen Rückbeugen zumuten. Erst vor Kurzem ist einer jungen Italienerin dabei die Speiseröhre gerissen, was meine italienischen Kollegen so aufregend fanden, dass sie gleich einen wissenschaftlichen Artikel dazu veröffentlichten. In der Regel ist unsere Speiseröhre aber ein extrem widerstandsfähiges Organ.

Niemand weiß das besser als Eltern und Mitarbeiter in Notaufnahmen. Ein sehr häufiger Job dort ist es, in Kindermägen verschwundene Gegenstände wieder hervorzuzaubern. Besonders appetitlich finden die Kleinen Münzen und Knopfbatterien. Aber auch Stäbchen-Batterien, Legosteine und Playmobilzubehör bekommt ein Dreijähriger locker runter.

Interessanterweise nimmt dieses Phänomen zu, wie amerikanische Ärzte vom Nationwide Children's Hospital in Columbus analysiert haben. Mussten 1995 im Schnitt 9,5 von 10 000 Kindern unter sechs Jahren in die Notaufnahme, weil sie etwas verschluckt hatten, waren es im Jahr 2015 schon 18 von 10 000, womit sich die Quote nahezu verdoppelt hat. Warum das so ist, konnte keiner sagen. Vermutlich fahren besorgte Eltern heutzutage einfach schneller mit ihrem Nachwuchs ins Krankenhaus. Und zwar völlig zu Recht. Bleiben beispielsweise Lithiumbatterien in der Speiseröhre stecken, können sie das Gewebe dort schwer verätzen, weshalb man so schnell wie möglich einen Arzt aufsuchen sollte, der die Batterie entfernt. Als erste Hilfe können Eltern ihrem Kind, sofern es älter als zwölf Monate ist, bis dahin alle zehn Minuten zwei Esslöffel Honig geben, um die aggressive Wirkung zu neutralisieren. Zumindest in Versuchen an Schweinen konnte man zeigen, dass dieses Hausmittel tatsächlich etwas bringt. Sind Münzen, Batterien und Co. erst mal im Magen gelandet, kann eine erste Entwarnung gegeben werden. Oft reicht es, unter ärztlicher Kontrolle darauf zu warten, dass das, was oben reinkam, unten wieder rauskommt. Ist das innerhalb von 24 bis 48 Stunden nicht der Fall, sollte die Batterie per Endoskop aus dem Magen entfernt werden. Umgehend einen Arzt aufsuchen sollten Sie bei verschluckten Batterien in jedem Fall.

Interessanterweise legt sich dieses merkwürdige »Essverhalten« mit zunehmendem Alter nicht zwangsläufig. Ärztliche Archive sind voll von Röntgenbildern, auf denen man alles Mögliche in den Körpern erwachsener Menschen entdecken kann. Zahnbürsten und Gebissteile sind noch die harmloseren Beispiele. Eine 76-Jährige beispielsweise lebte 25 Jahre lang mit einem Kugelschreiber im Bauch, bevor man ihn herausoperierte (er schrieb noch), ein Drogenabhängiger bunkerte vergleichsweise kurze 17 Monate ein Feuerzeug in seinem Magen (welches er mehrfach in Plastik gewickelt hatte, woraus ich schließe, dass er das Feuerzeug bei einer Polizeikontrolle mit seinem Stoff verwechselt haben muss), und in Irland »verspeiste« vor einigen Jahren ein 29-jähriger Häftling sein Handy (im Ganzen).

Pessimisten könnten daraus schließen, dass die Welt von ziemlich vielen Vollidioten bevölkert ist. Ich hingegen hege großen Respekt vor jemandem, der es schafft, ein Mobiltelefon hinunterzuwürgen. Man sollte diese Menschen lieber als »Super-Schlucker« bezeichnen. Wer weiß, ob ein derart leistungsfähiger Schluckapparat im Laufe der Evolution noch von Vorteil sein könnte.

3. UNTERSCHÄTZTE SCHÖNHEIT: DAS OHR

MUSCHELN, SCHNECKEN, KNOCHENKETTEN: SO ARBEITEN UNSERE OHREN

Das Ohr ist schuld daran, dass ich HNO-Ärztin geworden bin. Womöglich halten Sie mich jetzt für etwas wunderlich, aber ich stehe dazu: Ich bin ein Ohren-Freak. Für mich gibt es kein anderes Organ, das so aufregend, so anmutig, so wunderschön ist. Das Ohr ist in jeder Hinsicht ein Kunstwerk.

Leider kam mir diese Erkenntnis erst kurz vor Ende meines Medizinstudiums, das ich eigentlich nur angefangen habe, weil mir für meinen damaligen Lebenstraum (Literaturwissenschaft irgendwo in England) der passende Studienplatz fehlte. Wider Erwarten gefiel mir die Medizin, vor allem wegen ihrer Vielfalt: Erst wollte ich Frauenärztin werden, dann Chirurgin, später Krebs heilen. Fest stand eigentlich nur, dass ich mit Ohren und Co. absolut nichts zu tun haben wollte – mein Vater ist HNO-Arzt.

Die Hals-Nasen-Ohren-Heilkunde war in meinem Studium der letzte Kurs. Ich wollte eine Unterschrift, sonst nichts. Also fand ich mich eines Tages mit ein paar anderen Studenten in der HNO-Abteilung am Rand des Campus der Uni Lübeck ein. Wir sollten uns OP-Kleidung anziehen und uns um einen Operationstisch gruppieren, wo ein krankenhausgrün vermummter Mensch an einem Ohr werkelte. Plötzlich drehte sich der Vermummte um, zog seine Handschuhe aus, nahm einen Zettel und begann zu zeichnen.

»Ich operiere hier eine chronische Ohrentzündung«, sagte er freundlich. »Wie das funktioniert, kann sich kein Mensch vorstellen, deswegen male ich Ihnen das mal auf.« In weniger als einer Minute zauberte der Mann eine lehrbuchartige und überwältigend schöne Skizze eines Felsenbeins, des Knochens, der große Teile unseres Ohres beherbergt.

Ich weiß bis heute nicht, was mich mehr beeindruckte: dass ein Chefarzt eine Operation unterbricht, um ahnungslosen Studenten etwas zu erklären, oder dass jemand, der eigentlich Arzt ist, ein so hinreißendes Kunstwerk herstellen kann. In jedem Fall dachte ich: »Wenn HNO-Ärzte so zeichnen können, dann möchte ich einer werden.«

Grüße von Mr Spock: das Außenohr

Das, was die meisten als Ohr bezeichnen, ist eigentlich nur der sichtbare Teil eines verwinkelten Systems aus Gängen und Höhlen in unserem Schädelinnern, genauer des Felsenbeins, dieses extrem harten, pyramidenförmigen Teils unserer Schläfe, der mich damals so beeindruckt hatte. Ein sichtbares Ohr ist eine Besonderheit von Menschen und Säugetieren. Vögel beispielsweise nutzen ihren ganzen Kopf wie eine einzige große Ohrmuschel, Laubheuschrecken hören mit den Knien, und bei Fischen sitzt das Gehör hinter den Augen.

Zum Außenohr zählen die Ohrmuschel und der äußere Gehörgang, der nach einer kleinen Kurve vor dem Trommelfell endet.

Die Ohrmuschel besteht aus Knorpel und bildet eine weiche Hügellandschaft, die bei allen Menschen ähnlich aufgebaut ist, aber in ihren Feinheiten so individuell gestaltet ist wie wir selbst.

Zu den wichtigsten Orientierungspunkten in diesem Territorium zählt die Helix. Das ist der eingerollte Knorpelwulst oben außen, dort, wo das Ohrlochstechen als besonders heldenhaft, weil schmerzvoll, gilt. Parallel zu ihr, etwas weiter innen, zieht sich wie eine sanfte Düne die Anthelix. Der knubbelige Vorsprung über der Ohröffnung heißt Tragus und die Schlucht, in die er hineinragt, Ohrhöhlung. Ganz unten sitzt das Ohrläppchen. Es besteht nur aus ein bisschen Haut und Fett, weshalb weniger hartgesottene Menschen ihren Ohrschmuck lieber dort anbringen.

Der wesentliche Job der Ohrmuschel ist es, Geräusche zu orten: An ihren vielfältigen Rundungen brechen die eintreffenden Schallwellen, weshalb Geräusche, je nachdem, aus welcher Richtung sie kommen, unterschiedlich klingen. Schon mit einem Ohr können wir deshalb recht genau erkennen, ob die Laute von oben, unten, vorn oder hinten kommen. Im Zusammenspiel beider Ohren kann das Gehirn dann auch errechnen, ob beispielsweise ein Auto von rechts oder links naht, weil die Schallsignale die Ohren mit einem minimalen Zeitunterschied erreichen.

Seit wir nicht mehr in der Wildnis leben, haben sich unsere einst wesentlich größeren Ohrmuscheln immer weiter zurückgebildet. Manche Menschen haben auf der Spitze der Helix allerdings noch einen kleinen Knubbel, den sogenannten Darwin-Höcker – ein Überbleibsel aus der Zeit, in der wir alle noch Ohren hatten wie Mr Spock. Ebenfalls ein Relikt aus vergangenen Zeiten: ein Restchen Muskulatur, um die Ohrmuschel zu bewegen und so Geräusche noch besser zu orten. Ich selbst besitze relativ viel davon, weshalb ich langweiligen Small Talk stets durch ein bisschen Ohrenwackeln in Schwung bringen kann. Mit den Leuten, die danach noch bei mir stehen bleiben, komme ich meist gut klar.

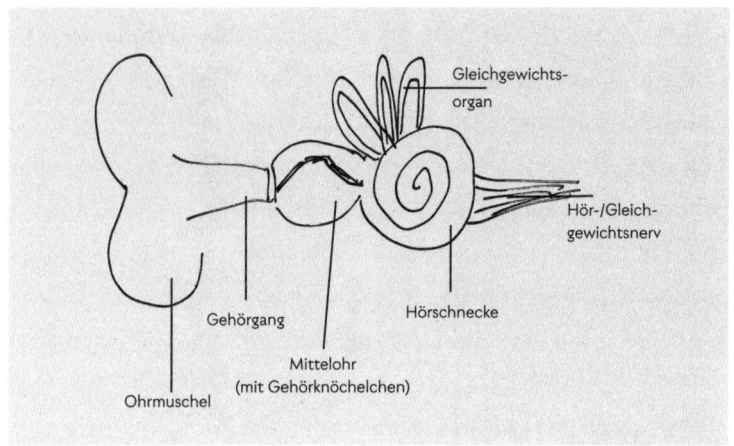

Betrachten wir den äußeren Gehörgang, sehen wir dort vor allem dünne, kurze (manchmal auch dicke, lange) Haare, die verhindern, dass sich Sand, kleine Käfer oder sonstige Dinge in unsere Ohren verirren. Vorn bestehen die Wände des Gehörgangs noch aus Knorpel, weiter hinten aus Knochen. Überzogen sind sie mit einer Tapete aus Haut, in der mehr als 1 000 Drüsen sitzen, die fleißig Ohrenschmalz produzieren – was ihnen aber niemand dankt. Ganz im Gegenteil. Fast jeder will das Zeug irgendwie loswerden. Eine der häufigsten Patientenforderungen in meiner Praxis ist: »Der Dreck muss raus!«

Ich finde das dem Ohrenschmalz gegenüber unfair. Es hat an dieser Stelle eine kleine Imagekampagne verdient: Beginnen wir damit, es öfter bei seinem eigentlichen Namen zu nennen, Zerumen. Klingt doch gleich viel appetitlicher. Zerumen, aka Ohren-

schmalz, ist kein Dreck, sondern dient im Gegenteil der Ohren-
pflege und -reinigung. Das Fett hält die Haut im Gehörgang
geschmeidig und schützt sie vor dem Austrocknen. Außerdem
nimmt sich das Zerumen allem an, was nicht langfristig ins Ohr
gehört: Hautzellen, abgestorbene Haare, Staub. Mithilfe der winzigen Härchen und durch unsere Kaubewegungen wird all der
Dreck samt Schmalz sehr langsam, aber dafür stetig nach draußen
befördert, übrigens ganz ohne Wattestäbchen. Sollte das Ohrenschmalz von außen sichtbar sein (und nur dann), kann man es
vorsichtig mit einem Taschentuch abtupfen. Dabei gilt die Regel:
Nur so tief in den Gehörgang eindringen, wie auch der Zeigefinger hineinpasst – das ist nicht besonders weit. Von allen anderen
Reinigungsritualen oder -instrumenten rate ich dringend ab.

Das Zerumen enthält aber nicht nur Fett und Bitterstoffe (ich
weiß, dass Sie es schon mal probiert haben), sondern auch antibak-
terielle und antivirale Wirkstoffe. Wissenschaftler vermuten, dass
es ein wichtiger Teil unseres Abwehrsystems sein könnte. Schon
in den Achtzigerjahren stellten sie fest, dass Zerumen ein knappes
Dutzend Bakterienstämme abtöten oder zumindest eindämmen
konnte. Eine russische Studie attestierte zehn Jahre später auch
einen Effekt gegen Viren. Leider gibt es auch ein paar Untersuchungen, die das Gegenteil nahelegen: Das feuchte Milieu könnte
ein Bakterienparadies sein – wahrscheinlich hat lediglich trockenes
Zerumen eine Abwehrwirkung. Doch wer weiß, vielleicht kann
man aus Ohrenschmalz irgendwann sogar Antibiotika herstellen.
In jedem Fall dürfen wir ruhig eine etwas freundlichere Haltung
gegenüber dem »Dreck« in unserem Ohr einnehmen.

Am Ende des etwa zwei bis drei Zentimeter langen Gehörgangs
stoßen wir schließlich auf das Trommelfell, die Grenzstation zum

Mittelohr. Das Trommelfell ist eine sehr dünne, weißgrau schimmernde Membran, deren Form an eine Satellitenschüssel erinnert. Es ist so sensibel, dass schon die Bewegung winziger Luftmoleküle es in Schwingungen versetzen kann. Aus diesen Schwingungen entstehen in unserem Gehirn am Ende Musik, Kindergeschrei oder die Radionachrichten.

Exkurs: Kleine Akustik-Lehre

Apropos Radio: Spätestens hier erscheint es mir hilfreich, ein paar technische Fachbegriffe einzuführen, ohne die man beim Thema Hören nicht weit kommt: Schallwelle, Frequenz, Hertz, Dezibel. Alles nicht so schlimm, wie es klingt.

Eine Schallwelle ist nicht viel mehr als verdrängte Luft, die Geräusche macht. Nehmen Sie beispielsweise dieses Buch, das Sie wahrscheinlich gerade offen in der Hand halten, sofern Sie es nicht auf einem E-Reader lesen. Zwischen den aufgeklappten Buchdeckeln befinden sich Luftmoleküle. Schlagen Sie das Buch nun abrupt zu, hören Sie einen leisen Knall. Das sind, einfach ausgedrückt, die Luftmoleküle, die plötzlich an den Rändern des Buches herausgepresst werden und dort andere Luftmoleküle zur Seite schubsen, die wiederum die nächsten Luftmoleküle beiseiteschieben und so weiter. Etwas Ähnliches passiert, wenn man einen Stein ins Wasser wirft. Der Stein verdrängt die Wassermoleküle um sich herum und diese wiederum die Wassermoleküle nebenan. Es entstehen Wellen. Bei der Schallwelle wird statt Wasser Luft verdrängt. Wir können sie nicht sehen, aber hören.

Stellen wir uns diese Welle nun einmal bildlich vor. Nicht wie die kreisrunden Wasserwellen des Steins, sondern eher wie die

Kurven, die man von den Überwachungsmonitoren aus dramatischen Krankenhausserien kennt oder von der Sprachmemofunktion des Smartphones. Diese Welle hat eine Frequenz. Sie beschreibt, wie oft die Welle in einem bestimmten Zeitfenster nach oben und unten ausschlägt. Macht die Welle fünf Bewegungen pro Sekunde, haben wir eine Frequenz von fünf. Bewegt sie sich 100-mal pro Sekunde, ist die Frequenz 100. Die Einheit dafür nennt man Hertz, oder abgekürzt Hz, benannt nach dem deutschen Physiker Heinrich Hertz.

Hoch, tief, laut, leise

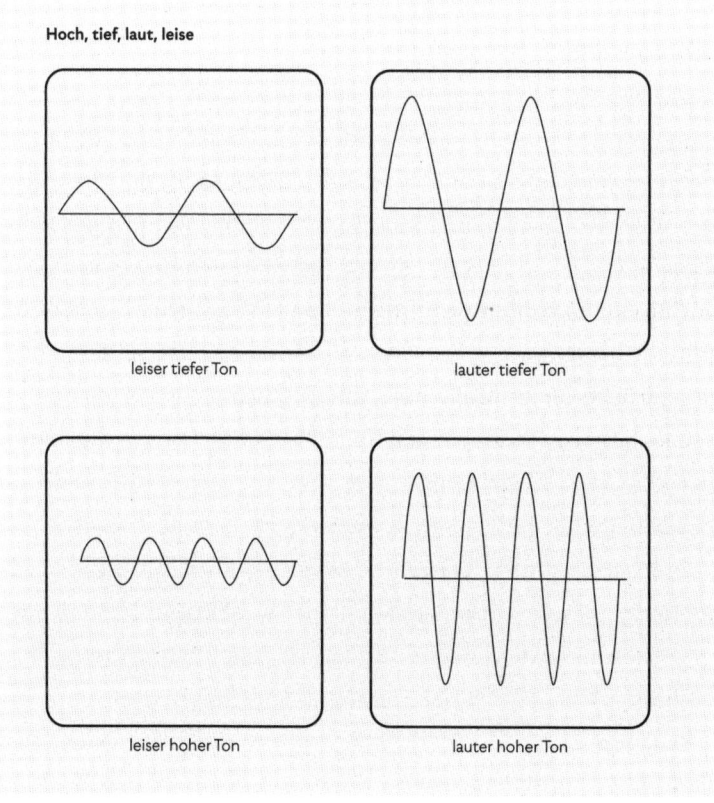

leiser tiefer Ton	lauter tiefer Ton
leiser hoher Ton	lauter hoher Ton

Je höher die Frequenz der Schallwelle ist, desto höher ist auch der Ton, den wir hören. Je niedriger die Frequenz, desto tiefer der Ton. In der Musik beispielsweise ist der Ton einer Stimmgabel, das A, auf eine Frequenz von 440 Hertz genormt. Der höchste Ton eines Klaviers, das fünfgestrichene C, hat eine Frequenz von mehr als 4 000 Hz.

Die Lautstärke eines Geräuschs hängt davon ab, wie viele Luftmoleküle wie schnell verdrängt werden. Klappen Sie dieses Buch langsam zu, erzeugt das ein leises Geräusch, weil die Luftmoleküle genug Zeit haben, um peu à peu das Weite zu suchen. Schlagen Sie es schnell zu, werden in kurzer Zeit viele Moleküle verdrängt, und es wird laut.

Lautstärke misst man in Dezibel, kurz: dB. Das B schreibt man groß, weil die Einheit eigentlich Bell heißt, nach Alexander Graham Bell, einem der Erfinder des Telefons. In der Praxis hat sich aber das Dezibel durchgesetzt, also nur ein Zehntel des Bells. Ein gut hörender Mensch nimmt Lautstärken ab der sogenannten Hörschwelle von null Dezibel wahr. Eine Unterhaltung im Flüsterton verursacht ungefähr 40 Dezibel, eine viel befahrene Hauptstraße 70 bis 90 Dezibel, schmerzhaft wird es ungefähr ab 120 Dezibel, und wenn Ihnen ein Silvesterkracher um die Ohren fliegt, sind das locker 170 Dezibel.

Mehr Physik brauchen wir zum Glück nicht, um die Grundlagen des Hörens zu verstehen. Wagen wir uns also weiter vor Richtung Mittel- und Innenohr.

Pauken und Trompeten: das Mittelohr

Hinter dem Trommelfell treten wir in einen ungefähr M&M-großen, gut belüfteten Raum, das Mittelohr. Genauer: die Paukenhöhle. In diesen Örtlichkeiten findet ständig der Druckausgleich zwischen der großen Außenwelt und unserem winzigen Ohr statt. Fällt beim Fliegen oder Seilbahnfahren plötzlich das Ohr zu, hat die Ohrtrompete ihren Einsatz. Das ist ein kleiner Gang, der sich vom unteren Teil des Mittelohres schräg nach unten hinter die Nase zieht. Bei jedem Schlucken öffnet sich dieser Gang, damit der Druck im Ohr sich an den von außen angleichen kann. Es knackt.

An der Decke der Paukenhöhle schwingt fast schwerelos eine Kette aus drei winzigen, miteinander verbundenen Knochen, den Gehörknöchelchen: Hammer, Amboss und Steigbügel. Sie sehen aus, wie sie heißen, und sie sind die kleinsten Knochen des menschlichen Körpers. Ohne diese winzige Knochenkette würde ein Großteil des Schalls einfach in der Paukenhöhle verpuffen. Doch die drei Gehörknöchelchen leiten den eintreffenden Schall zuverlässig vom Außen- zum Innenohr weiter. Dazu ist der Hammer mit dem Trommelfell, also indirekt mit dem Außenohr, verbunden, und der Steigbügel sitzt am Übergang zum Innenohr. Man kann sich die Kette auch wie eine Stromleitung vorstellen, nur dass in ihr statt Strom Schall fließt.

Jeder Mensch hat außerdem zwei eingebaute Schalldämpfer im Mittelohr. Es sind zwei kleine, an den Gehörknöchelchen befestigte Muskeln: der Steigbügelmuskel und der Trommelfellspanner. Der Steigbügelmuskel nimmt seine Arbeit ab Lautstärken von ungefähr 80 Dezibel auf. Zieht er sich zusammen, strafft er damit die Gehörknöchelchenkette, die dann nicht mehr so gut schwingen kann und somit die Schallübertragung Richtung Innenohr abschwächt. Sein Mitspieler auf der gegenüberliegenden Seite ist der Trommelfellspanner. Wenn es zu laut wird, spannt er – wie der Name vermuten lässt – das Trommelfell, das dadurch schwächer schwingt und weniger Schall weitergibt.

Diese Schalldämpfermuskeln können die Geräuschübertragung um das bis zu Tausendfache senken. Leider mit zwei Einschränkungen: Sie brauchen dazu etwa eine Hundertstelsekunde, daher ist das Ohr vor einem plötzlichen lauten Knall nicht geschützt. Außerdem ermüden sie wie jeder Muskel irgendwann und sind deshalb dankbar für jede Lärmpause.

Ein zusammengerolltes Klavier: das Innenohr

Unser Innenohr ist eine Art mit Flüssigkeit gefüllter Transformator. Hier wird die Schallwelle in einen elektrischen Impuls verwandelt, der dann vom Gehirn verarbeitet werden kann. Was dabei wirklich passiert, konnte noch kein Mensch live beobachten. Dazu ist der gesamte Hörapparat viel zu empfindlich und das Felsenbein, in dem das Gehör sitzt, viel zu hart. Trotzdem haben Wissenschaftler bereits einige faszinierende Dinge über die Anatomie des Hörens herausgefunden. Einer der Vorreiter der Hörforschung ist der ungarische Physiker und Diplomatensohn György (Georg) von Békésy.

Nobelpreis für einen Postbeamten: Georg von Békésy

1899 in Budapest geboren, verbrachte von Békésy seine Kindheit und Jugend in München, Istanbul und der Schweiz. Später kehrte er nach Budapest zurück und promovierte dort in Physik. Seine erste Anstellung bekam von Békésy bei der ungarischen Post. Allerdings nicht als Briefträger, sondern an deren renommiertem und bestens ausgestattetem Forschungsinstitut. Eigentlich war sein Job, die Qualität von Telefonkabeln zu verbessern, doch von Békésy fasste seine Aufgabe etwas weiter und begann, sich für die Schallübertragung im Ohr zu interessieren. Für seine sogenannte Wanderwellentheorie bekam er 1961 den Nobelpreis für Medizin.

Das innere Ohr beherbergt zwei sehr empfindliche Systeme: das Hörorgan, die Cochlea oder Hörschnecke, und das Gleichgewichtsorgan, den Vestibularapparat. Gemeinsam bilden sie das Labyrinth (der Name ist Programm), das eigentlich aus zwei Labyrinthen besteht, dem knöchernen Labyrinth, das wiederum mit einer sehr feinen Membran ausgekleidet ist, die man häutiges Labyrinth nennt.

Die ungefähr erbsengroße Hörschnecke, die wie so vieles im Ohr nach ihrem Aussehen benannt ist, ist ein knöcherner Raum, der eine natriumreiche Flüssigkeit enthält, die Perilymphe. In ihm liegt ein mit einem sehr dünnen Häutchen ausgekleideter Hohlkörper, der mit kaliumreicher Flüssigkeit gefüllt ist, der Endolymphe. Damit unser Gehör und auch unser Gleichgewichtssinn funktioniert, müssen beide Flüssigkeiten in Balance und strikt getrennt bleiben, sonst gibt es eine Art Kurzschluss. Vereinfacht kann man sich auch ein Plastikrohr vorstellen, das mit Salzwasser (natriumreich, wie die Perilymphe) gefüllt ist. Dann schiebt man in dieses Salzwasserrohr einen langen, schmalen Luftballon, voll mit Kakao (kaliumreich, wie die Endolymphe). Anschließend rollt man das Rohr mitsamt Ballon und allen Flüssigkeiten 2,5-mal auf. Voilà, das ist die Hörschnecke.

In ihr liegt die Basilarmembran, auf der sich unser eigentliches Hörorgan befindet, das Corti-Organ. Dort sitzen ungefähr 16 000 winzigste Haarzellen. Erreicht eine Schallwelle das Innenohr, entsteht auf der Basilarmembran ebenfalls eine Art Welle, die dann Richtung Schneckenspitze schwappt, weshalb man sie vermutlich auch Wanderwelle nennt.

Am verständlichsten wird dieser Prozess, wenn man die Hörschnecke mit ihrer Basilarmembran mit einer aufgerollten Klaviertastatur vergleicht. Die Haarzellen wären in diesem Fall die Tasten. Rein theoretisch müsste die ankommende Schallwelle alle Tasten mit Wucht herunterdrücken und ein ohrenbetäubendes Geräusch erzeugen. Doch der Postangestellte von Békésy fand etwas Wegweisendes heraus: Jede Schallfrequenz wird nur an einer ganz bestimmten Stelle der Schnecke wahrgenommen.

So wie jede Klaviertaste einen eigenen Ton erzeugt, gibt es auch auf der Basilarmembran für jede Frequenz einen ganz bestimmten Ort, an dem die Wanderwelle ihren Höhepunkt erreicht. Dadurch werden die Haarzellen an dieser Stelle ein wenig abgeknickt, was dem Drücken der Klaviertasten entspricht. Durch das Abknicken erzeugen die Haarzellen einen elektrischen Impuls, der dann über den Hörnerv an das Gehirn weitergeleitet wird. Dabei gilt: Hohe Frequenzen von bis zu 20 000 Hertz werden von den Haarzellen am Schneckeneingang wahrgenommen. Für die tiefen Töne um die 100 Hertz sind die Haarzellen am Schneckenende zuständig, dort, wo sich das Gehäuse ganz eng windet.

Junge Menschen mit gesundem Gehör können Frequenzen zwischen 20 und 20 000 Hertz wahrnehmen. Als besonders angenehm empfinden wir den Bereich zwischen 500 und 4 000 Hertz. Das entspricht der menschlichen Sprache oder Musik. Je älter wir werden, umso schlechter können wir hohe Frequenzen hören. Bereits mit 40 Jahren nehmen die meisten Menschen nur noch Töne bis 15 000 Hertz wahr.

Ein Mann aus Wales hat auf dieser Grundlage sogar ein Gerät erfunden, um Jugendliche von seinem Geschäft fernzuhalten. Ähnlich den Steckern, die mittels Ultraschall Moskitos vertreiben sollen, stößt das Gerät einen mit rund 100 Dezibel aufdringlichen Ton aus, der auf einer Frequenz zwischen 16 000 und 19 000 Hertz für Erwachsene nicht zu hören ist, Jugendlichen aber gewaltig in den Ohren dröhnt. Nach dem gleichen Prinzip machen sich Schüler heute einen Spaß daraus, im Internet Ultraschall-Klingeltöne für Handys herunterzuladen, die Eltern und Lehrer nicht hören können. Ich glaube, dass sie den meisten Menschen damit einen großen Gefallen tun.

WIE BITTE? VOM HÖREN ZUM VERSTEHEN

Angenommen Sie und ich säßen gerade gemütlich bei einem Kaffee, und ich würde Ihnen dieses Buch vorlesen. Ich behaupte, dass Sie, wären Sie ausschließlich auf Ihre Ohren angewiesen, nichts von alldem verstehen würden. Nicht, weil ich zum Nuscheln neige oder glaube, dass Sie geistig minderbemittelt sind. Sondern weil das, was unser Ohr da produziert, zunächst nicht mehr ist als ein unsortierter Klangwust. Was wir gemeinhin mit Hören meinen, ist vor allem das Verstehen – und das findet nicht im Ohr, sondern im Gehirn statt. Es muss all die ankommenden Signale erst erkennen, sortieren, ergänzen und bewerten.

Dazu schlängelt sich unser im vorangegangenen Kapitel gebildeter elektrischer Impuls über einige Umwege und Umschaltungen zu unserem Gehirn. (Dieser Weg heißt Hörbahn, und ich verschone Sie mit Details.) Dort angekommen werden zunächst die klassischen Überlebensfragen geklärt: Erstens, wo kommt das Geräusch her, und zweitens, was ist es? Es war für unsere Vorfahren schließlich nicht ganz unerheblich, ob es sich bei dem Rascheln im Busch um den Wind oder einen Grizzly handelte. Im Falle des Grizzlys war es auch gut zu wissen, ob er einem schon so gut wie im Genick saß oder noch gebührenden Abstand hielt.

Durch die spezielle Form der Ohrmuscheln und das Zusammenspiel von rechtem und linkem Ohr wissen wir ziemlich schnell, ob eine mögliche Gefahr von oben, unten, rechts, links, vorn, hinten oder einer Kombination dieser Richtungen kommt. Obwohl wir das Sehen immer für ganz besonders wichtig halten, haben unsere Augen diesbezüglich gar nicht so außerordentlich viel drauf. Wir können ja nur nach vorn und ein bisschen zur Seite gucken. Unsere Ohren hingegen sind fein abgestimmte Rundum-Sensoren.

Die Schallortung findet überwiegend im Hirnstamm statt, also dem Teil des Hirns, der fürs Überleben zuständig ist. Er kontrolliert Atmung, Blutdruck und Reflexe. Was da gerade raschelt, interessiert in diesem Stadium noch nicht. Erst wenn die Informationen im Großhirn, genauer in der Hörrinde, ankommen, können wir den Unterschied zwischen Wind und Grizzly erkennen – und auch, ob der Grizzly womöglich hungrig ist. Auf unser heutiges Leben bezogen, wissen wir ab diesem Punkt, ob der Chef gerade »gut gemacht« oder »Sie Vollidiot« gesagt hat. Beides ist für unser Ohr anfangs nur ein Geräusch.

Mir hilft diese Vorstellung sehr im Umgang mit anstrengenden Mitmenschen. Sollen die Kinder doch »blöde, alte Mama« und mein Nachbar »Nervtante« zu mir sagen. Ich nehme einen tiefen Atemzug und denke: »Alles nur Schallwellen. Mein Gehirn macht sich gar nicht erst die Mühe, das zu verarbeiten.« Natürlich ist das de facto unmöglich. Allein die Tatsache, dass ich so etwas denke, zeigt, dass mein Gehirn sowohl die »Nervtante« als auch die »blöde, alte Mama« längst verarbeitet hat. Trotzdem: Die Vorstellung, dass beide einfach als wirre Geräuschquelle in meinem Innenohr oder Hirnstamm feststecken, entspannt mich ungemein.

Doch zurück ins Großhirn: Unsere Hörrinde hat einen zentralen Bereich, den primären auditorischen Cortex. Es ist der Ort, an dem zum ersten Mal bewusst die Qualität des Geräuschs analysiert wird, beispielsweise Tonhöhe und Lautstärke. Man kann sich vorstellen, dass hier eine Art Sortiermaschine steht: Anhand der verschiedenen Frequenzen und ihrer Zusammensetzung erkennt das

Gehirn, ob es sich um eine Klaviersonate, einen Presslufthammer oder eine Anatomievorlesung handelt. Dementsprechend werden die Informationen dann an die jeweils zuständigen Hirnareale zwecks Endverarbeitung verteilt. Sprache beispielsweise wird gleich nebenan im Broca- und Wernicke-Areal analysiert.

Wie genau wir Gehörtes im Hirn verarbeiten, ist bis heute nicht vollständig erforscht. Fest steht, dass unsere Erfahrungen und die Verknüpfung mit anderen Sinneseindrücken eine extrem wichtige Rolle dabei spielen. Das kann jeder nachvollziehen, der die Stimme seines Lieblingsschauspielers plötzlich von einem anderen Menschen auf der Kinoleinwand hört. Der ganze Film macht keinen Spaß mehr, wenn man Bruce Willis sieht, aber Gérard Depardieu hört – beide haben denselben Synchronsprecher, der wahrscheinlich auch nur seine Miete bezahlen will.

Nichts verpassen: der Cocktailparty-Effekt

Wenn sich das Gehirn mit Geräuschen beschäftigt, entscheidet es blitzschnell und ununterbrochen, was aus dem uns ständig umgebenden Schallwust wichtig oder unwichtig ist. Wissenschaftler nennen das auch Cocktailparty-Effekt. Ich war noch nie auf einer Cocktailparty, stelle mir das aber ungefähr so vor: Man steht ein wenig steif in einem Gewirr aus Menschen und Stimmen und versucht, Dinge zu sagen, die einen sympathisch, selbstbewusst und schlagfertig erscheinen lassen. Weil es dabei vorteilhaft ist, das jeweilige Gegenüber zu verstehen, blendet unser Gehirn alle anderen Geräusche einfach aus. Trotz eines immensen Blablablas im Raum hören wir überwiegend das, was unser Gesprächspartner sagt. Sollten wir an einen Langweiler geraten sein, können sich unsere Ohren stattdessen aber auch auf die Lästerei am Stehtisch nebenan konzentrieren. Solange wir unserem Gegenüber weiterhin in die Augen schauen, wird es das vermutlich nicht einmal bemerken.

Das Tolle dabei: Trotz dieser selektiven Wahrnehmung scannt das Gehirn von uns unbemerkt alle Geräusche und schlägt sofort Alarm, wenn etwas Wichtiges darunter ist. Deshalb hören wir auch, wenn drüben an der Bar unser Name fällt oder hinter uns jemand über Sex spricht. Leider ist das ziemlich viel Arbeit und erklärt, warum man nach einem vermeintlich entspannten Abend in der Kneipe völlig geschafft ist – und dafür nicht mal Alkohol trinken muss. Unser Gehirn treibt Hochleistungssport.

Sieht man uns nicht an: das Höralter

Nicht nur volle Kneipen, auch der ganz alltägliche Umgebungslärm einer Großstadt kann uns fertigmachen. Der Hersteller einer Hörtest-App hat sich vor einigen Jahren einmal die Mühe gemacht, die Daten von etwa 200 000 weltweit durchgeführten Hörtests auszuwerten und sie mit Erhebungen der Weltgesundheitsorganisation und Daten der skandinavischen Forschungsorganisation SINTEF zu vergleichen.

Das Unternehmen wollte herausfinden, ob es einen Zusammenhang zwischen Stadtlärm und schlechtem Hören gibt, und hat seine Ergebnisse daraufhin in ein »Höralter« umgerechnet. Die wenig überraschende, aber dennoch alarmierende Erkenntnis: Wer in einer Großstadt lebt, hört schon in vergleichsweise jungen Jahren so schlecht wie ein alter Mensch.

In der indischen Hauptstadt Delhi beispielsweise gleicht das

Hörvermögen eines 40-Jährigen ungefähr dem eines 60-Jährigen, der nicht diesem ständigen Geräuschpegel ausgesetzt ist. Um das Höralter eines durchschnittlichen Berliner Bürgers zu errechnen, muss man laut der Erhebung knapp 13 Jahre auf das normale Alter aufschlagen. Das ist erstaunlicherweise noch mehr als in New York, wo das Gehör durch den Großstadtkrach nur um 12,3 Jahre altert. In München, Köln oder Hannover sind es rund zwölf Jahre. Im Städtevergleich am fittesten bleiben menschliche Ohren in meiner Heimat Hamburg. Die Metropole schnitt unter den acht deutschen Großstädten der Analyse mit plus 11,5 Jahren am besten ab. Wer dagegen in London oder Paris lebt, mutet seinem Hörapparat mehr als 14 beziehungsweise 15 zusätzliche Jahre zu.

Die neuesten Daten der Firma sollten aber zumindest die Deutschen etwas beruhigen: Im weltweiten Vergleich hören deutsche Ohren überdurchschnittlich gut, genau wie die der Österreicher, Finnen oder Kanadier. Unerfreulich sieht es dagegen in der Türkei, den USA oder Brasilien aus. Mit weitem Abstand am schlechtesten hören laut der Datenauswertung Menschen in Saudi Arabien und Indien.

Warum ist das so? Je älter wir werden, umso schlechter wird grundsätzlich unser Gehör. Denn leider ermüden im Laufe unseres Lebens die kleinen für die Schallübertragung verantwortlichen Haarzellen im Ohr. Bei Menschen, die zusätzlich einem dauerhaften Grundlärm ausgesetzt sind, weil sie an einer Autobahn oder in der Einflugschneise eines Flughafens wohnen, passiert das entsprechend schneller. Ihr Gehör arbeitet schließlich pausenlos, selbst wenn das Bewusstsein den Lärm irgendwann ausblendet. Manche Menschen können schon in ihren Dreißigern kaum noch Frequenzen über 15 000 Hertz wahrnehmen. Eine Erklärungstheorie für den Hörverlust bei hohen Tönen ist, dass die zuständigen Haarzellen früher verschleißen, weil sie gleich am Eingang der Hörschnecke liegen. Jede Schallwelle, egal wie hoch oder tief ihre Frequenz ist, muss erst mal an ihnen vorbei. Zwar können die vorderen Haarzellen mit einem tiefen Bass gar nichts anfangen, weil der erst im Innern der Hörschnecke wahrgenommen wird, dennoch werden sie durch den Schall beansprucht.

Leider kann man ausgediente Haarzellen im Gegensatz zu Hüften, Kniegelenken oder Zähnen nicht einfach ersetzen. Sind sie einmal kaputt, gehen die von ihnen bedienten Frequenzen in der Wahrnehmung einfach verloren. Schwerhörigen hilft es daher meist wenig, den Lautstärkeregler des Fernsehers bis zum Anschlag aufzudrehen, denn das Problem ist nicht die Lautstärke, sondern die Frequenz.

Weil unser Gehirn ein Meister im Assoziieren und Rekonstruieren von Informationen ist, merken viele Menschen aber nicht einmal, dass sie schlecht hören. Das Bewusstsein reimt sich die aufgrund der kaputten Haarzellen unvollständigen Informationen einfach zusammen. Was allerdings ziemlich viel Arbeit ist. Erstes Anzeichen einer Schwerhörigkeit ist daher oft, dass sich die Betroffenen nach längeren Gesprächen in lauter Umgebung erschöpft fühlen. Das ständige unbewusste Rätselraten, während man sich gleichzeitig auf die Unterhaltung konzentriert, ist unglaublich ermüdend. Häufig ziehen sich Menschen, die schlecht hören, unbewusst zurück, weil das Zusammensein mit anderen sie einfach nur anstrengt.

Der Rückzug und die dadurch fehlende geistige Anregung bereiten dann womöglich den Weg für eine Demenz. Wissenschaftler sehen schon länger einen Zusammenhang zwischen Hörstörungen und Alzheimer. Einer Studie zufolge ist das Risiko, an Alzheimer zu erkranken, bei mittelgradigen Hörstörungen um das Dreifache und bei hochgradiger Schwerhörigkeit sogar um das Fünffache erhöht.

Wie Sie Ihr Ohr und damit auch Ihr Gehirn jung erhalten, erfahren Sie im dritten Teil dieses Buches.

4. WAS HAB ICH – UND WENN JA, WIE VIEL?

VIREN UND KOLLEGEN: DEN TÄTERN AUF DER SPUR

Man unterstellt Frauen ja oft, dass sie viele Worte machen, wo auch wenige reichen würden. Dass sie andauernd alles ausführlich besprechen wollen, obwohl es doch so schön sein könnte, einfach Fußball zu gucken und die Klappe zu halten. Ich bin mir nicht ganz sicher, ob das stimmt. Ich glaube eher, dass Frauen in anderen Situationen reden wollen als Männer. Und wahrscheinlich meistens dann, wenn Männer gerade keine Lust auf Gespräche haben, Stichwort *Sportschau*. Sicher kann ich sagen: In meiner Praxis sind es nicht die Frauen, die viel reden. Kommt ein Mann mit Erkältung zu mir ins Behandlungszimmer, klingt das ungefähr so: »Am Mittwoch so gegen 17 Uhr fing das links unten im Hals an, also mehr so hinten, eine Stunde später hatte ich Kopfschmerzen, aber nur rechts. Dafür richtig schlimm. Dann fing die Nase an zu laufen, beide Nasenlöcher ungefähr zeitgleich. Echt übel. Und um zwei Uhr nachts – nein, es muss schon halb drei gewesen sein –, da war plötzlich die Nase zu. Ich habe einfach nicht mehr schnaufen können. Ja, durch den Mund schon noch, aber das war total unangenehm, vorsichtshalber bin ich dann in die Notaufnahme gefahren. Wenn Sie jetzt in meine Nase gucken, sieht das nicht gut aus, oder?« (Ich schwöre, es ist wirklich nicht erfunden, dass jemand mit Schnupfen in die Notaufnahme fährt. Das passiert sogar sehr häufig.)

Kommt eine Frau mit den gleichen Symptomen in meine Praxis, verläuft das Gespräch meist so:»Ich bräuchte eine Krankmeldung. Ja, ich habe alles zu Hause. Wird schon. Danke. Tschüss.«

Ob Männer nur mehr Gewese um ihre Krankheit machen als Frauen oder tatsächlich härter getroffen werden, ist umstritten. In jedem Fall hat der Begriff *man flu* (»Männer-Grippe«) nicht nur einen Eintrag bei Wikipedia, sondern auch jeweils einen im *Cambridge* und *Oxford Dictionary*. Gemeint ist demnach »eine Erkältung oder ähnliche geringfügige Beschwerden eines Mannes, von dem man annimmt, er übertreibe die Schwere seiner Symptome«. Manche sprechen auch vom *wimpy man syndrome* (»Schwächling-Syndrom«).

Sogar die Wissenschaft hat sich dieser Weichei-Unterstellung angenommen. Eine im *British Medical Journal* veröffentlichte Arbeit versucht, das angekratzte Image des starken Geschlechts wiederherzustellen. Wenig überraschend stammt sie von einem Mann, dem kanadischen Arzt Kyle Sue. Er schreibt, dass Männer bei Grippe und ähnlichen Krankheiten länger andauernde und stärkere Symptome hätten als Frauen, außerdem landeten Männer dabei öfter im Krankenhaus oder stürben gar. Der vermutete Grund: Das männliche Hormon Testosteron schwäche die Immunabwehr, wohingegen weibliche Hormone sie erhöhten. Auch auf die Frage, warum das so sein sollte, hat Sue eine Antwort: Wenn Männer weniger Energie in die Immunabwehr steckten, hätten sie mehr Reserven für die Vermehrung übrig.

Also, liebe Frauen, wenn ihr zehn Kinder wollt, dann sucht

euch einen Mann, der ständig erkältet ist, der kriegt das hin. Belegen konnte Sue diese Vermehrungsthese allerdings nicht. Auch hat er bei seinen Betrachtungen außer Acht gelassen, unter welchen Umständen die Männer und Frauen gelebt hatten. Dass Frauen beispielsweise seltener rauchen und auch ansonsten einen gesünderen Lebensstil pflegen, schien für seine Bewertung nicht wesentlich zu sein.

Wirklich überzeugt hat Sue die Welt mit seiner Arbeit bislang nicht. Bei Menschen wie mir hat er das auch gar nicht nötig. Ich weiß, dass Leiden etwas absolut Subjektives ist, und habe größtes Verständnis für jedwedes Gejammer in meiner Praxis. Wenn ich selbst Schnupfen habe, glaube ich jedes Mal sterben zu müssen. Ich bin sicher das beste Beispiel dafür, dass es auch ein *wimpy woman syndrome* gibt – nur tritt es wohl weniger häufig auf.

Vielfältige Fieslinge: Schnupfen

Für die Betroffenen fühlt es sich zwar nicht so an, doch aus medizinischer Sicht ist Schnupfen eine recht banale Angelegenheit: eine Entzündung der Nasenschleimhaut; »banaler Schnupfen« ist dafür sogar der Fachbegriff. In der Regel ist Schnupfen das Symptom einer Erkältung. Leider ist schon das Wort Erkältung ziemlich irreführend, weshalb Ärzte auch eher vom »grippalen Infekt« sprechen.

Eine Erkältung bekommt man nicht von Kälte. Obwohl immer wieder versucht wurde, das Gegenteil zu belegen. Zum Beispiel mit der 1946 gegründeten britischen *Common Cold Research Unit*. Dort lockte man einst zahlreiche Freiwillige für einen »Urlaub« auf Staatskosten in ein ehemaliges Militärkrankenhaus in der

Nähe von Salisbury. Auf den Zimmern gab es Radio und Telefon, was zumindest in den Vierzigerjahren als echter Luxus galt. Dafür wurde an den »Urlaubern« unter anderem erforscht, ob stundenlanges Tragen nasser Socken oder kalte Zugluft nach dem Duschen die Erkältungsrate erhöhten. Zwar können solche Faktoren Erkältungen und andere schwerwiegende Atemwegserkrankungen begünstigen, dass sie sie auslösen, konnte aber nie zweifelsfrei bewiesen werden.

Die wichtigste Zutat für eine ordentliche Erkältung ist eben nicht Kälte, sondern ein Erreger. Das sind fast immer Viren, die sich die Schleimhaut unseres Rachens oder unserer Nase als gemütliches Heim zwecks Vermehrung ausgesucht haben. Die häufigsten Erkältungsviren tragen niedliche Namen wie Rhino-, Entero- oder Mastadenoviren, die mich an Nashörner und Hunde mit Hängelefzen erinnern. Auch die für viele Erkältungen verantwortlichen Corona-Viren assoziierten die meisten bis zur COVID-19-Pandemie eher mit mexikanischem Bier als mit einer Krankheit. (Corona-Viren gibt es in verschiedenen Varianten, und nicht alle verursachen lebensgefährliche Erkrankungen wie COVID-19 oder SARS.)

Viren sind gerade mal 15 bis 300 Nanometer groß. Man braucht ein Elektronenmikroskop, um sie sehen zu können. Zum Vergleich: Ein Haar ist ungefähr 100 000 Nanometer dick. Doch man darf sich von ihrer geringen Größe und den lustigen Namen nicht täuschen lassen: Viren sind extrem hinterhältige Zeitgenossen. Im Gegensatz zu Bakterien können sie sich nicht selbst vermehren, sondern brauchen dafür Wirtszellen, beispielsweise die der menschlichen Nasenschleimhaut. Dort schleusen sie ihre Erbinformation ein und zwingen die befallenen Zellen dazu, massenhaft weitere Viren zu produzieren. Unser Körper züchtet also seine eigenen Angreifer.

Jeder dieser Viren-Winzlinge hat dabei seinen ganz eigenen Stil, um uns das Leben schwer zu machen. Die einen attackieren die Nasenschleimhäute, andere werfen sich auf das gesamte Atemsystem, wieder andere suchen die Augen heim. Mit etwas Unglück brütet man gleich mehrere Erreger gleichzeitig aus.

Um die Viren wieder loszuwerden, schickt unser Immunsystem erbarmungslose Fresszellen los, damit sie die vom Virus befallenen Schleimhautzellen vernichten. Während dieses Zellkampfes setzt unser Körper Entzündungsstoffe frei, wie beispielsweise Histamine oder Interleukine. Sie sind es, die die klassischen Beschwerden entstehen lassen. Schuld an unserem Leiden sind also genau genommen gar nicht die Viren, sondern unser eigenes Immunsystem.

Damit das Blut die Abwehrzellen und -stoffe an den Ort des Geschehens befördern kann, weiten sich die Gefäße in der Nase. Das Gewebe schwillt an. Gleichzeitig produzieren zahlreiche Drüsen immer mehr Schleim, um die Viren wegzuschwemmen: Die Nase läuft. Wird bei diesem Abwehrmanöver der Trigeminus-Nerv zu sehr gereizt, müssen wir niesen. Auch das hilft, die ungebetenen Nasengäste wieder hinauszubefördern. Die Botenstoffe des Immunsystems wirken aber auch im Gehirn. Dort zügeln sie den Appetit, machen uns schlapp und müde oder lassen die Körpertemperatur verrücktspielen. Wir haben Schüttelfrost oder bekommen Fieber. Nach ungefähr einer Woche ist alles ausgestanden.

Viren versus Bakterien

Beide können krank machen. Darüber hinaus haben Bakterien und Viren aber wenig gemeinsam:

- Im Vergleich zu den meisten Viren sind Bakterien riesig, oft hundertmal größer.
- Bakterien sind Lebewesen. Viren dagegen haben keinen eigenen Stoffwechsel.
- Bakterien können sich, wie menschliche Körperzellen, selbstständig durch Zellteilung vermehren. Viren brauchen fremde Zellen, in die sie ihr Viren-Erbgut einschleusen.
- Bakterien haben eine wesentlich komplexere Anatomie als Viren. Letztere bestehen eigentlich nur aus von Eiweiß umhülltem Erbgut.
- Antibiotika helfen nur gegen Bakterien. Weil Viren nicht einmal Lebewesen sind, können Antibiotika sie auch nicht abtöten.

Das für Außenstehende Unbegreifliche an Erkältungen: Man kann so gut wie nichts gegen sie tun. Wissenschaftler forschen an Mitteln gegen AIDS, unser Gesundheitsminister behauptet, man könne bald Krebs besiegen, aber niemand schafft es, etwas gegen einen harmlosen Schnupfen zu unternehmen! Dabei müsste das Interesse daran riesig sein. »Krankheiten des Atmungssystems«, wie Erkältung und Co. im Krankenkassenjargon heißen, sind in Deutschland mit extrem weitem Abstand der häufigste Grund für

Krankmeldungen. Jeden Erwachsenen trifft es durchschnittlich zwei- bis dreimal im Jahr, kleine Kinder sogar bis zu zwölfmal. Warum kann man sich nicht einfach wie bei der Grippe einmal im Jahr dagegen impfen lassen?

Weil Vielfalt unter Erkältungsviren großgeschrieben wird. Allein das Rhinovirus hat mehr als 150 Unterarten, die sich auch noch ständig verändern. Pro Saison zirkulieren davon ein bis zwei Dutzend, wohingegen es bei den Influenza-Viren einer Grippe weniger als eine Handvoll sind. Zwar versuchen sich ein paar wackere Wissenschaftler immer wieder daran, Erkältungsviren zu bekämpfen, doch für ein vergleichsweise harmloses Leiden ist der Aufwand einfach zu groß. Kurz: Sie müssen da auch zukünftig einfach durch. Da helfen weder Antibiotika noch das Schnäuzchen einer Maus zu küssen, wie es der römische Gelehrte Plinius der Jüngere empfohlen haben soll.

Vielleicht tröstet es Sie, dass man sich sogar das kalte Duschen sparen kann. Freunde der Abhärtung zitieren oft eine niederländische Studie mit über 3 000 Teilnehmern, der zufolge Kaltduscher knapp 30 Prozent weniger bei der Arbeit fehlen als Warmduscher. Bei genauerem Hinsehen stellt sich allerdings heraus, dass beide Gruppen ähnlich lange krank waren. Vermutlich haben sich die hammerharten Kaltduscher einfach nur trotzdem zur Arbeit geschleppt.

Immerhin gibt es ein paar Dinge, die Sie tun können, um eine Erkältung gar nicht erst zu bekommen: Über Händewaschen (mindestens 20 Sekunden lang), Hust- und Niesetikette (in die Ellenbeuge) muss ich hoffentlich nicht extra reden. Das in Pandemiezeiten wohlgeübte Abstandhalten oder Ellenbogenstoßen-statt-Händeschütteln macht nicht nur bösartigen Corona-, sondern auch normalen Schnupfenviren das Leben schwer. Außerdem ist es gut, die Schleimhäute immer schön feucht zu halten, nur dann können sie ordentlich arbeiten, sprich: Krankheitserreger bekämpfen. Das ist vor allem im Winter sinnvoll, weil sicher jeder schon mal gehört hat, dass Heizungsluft die Nase austrocknet. Dagegen hilft ein- bis zweimal täglich Nasendusche, Meerwasser-Nasenspray oder pflegende Nasencremes mit Dexpanthenol. (Bitte nicht die nächstbeste Panthenolcreme aus der Hausapotheke in die Nase schmieren. Nach einem leidvollen Selbstversuch damit kann ich Ihnen versichern, dass spezielle Nasensalben kein reiner Marketinggag sind.)

Alternativ oder zusätzlich kann Inhalieren sinnvoll sein. Sofern es nur um die Schleimhautpflege geht, reicht es völlig, mit einem Handtuch über dem Kopf das Gesicht über eine Schüssel heißes Wasser zu halten. Kamillen- oder Salbeitee statt Wasser machen das Ganze etwas interessanter und wirken pflegend beziehungsweise entzündungshemmend. Mit ätherischen Ölen bin ich persönlich eher zurückhaltend. Sie sind gerade für Kinder oft einfach zu heftig. (Für Erwachsene gilt: Ausprobieren! Was sich gut anfühlt, ist meistens auch gut – und umgekehrt.) Wenn Sie starken Husten haben und mit einem speziellen Wirkstoff inhalieren wollen oder müssen, sollten Sie sich einen richtigen Inhalator zulegen – die Dampftröpfchen über der Schüssel sind nämlich zu grob, um in die tieferen Atemwege zu gelangen.

Falls Sie kein Fan von all diesen Dingen sind, erfreut Sie sicher eine meiner wichtigsten Grundregeln als HNO-Ärztin – und auch sonst im Leben: Man muss nur etwas tun, wenn man auch ein Problem hat oder eines vermeiden möchte. (Klingt faul, hilft aber enorm, Nötiges von Unnötigem zu unterscheiden.) Wenn Sie über ein Bombenimmunsystem und widerstandsfähige, immerfeuchte Schleimhäute verfügen, weil Sie nie heizen, in einer Erdhöhle wohnen oder einfach Glück haben, können Sie sich den Kram sparen. Wer aber schon weiß, dass mit jedem Winter auch Nasenjucken, -bluten und alle möglichen sonstigen Leiden lauern, kann sich mit ein bisschen Vorbeugung viel Ärger vom Hals halten.

Richtig Naseputzen: Schnäuzen oder Hochziehen?

Diese Frage ist nicht nur des Themas wegen für Small Talk ungeeignet, sondern auch, weil man sich hervorragend darüber streiten kann. Nicht umsonst spricht man im Aufzug in der Regel über das Wetter. Sogar HNO-Ärzte sind sich uneins, welche Methode nun die bessere ist. Die Hochzieh-Verfechter argumentieren, durch den Druck beim Schnäuzen könne Nasenschleim mit Erregern in die Nebenhöhlen gepresst werden, die sich dadurch entzündeten. Tatsächlich gelangt dabei etwas Schleim in die Nebenhöhlen, nur ist es höchst unwahrscheinlich, dass diese minimalen Mengen dort eine Entzündung auslösen. Vielmehr werden die Nebenhöhlen bei einer ordentlichen Erkältung ohnehin in Mitleidenschaft gezogen.

Das Schnäuz-Lager verweist darauf, dass beim Prinzip Hochziehen (wobei der Schleim von der Nase in den Rachen befördert wird) Keime in die unteren Atemwege gelangen und eine zusätzliche Bronchitis auslösen könnten. De facto ist auch das höchst unwahrscheinlich, schließlich landet beim Hochziehen (und, ja, Runterschlucken) der allerallergrößte

Teil des Naseninhalts am Ende im Magen, wo ihm die Magensäure den Garaus macht.

Im Hinblick auf gesundheitliche Aspekte wäre also beides erlaubt. Allerdings erscheint mir der Ekelfaktor beim Schnäuzen
kleiner, und ich finde es irgendwie auch befriedigender. Am
besten klappt es, wenn man immer ein Nasenloch zuhält und
das jeweils andere vorsichtig durchpustet, ohne dass dabei zu großer Druck entsteht. Dass sich die Nase – egal mit
welcher Taktik Sie arbeiten – danach oft trotzdem noch verstopft anfühlt, liegt daran, dass nicht nur der Rotz, sondern
auch die geschwollenen Schleimhäute die Nase »dicht«
machen.

Die ist echt: Influenza

Weniger lustig wird es bei einer »echten«, also durch Influenza-
Viren ausgelösten Grippe. Sie kann schwere, sogar tödliche Folgen haben. Die Grippewelle 2017/18 hat in Deutschland rund
25 000 Menschen das Leben gekostet. Laut Robert-Koch-Institut
so viele wie seit 30 Jahren nicht mehr. Besonders gefährdet sind
Menschen, die aufgrund anderer Krankheiten ohnehin ein schwa-
ches Immunsystem haben. Außerdem Schwangere, Babys und alte
Menschen. Laut WHO-Schätzungen sind jedes Jahr bis zu 20 Prozent der Weltbevölkerung von Grippe betroffen. In den meisten
Fällen allerdings merken die Infizierten nicht einmal, dass sie eine
Grippe haben.

Anfangs sind die Symptome kaum von denen einer Erkältung
zu unterscheiden. Um sicherzugehen, dass es sich um eine Grippe

handelt, muss man einen Schleimhautabstrich oder sogar einen Bluttest machen. Allerdings gibt es ein paar Hinweise: Der grippale Infekt, alias Erkältung, kündigt sich meist langsam durch Halskratzen und Co. an. Die durchaus ähnlichen Symptome der Influenza überfallen einen dagegen schlagartig. Oft kommen hohes Fieber, Gliederschmerzen und extreme Abgeschlagenheit dazu, wogegen man bei einer Erkältung meist nur leicht erhöhte Temperatur misst. Letztere ist in der Regel nach etwa sieben Tagen ausgestanden. Influenza-Viren hingegen können einen im schlimmsten Fall für mehrere Wochen aus dem Verkehr ziehen.

An den Grippeviren selbst stirbt ein Mensch normalerweise nicht. Aber sie schwächen das Immunsystem, und dann haben Bakterien ein leichtes Spiel. Sie können beispielsweise eine tödliche Lungen- oder Herzmuskelentzündung hervorrufen. Die gute Nachricht: Gegen Influenza-Viren kann man impfen, was vor allem für Ältere, Schwangere und Menschen mit Grunderkrankungen empfehlenswert ist. Allerdings muss die Impfung jeden Herbst wiederholt werden, da sich die Viren verändern und die Impfwirkung nach sechs bis zwölf Monaten nachlässt.

Alarm im Hals: Mandelentzündung

Über die Mandelentzündung schrieben zwei finnische Ärzte einmal, sie sei »eine sehr eigenartige Krankheit«. Ich habe mir das gemerkt, weil ich die Formulierung irgendwie niedlich fand. Und auch, weil es stimmt: Bei keinem anderen paarigen Organ sind fast immer beide Seiten gleichzeitig betroffen, und kaum eine andere Krankheit (außer vielleicht Schnupfen) kann man so oft hintereinander bekommen wie die Mandelentzündung. Außerdem gehört sie zu den HNO-Krankheiten, bei denen viel geboten wird: Man kann sie im Gegensatz zur Mittelohrentzündung nicht nur hervorragend selbst mit einem Spiegel beobachten, sondern landet damit auch gar nicht so selten im Krankenhaus.

Wenn wir von den Mandeln, oder im Arztjargon: Tonsillen, sprechen, meinen wir meistens die Gaumenmandeln. Das sind die zwei rundlichen, durchfurchten Gewebeinseln links und rechts des Rachenzäpfchens. Daneben haben wir noch jede Menge andere Mandeln, zum Beispiel die Rachenmandeln, die Zungenmandeln und viele kleinere Mandeln, die sich in den oberen Atemwegen tummeln. Alle Mandeln sind ein wichtiger Teil unseres Immunsystems.

Weil die Gaumenmandeln an einer strategisch sehr wichtigen Stelle sitzen, dem Eingang zur Luft- und Speiseröhre, haben sie die Aufgabe, alles zu überwachen, was dort hereinkommt. Das sind Spaghetti bolognese, aber auch Staub, Pollen, Viren oder Bakterien. Schon bei Babys fangen die Mandeln all diese Stoffe ab und lösen immer wieder eine winzige Entzündung aus, um künftig gegen die Eindringlinge gewappnet zu sein. So reift das Immunsystem heran. Sind die Erreger einmal bekannt, werden sie gleich vor Ort von Abwehrzellen vernichtet. Ein ganz kleines bisschen entzündet zu sein, ist deshalb quasi die Jobbeschreibung der Mandeln.

Erst wenn diese Reaktion sehr heftig ausfällt, weil gerade besonders viele oder hartnäckige Viren und Bakterien unterwegs sind, haben wir am Ende das, was man als Mandelentzündung bezeichnet. Schuld sind meist die schon genannten Erkältungs- oder Grippeviren. Aber auch andere Viren und Bakterien können die Auslöser sein, zum Beispiel Streptokokken.

Ja, Streptokokken. Viele meiner Patienten werden schon panisch, wenn ich das Wort nur erwähne. Dabei sind die meisten Streptokokken ein völlig harmloser Bestandteil einer gesunden Schleimhaut. Aber es gibt ein paar wirklich ungemütliche Vertreter dieser Spezies, zum Beispiel den *Streptococcus Pyogenes*. Er kann eine fiese eitrige Mandelentzündung auslösen, und wenn er es schafft, sich im gesamten Körper zu verteilen, sogar eine Blutvergiftung.

Eine Mandelentzündung erkennt man recht einfach an den meist hochroten Mandeln, die mit gelblich-weißlichen Eiterflecken belegt sind. Man kann kaum noch schlucken und hat Halsschmerzen, die sich bis in die Ohren ziehen können. Hinzu kommen meist Fieber, geschwollene Lymphknoten (das sind die dicken Knubbel zwischen Hals und hinterem Unterkiefer) und leider auch Mundgeruch.

Schwieriger ist es zu unterscheiden, ob Viren oder Bakterien die Täter sind. Nicht alles, was da weiß-gelblich an den Mandeln klebt, ist Eiter und deshalb die Schuld der Bakterien. In den Nischen und Furchen der Mandeln sammelt sich so einiges, Essensreste oder Zellschrott zum Beispiel. Die daraus entstehenden Klümpchen heißen Mandelsteine und riechen manchmal schlimmer als Zehennageldreck. Sie sind aber absolut ungefährlich. Wen die Dinger nervös machen, der kann sich einen Tonsillenstein-Entferner zulegen. Ihren Mandeln allerdings sind die stinkenden Steinchen völlig egal.

Um sicher festzustellen, ob bei einer Mandelentzündung Bakterien im Spiel sind, muss man einen Abstrich machen. In der Regel gibt man bei Mandelentzündung aber eher kein Antibiotikum. Meist kann man die Sache gut mit Ruhe, Schmerzmitteln und ein bisschen Gurgeln überstehen.

Soll ich gurgeln? Und wenn ja, womit?

Gurgeln bei Mandelentzündung oder Halsschmerzen wird in den ärztlichen Leitlinien nicht explizit empfohlen. In der Regel bedeutet dies, dass der Gurgelnutzen bislang nicht eindeutig bewiesen ist. In der Praxis hilft das Gurgeln den Patienten trotzdem oft, jedenfalls ist das meine Erfahrung und auch die vieler Kollegen. Am einfachsten und schonendsten nimmt man dazu Salbei- oder Kamillentee. Einige meiner Patienten gurgeln auch mit klassischen Zahnpflegespülungen, was gar nicht so verkehrt ist, denn die wirken meist antibakteriell, was auch einen entzündeten Hals freut. Sie sollten dabei allerdings auf scharfe Lösungen mit Menthol oder Ähnlichem verzichten – nur weil es im Hals brennt, wirkt es nicht besser. Wer »mehr« braucht, kann sich in der Apotheke beraten lassen und beispielsweise ein Präparat mit lokal betäubender Wirkung verwenden. Ich empfehle Produkte mit Benzydamin. Es wirkt entzündungshemmend, schmerzlindernd und antibakteriell.

Kinder leiden übrigens wesentlich häufiger unter Mandelentzündung als Erwachsene, was für die meisten HNO-Klassiker gilt. Ihr Immunsystem ist einfach noch nicht ganz fertig gebaut. Dafür sind die Kleinen erfahrungsgemäß wesentlich duldsamer als die Großen. Nach der x-ten Mandelentzündung sind es jedenfalls immer die Eltern, die völlig fertig fordern, dass die Dinger nun endlich rausmüssten. Kinder würden wohl selbst bei den wildesten Doktorspielen nie auf die Idee kommen, sich Organe herausschneiden zu lassen. Zu Recht. Die Datenlage über Vor- und Nachteile einer solchen Operation ist bislang dünn und nicht ganz eindeutig.

In meiner Kindheit haben Ärzte sehr schnell dazu geraten, die Mandeln herauszunehmen. Die meisten meiner Altersgenossen haben deshalb keine mehr. Ich auch nicht. Erinnern kann ich mich nur noch an schreckliche Angst vorm Krankenhaus und die Pfirsich-Barbie zur Belohnung. Heute gehen Mediziner diesbezüglich zum Glück sehr viel bedächtiger vor.

Bevor Sie sich selbst oder Ihr Kind auf den OP-Tisch legen, sollten Sie sich fragen, ob jedes schlimmere Halsweh tatsächlich eine Mandelentzündung ist. Im Rachen kann sich alles Mögliche entzünden. Es wird nichts nutzen, die Mandeln herauszutrennen, wenn Sie in Wahrheit unter einer wiederkehrenden Seitenstrang-Angina leiden. (Das ist eine Entzündung des Lymphgewebes im seitlichen Rachen, bei der man fast die gleichen Symptome hat.)

Patienten, die ständig über Mandelentzündung klagen, empfehle ich, kurz bei mir in der Praxis vorbeizuschauen, sobald sie glauben, entzündete Mandeln zu haben, um abzuklären, was wirklich los ist. Sollte ich dabei innerhalb von zwölf Monaten mindestens sechs eitrige, antibiotikapflichtige Entzündungen feststellen, kann man eine Operation in Erwägung ziehen. Sind es weniger als drei, fällt das unter »Shit happens«. Sind es zwischen drei und fünf, rate ich dazu, noch ein weiteres halbes Jahr abzuwarten und dann zu entscheiden.

Damit liegen die Hürden für eine OP-Empfehlung heute ziemlich hoch. De facto müssten Sie spätestens alle zwei Monate eine Mandelentzündung mit Antibiotikabehandlung haben, sogar im

Sommer. Am Ende ist es trotzdem Ihre persönliche Entscheidung, ob Sie Ihre Mandeln behalten wollen oder nicht. Sie hängt vor allem davon ab, wie sehr Sie unter der Sache leiden – und das kann auch die Sechser-Regel nicht beurteilen.

Pfft-pfft-pfft mit Ohrenschleim: Mittelohrentzündung

Manche Krankheiten erkenne ich, ohne die Patienten überhaupt ins Behandlungszimmer rufen zu müssen. Die Mittelohrentzündung gehört dazu. Ein Blick ins Wartezimmer reicht. Patienten mit Mittelohrentzündung sehen so gequält aus wie fast niemand sonst – und sie sind es meist auch. Als ich noch in der Notaufnahme gearbeitet habe, habe ich diese armen Kreaturen öfter mal vorgezogen. Es heißt immer, dass Menschen mit Bagatellbeschwerden nicht die Notaufnahmen blockieren sollen. Wer sich noch an seine letzte Mittelohrentzündung erinnert, weiß aber, dass diese Schmerzen alles andere als eine Bagatelle sind. Ich finde Mittelohrentzündung schlimmer als Gebären. Und das meine ich völlig ernst.

Kinder dagegen sind auch auf diesem Gebiet mal wieder Profis. Mehr als zwei Drittel von ihnen haben, bevor sie drei werden, mindestens eine Mittelohrentzündung. Das liegt nicht nur an ihrem unausgereiften Immunsystem, sondern auch daran, dass die Ohrtrompete (Sie erinnern sich, dieser Belüftungsschacht zwischen Mittelohr und Nase) noch recht kurz ist. Die Viren oder Bakterien aus der Nase finden daher schnell den Weg ins Mittelohr.

Im Gegensatz zu mir nehmen meine Kinder Mittelohrentzündungen recht gelassen. Einen klassischen Verlauf beschrieb meine Tochter zuletzt so: »Am Anfang ist es doof, dann tut es weh, dann hört man nix.« Mein Sohn ergänzte: »Bei mir macht es immer pfft-pfft-pfft, und dann gibt es Ohrenschleim.«

Betrachten wir die genannten Phasen einmal genauer: »Doof« ist es, sobald die Erkältungsviren durch die Ohrtrompete ins Mittelohr gelangen. Dort findet dann ein ähnlicher Abwehrkampf statt wie zuvor in der Nase. Das Gewebe wird dick, die bei Kindern ohnehin enge Ohrtrompete schwillt zu, und das einst blasszarte Trommelfell mutiert zu einem fetten, rot-bläulichen Etwas. Das tut dann weh, weil die unzähligen feinen Nerven im Ohr gequetscht werden.

Wenn die Belüftung via Ohrtrompete erst einmal abgestellt ist, findet im Mittelohr kein richtiger Druckausgleich mehr statt. Der ständige Unterdruck zieht Flüssigkeit aus dem Gewebe, die dann das Mittelohr unter Wasser setzt. »Dann hört man nix.« Oder zumindest nur schlecht. Ohne Frischluft geht die Entzündungsparty dann richtig hoch her. Es pocht und wummert im Ohr: pfft-pfft-pfft. Irgendwann hält es das Trommelfell nicht mehr aus und lässt die Entzündungsflüssigkeit durch einen kleinen Riss in den äußeren Gehörgang fließen. Es gibt »Ohrenschleim«.

Wenn Flüssigkeit aus dem Ohr kommt, sprechen besorgte Mütter oft von einem »geplatzten Trommelfell«, was suggeriert, dass ähnlich einem geplatzten Luftballon nichts mehr davon übrig wäre. Das ist Quatsch. Der Riss im Trommelfell ist normalerweise winzig und heilt nach kurzer Zeit wieder zu. Die Ohrenschmerzen werden nach einem Trommelfellriss sogar weniger.

In der Regel bessert sich eine Mittelohrentzündung nach einigen Tagen von selbst. Schmerzmittel sind hilfreich, außer man ist so hart im Nehmen wie meine Kinder. Auch abschwellendes Nasenspray gehört zur Standardbehandlung. Allerdings ist nicht eindeutig geklärt, ob das Spray wirklich gegen das Hauptproblem, die geschwollene Ohrtrompete, wirkt. Trotzdem ist es angenehm, wenn man bei einer Mittelohrentzündung zumindest gut durchatmen kann.

Antibiotika braucht man bei einer Mittelohrentzündung nicht unbedingt. Im Gegenteil: Weil die Entzündung oft von Erkältungsviren ausgelöst wird, bekommt man statt Besserung oft nur die Nebenwirkungen zu spüren. Teilweise können mit Antibiotika jedoch schwerere Begleiterkrankungen verhindert oder behandelt werden, zum Beispiel eine eitrige Entzündung der benachbarten Knochen, eine sogenannte Mastoiditis. Die ist allerdings selten. Ihr Arzt wird klären, ob Sie tatsächlich ein Antibiotikum brauchen.

Manche meiner Patienten schwören darauf, sich einen Strumpf mit frischer, gehackter Zwiebel ans Ohr zu binden. Ich lasse sie das tun, weil nicht belegt ist, dass es schadet. Aber auch nicht, dass es hilft. Womöglich gibt es einen Placeboeffekt, weil eine derart drastische Maßnahme (mit einem stinkenden Zwiebelstrumpf am Kopf herumzulaufen ist einfach extrem uncool) ja auch drastisch was bringen muss. Aber selbst das ist nicht bewiesen. Es gibt leider keine einzige ernst zu nehmende Studie zum Thema Zwiebelstrumpf.

Aber es gibt Studien, die nahelegen, dass gestillte Kinder seltener Mittelohrentzündung bekommen. Andere zeigen, dass Kinder aus Raucherhaushalten öfter betroffen sind, genauso wie Kinder, die häufig einen Schnuller benutzen. Außerdem tun Sie Ihrem Nachwuchs (und sich selbst) einen Gefallen, wenn Sie sich an die Empfehlungen der Ständigen Impfkommission halten. Die rät unter anderem zur Impfung gegen Pneumokokken, wodurch zumindest dieser Krankheitserreger ausscheidet.

Exkurs: Antibiotika, muss das sein?

Ich hoffe, dass ich mir jetzt keine potenziellen Patienten vergraule, aber ich stehe dazu: Sie können betteln, so viel Sie wollen, in meiner Praxis bekommen Sie Antibiotika nur, wenn Sie sie wirklich brauchen. Meine Mitarbeiter machen sich manchmal über mich lustig, weil ich deshalb immer massenhaft Abstriche ans Labor schicken lasse. Von dort allerdings kommt sehr oft die Rückmeldung, dass ein Antibiotikum tatsächlich völlig überflüssig ist.

Ich weiß, dass viele Ärzte das anders halten. Ich weiß aber auch, dass viele Patienten unbedingt ein Antibiotikum wollen. Sie hoffen auf eine Superpille, die alle Beschwerden auf der Stelle lindert. Einige glauben sogar an schwache und starke Antibiotika und dass letztere Privatpatienten vorbehalten seien. Dazu: dreimal Nein. Ich sage meinen Patienten oft, dass ein Antibiotikum eigentlich nicht viel kann. Jedes wirkt nur gegen ganz bestimmte Bakterien. Es hilft weder gegen Viren noch gegen Schmerzen, und es macht schon gar nicht fit für das superwichtige Meeting am folgenden Tag.

Eine übergreifende Auswertung zahlreicher Studien zum Antibiotikakonsum deutet leider darauf hin, dass viele Leute genau das glauben. Sie zeigt, dass Menschen in sehr wettbewerbsorientierten Gesellschaften auch mehr Antibiotika einnehmen. Man sollte diese lebenswichtigen Medikamente aber nicht als Doping im Karrierekampf missbrauchen.

Unzählige einst tödliche Infektionen lassen sich dank Antibiotika heute völlig unkompliziert behandeln. Ich wünsche mir, dass das so bleibt. Leider haben Bakterien einen großen Überlebenswillen und passen sich ständig an ihre Umwelt an. Deshalb werden sie, wenn dort zu viele Antibiotika unterwegs sind, irgendwann unempfindlich dagegen. Die Zeitungen berichten dann über »Killerkeime«, denen alle möglichen Antibiotika nichts mehr anhaben können, weshalb Menschen wieder an ihnen sterben müssen. Wer wahllos Antibiotika verschreibt oder einnimmt, trägt dazu bei, dieses großartige Medikament wirkungslos zu machen.

Außerdem sind Antibiotika keine Lutschbonbons. Sie bringen die Darmflora schwer durcheinander, und die Wahrscheinlichkeit, dass man Pilze an Stellen bekommt, an denen man sie wirklich nicht haben will, ist ziemlich hoch. Tun Sie also sich selbst, Ihrem Arzt und Ihren Mitmenschen einen Gefallen und bestehen Sie nicht auf ein Antibiotikum, wenn Schlaf und Tee reichen würden.

FRAGEN SIE NICHT IHREN APOTHEKER: WAS WIRKLICH HILFT

Geständnisse eines Rappers: Nasenspray

Ich hätte lange nicht gedacht, dass Sido und ich irgendetwas gemeinsam haben. Okay, wir sind beide nur semibegabte Musiker und scheren uns bei unseren Auftritten nicht viel um diese Tatsache. (Allerdings verdient Sido im Gegensatz zu mir einen Haufen Geld mit seinen Shows.) Aber sonst? Doch dann entdeckte ich, dass den Rapper und mich sogar etwas recht Intimes verbindet: Wir waren beide über 15 Jahre lang nasenspraysüchtig.

Bei mir hatte das allerdings nie jemanden interessiert. Nach Sidos Nasenspray-Geständnis auf Instagram war die Hölle los. Fernsehbeiträge, Expertenratgeber, Suchtberichte und Tipps für den Entzug. Unter Apothekern selbstzufriedenes Schulterklopfen, denn Sido riet seinen Fans: »Wenn euch die Apotheke sagt, nutzt dieses Nasenspray nicht länger als eine Woche – die haben recht!«

Ich rate Ihnen: Hören Sie weder auf Sido noch auf Ihren Apotheker, sondern auf sich selbst. Zur Not auf Ihren HNO-Arzt, denn die meisten von uns sehen Nasenspray wesentlich lockerer. Vielleicht weil wir wissen, warum Nasenspray so guttut. Nach dem Sprühen ziehen sich die Blutgefäße an den Nasenschleimhäuten zusammen, die Blutzufuhr verringert sich, das Gewebe schwillt ab, und es ist endlich wieder genug Platz, damit Atemluft durchkommt. Manchmal gibt das einen richtigen kleinen Kick. Man fühlt sich irgendwie wach, was schlicht daran liegt, dass der Körper wieder mehr Sauerstoff bekommt.

Was leider stimmt: Die Schleimhäute gewöhnen sich ans Sprühen. Hört man plötzlich auf, schwillt nach einigen Stunden die Nasenschleimhaut wieder zu. Ärzte nennen das »Rebound-Effekt«. Außerdem können dauergereizte Nasenschleimhäute allmählich austrocknen. Das schwächt die Nasenabwehr, und dann kommt gleich der nächste Schnupfen. Gegen Entzündungen bringt klassisches abschwellendes Nasenspray leider auch nichts.

Manche Menschen haben auch Angst, von zu viel Nasenspray eine sogenannte Stinknase zu bekommen. Die gibt es wirklich und wird in der Fachsprache Ozäna genannt. Dabei zieht sich die Nasenschleimhaut zurück, weshalb sich Bakterien in der Nase ansiedeln können und dort einen faulig stinkenden Belag bilden. Wer eine Stinknase hat, kann sie glücklicherweise nicht selbst riechen, die Mitmenschen hingegen schon.

Ich kenne keine offizielle Stinknasen-Statistik. Ich kann

nur sagen, dass ich noch nie eine behandelt habe und man sie nur – wenn überhaupt – nach größeren Operationen oder schweren Schleimhautverletzungen bekommt. Selbst so hartnäckige Nasenspray-Missbraucher wie Sido und ich hatten nach 15 Jahren Sprühen keine. Das Stinknasen-Risiko ist also wirklich überschaubar.

Dagegen liegen die Vorteile von Nasenspray ziemlich klar auf der Hand: Im Unterschied zu irgendwelchen homöopathischen Kügelchen wirkt Nasenspray. Und zwar sofort. Am wichtigsten ist das abends. Wer erkältet ist, braucht ausreichend erholsamen Schlaf, und mit ständiger Atemnot schläft es sich verdammt schlecht. Wenn Sie also einen hartnäckigen Infekt mit verstopfter Nase und ebenso verstopften Nebenhöhlen haben, sprühen Sie. Wenn nötig, bitte auch mehr als sieben Tage lang. Bis Sie wirklich süchtig sind, dauert es in der Regel länger.

Sollten Sie dennoch abhängig werden oder schon sein – die gängigen Wirkstoffe Xylometazolin oder Oxymetazolin sind kein Heroin. Mit etwas Disziplin kommen Sie auch wieder davon los. Machen Sie, wenn Sie ansonsten fit sind, einen Entzug. Als Ersatzdroge hilft erst geringer dosiertes Kindernasenspray und dann Meerwassernasenspray. Entwöhnen Sie dabei erst das eine, dann das andere Nasenloch. So können Sie zumindest auf einer Seite frei atmen. Normalerweise ist man nach ein bis zwei Wochen mit der Sache durch. Sollten Sie dann immer noch nicht richtig Luft holen können, leiden Sie womöglich, wie ich einst, unter einer Nasenatmungsbehinderung, über die Sie später noch mehr erfahren werden.

Grundsätzlich hilft es, Nasenspray ein bisschen wie Alkohol zu betrachten: Auf Dauer große Mengen davon zu konsumieren, ist sicher nicht gut. Aber wenn Sie ab und zu mal über die Stränge schlagen, werden Sie weder abhängig noch sterben Sie. Das Sprühen tut manchmal einfach so gut wie ein Drink.

Mit oder ohne? Konservierungsstoffe

Nasensprays enthalten oft Konservierungsmittel, meist Benzalkoniumchlorid. Der Stoff soll verhindern, dass beim Sprühen Keime aus der Nase in die Lösung gelangen und sich dort vermehren. Das ist einerseits sinnvoll, andererseits wird die Substanz mit allergischen Reaktionen in Verbindung gebracht. Außerdem kann sie die für die Nasenreinigung zuständigen Flimmerhärchen schädigen und die Schleimhaut austrocknen. Die meisten Hersteller bieten deshalb auch eine Variante ohne Konservierungsstoffe an. Dabei verhindern spezielle Sprühköpfe, dass Keime in das Spray gelangen. In der Regel sind diese Nasensprays aber etwas teurer. Wer aufs Geld gucken muss und wirklich nur ein paar Tage sprüht, wird von einem Spray mit Konservierungsstoffen vermutlich keinen großen Schaden davontragen. Für Allergiker, Langzeitsprüher und Kinder gilt: besser ohne!

Ohrensex: Wattestäbchen

Ebenso hartnäckig wie die Angst vor Nasensprays hält sich der Mythos, man müsse seine Ohren ständig reinigen. Ich weiß nicht, was Menschen mit ihren Ohren gemacht haben, bevor der Amerikaner Leo Gerstenzang Mitte der Zwanzigerjahre die erste Maschine zur Herstellung von Wattestäbchen entwickelte. Womöglich hatten sie weniger Probleme mit ihren Ohren – oder aber ganz gewaltige.

Angeblich war Gerstenzang auf die Idee mit den Q-tips gekommen, als er eine Frau sah, die Watte um einen Zahnstocher wickelte, um ihrem Baby damit die Ohren zu säubern. So gesehen, war die Entwicklung des Q-tips tatsächlich ein Fortschritt. (Bitte, bitte stecken Sie sich niemals einen Zahnstocher ins Ohr – und Ihrem Baby schon gar nicht!) Grundsätzlich sollte aber auch das Wattestäbchen lieber draußen bleiben.

Ein einigermaßen ohrgesunder Mensch braucht weder Q-tips noch muss er einen HNO-Arzt zwecks professioneller Ohrreinigung aufsuchen. (Wir machen so was, aber nur, wenn es wirklich sein muss.) Er sollte seine Ohren einfach in Ruhe lassen. Ich weiß, dass das schwerfällt. Sich einen Q-tip ins Ohr zu stecken, macht fast so süchtig wie Nasenspray. Es fühlt sich einfach großartig an, damit im Gehörgang herumzustochern, wahrscheinlich weil In-den-Ohren-Pulen zu den wenigen völlig sinnfreien Dingen gehört, die wir uns heutzutage noch erlauben.

Medizinisch erklärt sich die Wattestäbchensucht so: Fummelt man mit einem Q-tip im Ohr herum, werden ein ganzer Haufen Nerven im Gehörgang stimuliert, was viele Menschen angenehm oder sogar erregend finden. Der Rein-raus-Faktor spielt psychologisch womöglich auch eine Rolle. Ungefähr fünf Prozent der Bevölkerung kriegen durch die Nervenreizung beim Ohrensex einen Hustenanfall. Das nennt sich Arnold-Reflex, bremst den Spaß ein bisschen, ist aber nicht dramatisch. Trotzdem: Mit Wattestäbchen versuchen Sie, Probleme zu lösen, die Sie ohne diese Dinger gar nicht hätten. Ein dauergeputzter Gehörgang bekommt Schwierigkeiten beim Abtransport des Zerumens und juckt, weshalb man sich gleich das nächste Stäbchen ins Ohr rammen will. Doch statt den Gehörgang zu reinigen, stopft man damit den ganzen Dreck Richtung Trommelfell, und wenn er da erst mal festsitzt, braucht man wirklich einen Arzt.

Zum Glück hat sich inzwischen herumgesprochen, dass Wattestäbchen im Ohr nicht zielführend sind. Dafür erzählen mir in letzter Zeit manche Patienten stolz, dass sie selbstverständlich keine Q-tips benutzen, sondern stattdessen zu Haar- oder Stricknadel greifen, was dann ungefähr so sinnvoll ist wie die Sache mit den Zahnstochern.

Nur wenn es wirklich sein muss: professionelle Ohrreinigung

Im Gegensatz zur professionellen Zahnreinigung zählt die professionelle Ohrreinigung nicht zu den Dingen, die jeder regelmäßig als Prophylaxe durchführen lassen sollte. Es gibt eigentlich nur zwei Personengruppen, bei denen sie wirklich vorbeugend nötig ist: Menschen mit extrem schmalem Gehörgang und Menschen mit abnorm starker Ohrenschmalzproduktion. Beide kennen das Problem in der

Regel und haben mit ihrem Arzt ein sinnvolles Reinigungsintervall gefunden. Manchmal wird es auch bei Menschen, die ein Hörgerät tragen oder jede Nacht Ohropax nutzen, nötig: Mit dem Fremdkörper schieben sie schließlich regelmäßig das Ohrenschmalz Richtung Trommelfell, bis womöglich irgendwann der Gehörgang verstopft.

Für alle anderen gilt: Die Ohren müssen nur gesäubert werden, wenn es einen akuten Grund dafür gibt. Zum Beispiel, weil Sie schlechter hören oder Ihr HNO-Arzt dazu rät. Unnötige Ohrreinigungen zu vermeiden, ist übrigens in Ihrem eigenen Interesse. »Einmal Ohren sauber machen« klingt bei der Anmeldung zwar wie »Einmal Fischbrötchen auf die Hand«, ist aber mitunter eine sehr aufwendige und teils auch schmerzhafte Angelegenheit, bei der Ihr HNO-Arzt in langwieriger Kleinarbeit mit allen möglichen Zängelchen, Löffelchen, Schabern und Häkchen versucht, das festsitzende Zerumen aus Ihrem Gehörgang zu pfriemeln.

Böse, böse? Cortison

Interessanterweise fürchtet sich kein Mensch vor Wattestäbchen, aber fast jeder vor Nasenspray oder Cortison. Beides kombiniert ergibt den ultimativen Panikmacher. Wenn ich meinen Patienten ein cortisonhaltiges Nasenspray verschreibe, fühlen sie sich entweder todkrank (sonst müsste ich ihnen ja nicht so etwas Wildes wie Cortison verabreichen) oder fragen nervös, ob sie davon dick würden.

Es ist manchmal schwer, sie vom Gegenteil zu überzeugen. Womöglich helfen ein paar Fakten: Mitte der Dreißigerjahre fanden US-Forscher erstmals Cortison in der Nebennierenrinde des Menschen und erhielten dafür 1950 den Nobelpreis für Medizin. Heute kann Cortison künstlich hergestellt werden und ist nur einer von vielen Wirkstoffen aus der Gruppe der Glukokortikosteroide, die man umgangssprachlich inzwischen fast alle Cortison nennt. Cortison zählt zu den wirksamsten Entzündungshemmern, weil es die vorhandenen Entzündungen bekämpft und gleichzeitig die Körperzellen davon abhält, neue Entzündungsstoffe zu bilden. Es gilt deshalb nicht umsonst als Wundermittel.

Weil man in den Anfangszeiten noch wenig über die richtige Anwendung von Cortison wusste, wurde es oft zu hoch dosiert und über zu lange Zeiträume eingenommen. Viele Menschen bekamen teils heftige Nebenwirkungen wie Schlafstörungen, Bluthochdruck oder das sogenannte Cushing-Syndrom, bei dem der Körper vermehrt Fett einlagert. Seitdem gilt Cortison als Dickmacher.

Heute ist dieses Risiko wesentlich geringer, als die meisten Menschen glauben. HNO-Ärzte verschreiben cortisonhaltige Nasensprays vor allem bei Allergien oder langwierigen Nasennebenhöhlenentzündungen. In diesen Fällen ist es geradezu absurd, der Gesundheit zuliebe darauf zu verzichten. Bei einem cortisonhaltigen Nasenspray ist die Dosierung so gering, dass der Wirkstoff nicht oder nur in vernachlässigbaren Spuren in den Blutkreislauf gelangt. Es macht auch weniger süchtig als abschwellendes Nasenspray. Sie dürfen das Teufelszeug also getrost benutzen.

Auch für die ganz Harten: Schmerzmittel

Wenn wir über Schmerzmittel sprechen, muss ich zuallererst etwas loswerden: Es gibt keinen Preis dafür, Schmerzen auszuhalten. Wirklich nicht. Ihr Arzt wird Ihnen keinen Orden verleihen, nur weil Sie bis zum Praxisbesuch abstinent geblieben sind. Ich finde es immer wieder erstaunlich, wie viele Patienten mit höllischen Kopf- oder Ohrenschmerzen bei mir auf dem Behandlungsstuhl sitzen und ächzend, aber stolz verkünden, dass sie keine Schmerzmittel genommen hätten. Manche sind dann fast enttäuscht, wenn ich sie dafür nicht lobe, sondern mit leicht entsetztem Gesichtsausdruck frage: »Aber warum nicht?«

Die gar nicht so seltene Antwort darauf ist, dass ich die Krankheit durch die Schmerzmittel ja nicht mehr in ihrem vollen Umfang erkennen könne. Um diesen Irrtum ein für alle Mal aus dem Weg zu räumen: Egal was Sie sich vorher einwerfen, ich kann im Normalfall ziemlich schnell feststellen, ob Sie etwas haben und wenn ja, was.

Sie werden von Schmerzmitteln nicht plötzlich gesund, es kann höchstens passieren, dass Ihr Fieber sinkt. Um Sie zu untersuchen, benutze ich aber kein Fieberthermometer, sondern jede Menge kleiner und großer Folterinstrumente, mit denen ich ganz genau erkunden kann, ob Ihre Mandeln eitrig, Ihr Mittelohr entzündet oder Ihre Nebenhöhlen verstopft sind. Ob Sie währenddessen Schmerzen haben oder nicht, ist für die Diagnose absolut unerheblich. Ich empfehle daher, keine zu haben. Und: Ich schreibe Sie auch krank, wenn Sie nicht weinen.

Schmerzen auszuhalten scheint eine Art deutsches Kulturgut zu sein. Im internationalen Vergleich gibt es kaum eine Nation, deren Schmerzmittelverbrauch pro Kopf geringer ist. Ähnlich wenig oder sogar weniger benutzen nur Schweizer und Österreicher. Kaum Berührungsängste hat man dagegen in den USA oder Schweden, diese Länder führen die Schmerzmittel-Hitlisten seit Jahrzehnten an. Ein durchschnittlicher Amerikaner oder Schwede wirft zwei- bis dreimal so viel Schmerztabletten ein wie jemand aus dem deutschsprachigen Raum. Ich will damit nicht sagen, dass das ein erstrebenswertes Ziel ist. Es würde mich aber freuen, wenn ich dazu beitragen kann, dass Sie selbst- statt angstbestimmt mit diesen Mitteln umgehen.

Viele meiner Patienten nehmen keine Schmerzmittel, weil sie sie für schädlich halten oder befürchten, abhängig zu werden. Oder beides. Hier muss man ein wenig genauer hinsehen. Es gibt sehr starke Schmerzmittel, die wirklich abhängig machen und deren Suchtpotenzial über viele Jahre unterschätzt oder schlicht ignoriert wurde. Eines davon ist Oxycodon, ein verschreibungspflichtiges starkes Schmerzmittel mit morphinartiger Wirkung. Der Hersteller hatte es in den Neunzigerjahren unter dem Namen Oxycontin auf den Markt gebracht und lange Zeit als ziemlich harmlos beworben. Was es definitiv nicht ist.

Womöglich haben Sie den Namen schon einmal gehört, es ist eines der Medikamente, die immer wieder im Zusammenhang mit der sogenannten »Opioidkrise« in den USA erwähnt werden. In Amerika hat sich die Zahl der Toten durch jedwede Art von Opioiden in den letzten 20 Jahren vervielfacht. Viele der anfangs von legalen Medikamenten Abhängigen steigen später auf Heroin um. Seit das Thema in den Medien behandelt wird, erlebe ich öfter, dass Patienten auch gegenüber »kleinen« oder nicht opioiden Schmerzmitteln, die man ohne Rezept in der Apotheke bekommt, Vorbehalte haben. Frei nach dem Motto: Wehret den Anfängen.

Ibuprofen, Aspirin und Co. wirken allerdings völlig anders. In einem engeren Sinn abhängig werden kann man von ihnen nicht. Medikamente wie Acetylsalicylsäure (daraus besteht Aspirin), Ibuprofen, Naproxen oder Diclofenac hemmen schlicht die Bildung sogenannter COX-Enzyme. Man nennt sie deshalb auch COX-Hemmer. COX steht für Cyclooxygenasen – trotzdem bekomme ich das Bild eines Apfels nicht aus dem Kopf.

Vereinfacht gesagt gibt es ein gutes und ein böses COX-Enzym: Das gute COX-1 ist unter anderem für eine gesunde Magenschleimhaut zuständig. COX-2 dagegen ist für Krankheitssymptome wie Schmerzen, Schwellungen und Fieber verantwortlich. Blöderweise hemmen die genannten Mittel beide Enzyme, weshalb man davon Magenprobleme bekommen kann. Wer über längere Zeit hoch dosiert Diclofenac nimmt, erhöht außerdem sein Risiko für Herz-Kreislauf-Erkrankungen. Auch Nierenkranke sollten COX-Hemmer vorsichtig dosieren.

Paracetamol dagegen gehört nicht zu diesen Apfel-Medikamenten und ist für Menschen mit Magen- oder Herzproblemen eine gute Alternative. Es wirkt allerdings nur gegen Schmerzen und Fieber, nicht gegen Entzündungen. Wer gern und viel Alkohol trinkt oder sonstige Leberprobleme hat, sollte auf Paracetamol besser verzichten. Der Wirkstoff wird nämlich über die Leber abgebaut, und Doppelbelastung hat keiner gern, auch die Leber nicht.

Das war es im Groben zum Thema »schädlich«. Wenn Sie ein im Allgemeinen gesunder, nicht schwangerer Mensch sind, überwiegen die Vorteile von Schmerzmitteln eindeutig. Leiden hilft einfach nicht beim Gesundwerden. Falls Sie sich unsicher sind, halten Sie sich an folgende Faustregel: Man kann bis zu zehn Tage im Monat oder vier Tage hintereinander Schmerzmittel nehmen. Damit kommen Sie schon ziemlich weit. Wer öfter Schmerzen hat, sollte das ohnehin von einem Profi untersuchen lassen – und darf davor ruhig eine Ibu nehmen.

Das Einzige, wovon ich Ihnen abrate, sind Medikamente, bei denen mehrere unterschiedliche Schmerzmittel zum Einsatz kommen. Weil sie teuer sind, stehen sie in fast jeder Apotheker gut sichtbar auf Augenhöhe und tragen Beinamen wie Duo, Complex oder Intensiv. Meist handelt es sich dabei um eine Mischung aus Aspirin und Paracetamol. Das Versprechen: Verschiedene Wirkstoffe zusammen wirken besser. Man bekommt den verlockenden Eindruck, mit einer Pille alle Eventualitäten abzudecken. Bislang ist allerdings nicht wissenschaftlich belegt, dass Kombipräparate besser wirken. Auch »Stiftung Warentest« beurteilt sie als »nicht geeignet«. Im dümmsten Fall kombinieren Sie damit lediglich alle möglichen Nebenwirkungen.

Manchmal wird ein Schmerzmittel auch mit einem Wachmacher wie Koffein oder Pseudoephedrin vermischt. Außer für unentbehrliche Top-Manager (oder Menschen, die sich dafür halten) ergibt das wenig Sinn. Man fühlt sich zwar fit, ist es aber nicht. Wer sich dann nicht ausreichend schont, fängt sich gleich den nächsten Infekt ein. Trinken Sie lieber beim Italiener um die Ecke einen Cappuccino, da ist auch Koffein drin.

Heiße Zitrone? Nein danke.

Gefühlt hatte ich als Kind ununterbrochen irgendeine Krankheit. (Auf fast prophetische Weise war es so gut wie immer irgendein HNO-Kram.) Manchmal passte dann meine Oma zu Hause auf mich auf, was ich grundsätzlich sehr angenehm fand. Omas sind ja dazu da, ihre Enkelkinder zu verwöhnen und von früh bis spät deren Befehle entgegenzunehmen. Nur in einem Punkt war meine Oma gnadenlos: Sie flößte mir, wenn ich erkältet war, literweise heiße Zitrone ein, obwohl ich das saure Zeug hasste und um jedes Teelöffelchen Honig darin feilschen musste.

Sie meinte es wirklich gut. Schließlich glaubt die halbe Welt, dass das Vitamin C in der heißen Zitrone gegen Erkältung hilft. Heute bekommt man heiße Zitrone sogar als Brausepulver in der Apotheke. Weil da meist ordentlich Zucker drin ist, schmeckt es zwar etwas erträglicher als das Gebräu meiner Oma, bringt aber trotzdem wenig. Die Zitrone als vermeintliche Vitamin-C-Bombe ist längst enttarnt: Der Saft einer ganzen Zitrone enthält ungefähr 25 Milligramm Vitamin C. Das ist zwar ein Viertel des Tagesbedarfs eines Erwachsenen, doch schon in 100 Gramm roter Paprika oder Petersilie steckt ungefähr fünfmal so viel.

Sie müssen bei der nächsten Erkältung deshalb aber nicht zweimal täglich Paprikasalat mit Petersilie essen. (Das wäre im Vergleich mit der heißen Zitrone aus meiner Sicht geschmacklich auch keine wirkliche Verbesserung.) Sofern Sie kein Leistungssportler sind und sich bislang halbwegs ausgewogen ernährt haben, essen Sie einfach weiter wie bisher. Sie brauchen weder Paprikasalat noch heiße Zitrone und schon gar keine Vitamin-C-Pillen. Wenn der Infekt bereits da ist, hilft zusätzliches Vitamin C nämlich überhaupt nichts. Bislang gibt es keinen Beweis, dass es die Symptome lindert oder die Krankheitsdauer verkürzt. Selbst wenn Apotheker und meine Oma das behaupten.

Haben Nobelpreisträger immer recht? Mythos Vitamin C

Dass Vitamin C als Erkältungskiller Nummer eins gilt, ist einem gleich zweifachen Nobelpreisträger zu verdanken, dem amerikanischen Chemiker Linus Pauling. Er stellte 1970 in einem populärwissenschaftlichen Buch die These auf, dass das tägliche Schlucken des Vitamins gegen Erkältungen hilft. Eindeutig nachgewiesen ist das bis heute nicht. Wahrscheinlich dachte man, ein zweifacher Nobelpreisträger kann nicht irren. Dabei hat Pauling seine Auszeichnungen nicht etwa für seine Erkenntnisse über das Vitamin bekommen, sondern für Forschungen zur chemischen Bindung und für sein Engagement gegen Atomwaffen. Pauling selbst soll bis zu seinem Tod an seiner These festgehalten und täglich ganze 18 Gramm Vitamin C eingenommen haben.

Auch die vorsorgliche tägliche Vitamin-C-Pille schneidet in Untersuchungen schlecht ab. Mehrere Metastudien (das sind Studien, die die Ergebnisse vieler Studien zusammenfassen und deshalb besonders aussagekräftig sind) kommen zu dem Ergebnis, dass Erwachsene, die täglich vorbeugend 200 Milligramm Vitamin C einnehmen, nicht seltener erkältet sind als diejenigen, die das nicht tun.

Eine Ausnahme bilden Menschen mit extremer körperlicher Belastung, beispielsweise Marathonläufer. Bei ihnen reduzierte sich das Erkältungsrisiko durch Einnahme von Vitamin C um ungefähr die Hälfte. Vermutlich, weil der Körper bei Leistungssport grundsätzlich viel Vitamin C verbraucht und bei einer Erkältung dann nicht mehr genügend für die Immunabwehr übrig bleibt.

Immerhin einen minimalen Einfluss hat vorbeugendes Vitamin C auf die Krankheitsdauer. Bei Erwachsenen, die täglich über einen längeren Zeitraum Vitamin C eingenommen hatten, dauerte die Erkältung sechseinhalb statt sieben Tage. Ob Sie wegen zwölf Stunden weniger Schnupfen täglich Vitamin-C-Pillen oder Paprikasalat essen wollen, müssen Sie selbst entscheiden. Auf die heiße Zitrone jedenfalls können Sie so oder so getrost verzichten. Vitamin C ist hitzeempfindlich; sobald Sie also heißes Wasser auf Ihren Zitronensaft kippen, bleibt von den 25 Milligramm nicht mehr viel übrig.

Leider ist auch von einem weiteren Vitamin im ABC nicht belegt, dass es gegen Erkältungen hilft. Trotz des seit Jahren andauernden Vitamin-D-Hypes gibt es nur ein gutes Dutzend qualitativ ernst zu nehmende Studien, die untersuchen, ob vorbeugendes Vitamin D gegen die klassischen Herbst-Winter-Krankheiten hilft. In einer zusammenfassenden Auswertung dieser Untersuchungen fanden die Autoren keinen Beleg für Vitamin D als Immunwunder. Sinnvoller ist es, öfter mal vor die Haustür zu gehen, damit der Körper mithilfe des Sonnenlichts selbst Vitamin D bilden kann.

Ich weiß, alles, was ich hier schreibe, ist enttäuschend. Den meisten Menschen tut es einfach gut, irgendwelche Mittelchen einzunehmen. Man fühlt sich weniger machtlos, wenn man etwas unternimmt – und sei es nur, eine Vitamin-Pille zu schlucken. Den größten Effekt erzielen Sie aber vermutlich nicht mit Vitaminen, sondern mit Zink. Das legt eine Metaanalyse der *Cochrane Collaboration* nahe. In dem Netzwerk haben sich Wissenschaftler und Ärzte zusammengeschlossen, um für mehr Evidenz in Gesundheitsfragen zu sorgen. Das Ergebnis der Forscher: Wer, sobald die Nase läuft, Zink-Tabletten oder -Kapseln einnimmt, verkürzt Dauer und Schwere der Erkältung. (Wichtig dabei ist, dass die Präparate magensaftresistent sind, denn Zink wird erst im Dünndarm aufgenommen.)

Ach ja, wenn Ihnen, im Gegensatz zu mir, heiße Zitrone schmeckt, genießen Sie davon bitte so viel Sie wollen. Gleiches gilt für den Paprikasalat.

Teil II

Wie Nase und Co. mit unserer Psyche kommunizieren

Sie haben nun gelernt, wie Hals, Nase und Ohren arbeiten und aufgebaut sind, ich habe Ihnen die traditionellen Feinde der HNO-Gesundheit vorgestellt und erklärt, wie man sie bekämpft. Außerdem wissen Sie, dass Popeln weder gesund noch schädlich ist und Ohrenschmalz besser als sein Ruf. Nach klassischem Medizinverständnis könnte das Buch hier zu Ende sein. Dabei wird es jetzt erst richtig spannend.

Ich bezeichne unsere HNO-Abteilung gerne als Vorzimmer zum Gehirn, weil sie so eng mit der Psyche verknüpft ist. Wenn allerdings von Psyche die Rede ist, dann stellen sich viele eine Art Wolke vor, die unsichtbar über unserem Körper schwebt, was womöglich daran liegt, dass die Psyche auch gern »Seele« oder »Geist« genannt wird. Dabei passiert es schnell, dass wir die Psyche entweder als etwas abstempeln, was es gar nicht so richtig gibt, oder sie als etwas betrachten, was nicht wirklich zu unserem Körper gehört. Das Gegenteil ist der Fall: Die Psyche ist ein Körperteil.

Man muss keine medizinischen oder psychologischen Fachbücher wälzen, um eine halbwegs brauchbare Definition von Psyche zu bekommen. Es rcicht, bei Google einmal »Psyche Duden« einzugeben. Auf der Website des Nachschlagewerks steht dann: »Psyche, die … Gesamtheit des menschlichen Fühlens, Empfindens und Denkens« (und auch noch, dass Psyche ein veralteter Begriff für Frisiertoilette ist).

Ersetzen Sie mit diesem Wissen künftig »Psyche« durch »Gehirn«. Dort nämlich findet dieses Fühlen, Empfinden und Denken statt. Klingt doch schon viel weniger nach Esoterik, Irrenhaus oder Burn-out. Schließlich ist das Gehirn ein (fast) ganz normaler Teil unseres Körpers. Die Psyche, die Seele oder der Geist gehören zu uns wie der große Zeh, und für diese Erkenntnis müssen Sie keinen Yogakurs besuchen. Lesen Sie einfach ganz entspannt weiter.

5. EXKURS: WOHNT DIE SEELE IM GEHIRN?

Verglichen mit dem, was unser Gehirn alles kann, ist es ein extrem unscheinbarer Zeitgenosse. Nach meiner ersten direkten Begegnung mit ihm (im Sektionssaal der Uni) war ich richtiggehend enttäuscht: Das Gehirn ist einfach nur ein dicker Nervenklumpen. Keine Seele, keine Psyche, kein Geist.

Heute dagegen finde ich es fast schade, dass diese ernüchternde Erfahrung hauptsächlich Medizinstudenten vorbehalten ist. Sie würde sicher helfen, ein etwas sachlicheres Verhältnis zum Thema Psyche zu bekommen. Im indischen Bangalore gibt es deshalb sogar ein Gehirn-Museum, in dem jeder dieses geheimnisumwitterte Organ einmal untersuchen darf. Ausdrückliches Ziel: das Gehirn und seine Erkrankungen zu entmystifizieren. Denn viele Inder glauben bis heute, dass Menschen mit psychischen oder neurologischen Leiden von einem bösen Geist besessen sind.

Hierzulande nennen wir diese Menschen »Psychos«, was nicht viel besser ist. Und wenn Ärzte sich nicht erklären können, woher die Beschwerden ihrer Patienten kommen, oder glauben, dass sie etwas mit dem Gehirn zu tun haben, sprechen sie manchmal von »Psychokokken«. Das sind eine Art Seelenbakterien, die es natürlich nicht gibt. Man unterstellt einfach, dass sich die Betroffenen alles nur einbilden – und muss sich nicht weiter mit dem Thema befassen.

Wir dagegen werden uns diesen wundersamen Wesen später noch ausführlich widmen. Mir ist aber vor allem wichtig zu zeigen, dass unser HNO-Vorzimmer nicht nur für merkwürdige Krankheiten zuständig ist, sondern auch ganz entscheidend unseren Alltag prägt. Es beginnt bei der Suche nach dem richtigen Partner, begleitet uns beim Einkaufen, hat etwas mit Emanzipation zu tun und verfolgt uns bis ins Ehebett. Auch wenn es auf den ersten Blick nicht so scheint: All das ist irgendwie »psycho«, weil unser Gehirn gehörig mitmischt. Deshalb möchte ich Ihnen an dieser Stelle noch mit ein paar Informationen über dieses Organ – verzeihen Sie das Wortspiel – auf die Nerven gehen.

WIE SICH DER LEBENSGEIST ALS STROM ENTPUPPTE

Dass im Kopf Dämonen hausen oder anderes Unheil sitzen könnte, vermuten Menschen seit Jahrtausenden – und haben damit im Prinzip die Grundlage der modernen Hirnforschung gelegt. Schon 5000 Jahre vor Christus begannen sie in allen Erdteilen, ein bis fünf Zentimeter große Löcher in Schädel zu bohren. Vermutlich, um Kopfverletzungen zu heilen, aber wohl auch, um bösen Geistern, die sich in Schwindelanfällen oder Ohrgeräuschen zeigten, auf die Spur zu kommen. Ob diese rabiaten Operationen erfolgreich waren, kann man rückblickend nicht beurteilen. Man weiß aber, dass erstaunlich viele Menschen die Sache überlebten, was ja allein schon ein Erfolg ist.

In den meisten antiken Kulturen gilt das Herz als Zentrum des Denkens und Fühlens. Es grenzt an Wahnsinn, mit wie viel Aufwand die Ägypter die Körper, Herzen und andere innere Organe ihrer Toten konservierten. Das Gehirn dagegen schien dabei nur zu stören, weshalb man es mitleidlos mit kleinen Haken durch die Nase auslöffelte. Im alten Griechenland vertrat Aristoteles die Ansicht, dass das Gehirn eine Art Kühlsystem des Herzens sei, also höchstens einen ziemlich langweiligen Nebenjob hatte.

Erst gut 200 Jahre vor Christus setzte der griechische Gladiatorenarzt Galenus diesem Glauben ein Ende. Wäre das Hirn wirklich ein Coolpack fürs Herz, würde es sich nicht so weit entfernt von ihm befinden, argumentierte er – was aus heutiger Sicht auch nicht wirklich überzeugend klingt. Aber der Grieche hatte bereits den Seh- und den Hörnerv entdeckt und wusste deshalb, dass die Sinneswahrnehmung irgendwie mit dem Gehirn zusammenhängen musste. Galenus vermutete, in den Hohlräumen des Gehirns fließe eine Art Lebensgeist. Bis ins Mittelalter galten ähnliche Vorstellungen: Man glaubte, dass eine unsterbliche Seele einem Zwischenmieter ähnlich in einem vergänglichen Körper wohnte.

So etwas wie moderne Anatomie kam erst in der ersten Hälfte des 16. Jahrhunderts auf. Als ihr Begründer gilt Andreas Vesalius. Der Brüsseler Chirurg arbeitete wie ein Besessener an einem siebenhundertseitigen Anatomieatlas, der sogenannten *Fabrica*. In ihr fand man erstmals eine höchst detaillierte Beschreibung des Gehirns, die lange als Referenzgröße galt. Wie genau dieses Organ den Menschen lenken sollte, blieb aber weiter unklar – bis im 18. Jahrhundert Elektrizität modern wurde.

Anfangs war sie nur ein großes Spektakel: Auf Jahrmärkten

ließen sich Wagemutige mit »Elektrisiermaschinen« aufladen, bis ihnen die Haare zu Berge standen. Man gab sich »elektrische Küsse«, Stromschlag inklusive. Bis schließlich ein Arzt aus Bologna, Luigi Galvani, die entscheidende Entdeckung machte: Er brachte vom Körper abgetrennte Froschschenkel zum Zucken, indem er elektrische Energie über einen Nerv in die Schenkel leitete. Galvanis Experiment ist heute ein Klassiker des Medizinstudiums, weil es etwas absolut Grundlegendes zeigt: Der ominöse Lebensgeist ist nicht mehr als eine Reihe elektrischer Impulse, die von einer Nervenzelle zur anderen hüpfen.

Man muss sich das mal vorstellen: Unser Gehirn hockt den ganzen Tag in seinem engen, dunklen Schädelgefängnis und hat noch nie eine Blumenwiese gesehen, frisch gemahlenen Kaffee gerochen oder weiche Babyhaut gespürt. Trotzdem erschafft es mit ein bisschen Strom und Chemie die herrlichsten Bilder, Gerüche oder Geräusche. Es formt geniale Gedanken, bereitet uns Freude, Angst oder Schmerzen. Selbst die Liebe ist nicht mehr als ein Neuronenfeuerwerk.

Das ist schon ziemlich unromantisch. Vermutlich hat sich deshalb die alte Vorstellung vom Herzen als Hort tiefer Gefühle bis heute gehalten. Zumindest habe ich noch keinen Menschen mit Liebeskummer von einem »gebrochenen Hirn« reden hören. Aber ich glaube, heute sagt man ohnehin eher etwas wie: »Du hast mein Leben gefickt.«

WILDE LANDSCHAFT:
WIE ES IN UNSEREM KOPF AUSSIEHT

Alles, was mit Nerven und dem Gehirn zu tun hat, nannten wir im Studium »Neuro«, und ich fand es wahnsinnig langweilig. Für die Prüfungen lernte ich die ausdrücklich nicht empfohlenen Kurzzusammenfassungen und bestand sogar. Erst später, als wir in den Psychologiekursen die echten Menschen hinter diesen so abstrakt wirkenden Themen kennenlernten, begann mich die Sache zu interessieren. Wenn es Ihnen ähnlich geht wie mir damals, überspringen Sie die folgenden Seiten einfach und blättern, wenn Sie später neugierig werden, wieder zurück.

Die kleinste Einheit unseres Gehirns ist ein Neuron, zu Deutsch: Nervenzelle. Ungefähr 86 Milliarden davon stecken in einem durchschnittlichen Menschengehirn. Weniger, als man lange dachte. Noch bis vor wenigen Jahren ging die Wissenschaft von mindestens 100 Milliarden »grauer Zellen« aus. Im Gegensatz zu den meisten anderen Zellen, die eher kompakt und rund sind, ist das Neuron länglich (es handelt sich schließlich um eine Stromleitung) und ähnelt einer Kaulquappe. Es besteht aus einem etwas größeren Zellkörper und einem dicken langen Schwanz, dem Axon. Außerdem verfügt es über zahlreiche kürzere dünne Nervenfortsätze, die Dendriten.

Könnte man die Nervenzelle fragen, was sie so macht, würde sie vermutlich antworten, sie arbeite in der Kommunikationsbranche. Ihr Job ist es, Informationen weiterzugeben, denn alles, was in unserem Leben passiert, setzt in unserem Körper eine Kommunikationskette in Gang. Das beginnt beim Riechen von Apfelkuchen oder Männerschweiß und endet längst nicht bei der Analyse, was davon lecker und was eklig ist.

Damit alle Informationen an der richtigen Stelle ankommen, ist jede Nervenzelle mit Tausenden anderen Nervenzellen verbunden. Diese Verbindungsstellen nennt man Synapsen. Hier kleben die Nervenfortsätze nicht direkt aneinander, sondern halten immer einen minimalen Abstand zueinander, den man synaptischen Spalt nennt. Damit die Informationen aus dem elektrischen Impuls diesen Abgrund überqueren können, schüttet die Nervenzelle bestimmte chemische Botenstoffe in den Spalt, die die Empfängerzelle ausliest und dann wieder Strom daraus macht. Diese Botenstoffe heißen Neurotransmitter, zu den bekanntesten zählen Adrenalin, Serotonin oder Glutamat.

Nervenzellen haben wir natürlich nicht nur im Gehirn, sondern auch in den Armen, Beinen oder am Hintern. Es gibt so gut wie keine Körperregion, die ohne Nervenzellen auskäme. Zwar unterteilen wir der reinen Ordnung halber in zentrales Nervensystem, also die Nerven in Gehirn und Rückenmark, und peripheres Nervensystem, beispielsweise die Nerven in unserem kleinen Finger. Grundsätzlich aber ist es dasselbe Nervensystem, weshalb die Wechselbeziehung zwischen Körper und Geist wirklich nichts Sensationelles oder Merkwürdiges ist.

Die Grundstrukturen von Gehirn und Rückenmark sind schon bei einem Baby in der achten Schwangerschaftswoche fast vollständig angelegt. Im Laufe der restlichen Schwangerschaft bildet sich dort eine Unmenge von Nervenzellen. Kommt das Kind zur Welt, hat es so gut wie alle Gehirnzellen. Leider kann es außer brüllen und trinken trotzdem so gut wie nichts, die Milliarden Nervenzellen eines Neugeborenen sind nämlich noch kaum miteinander verdrahtet.

Durch alles, was Babys und Kleinkinder in den ersten Lebensjahren erleben, verzigfacht sich die Zahl der Verbindungen zwischen den Nervenzellen. Die ganz individuelle Feinstruktur des Gehirns wird gebildet. Erst diese Verschaltungen machen aus den kleinen Schreihälsen später Bestsellerautoren, Stabhochspringer oder Starchirurgen. Wissenschaftler schätzen, dass das Gehirn insgesamt über 600 Billionen solcher Nervenverbindungen verfügt. Manche formen dicke Stränge oder Knoten, einige lösen sich wieder voneinander und verschmelzen mit anderen, je nachdem, welche Anforderungen wir in unserem Alltag meistern müssen.

Wenn Sie sich aus diesem Kapitel nur eine einzige Information merken, dann bitte folgende: Unser Gehirn kann bis zum Tod neue Netzwerke und Verschaltungen bilden, sprich: etwas lernen oder zu einem gewissen Grad unsere Persönlichkeit verändern. Dieses Wissen ist für den Umgang mit den Eigenheiten Ihres HNO-Teams wahnsinnig hilfreich. Sie werden womöglich nicht all seine Laster oder Leiden vollständig los, aber Sie können anders damit umgehen. Und auch die Behauptung, dass Sie zu alt seien, um Tango oder Koreanisch zu lernen, ist nur eine faule Ausrede.

Sollten Sie sich für Koreanisch entscheiden, bekommt Ihre Großhirnrinde etwas zu tun, beim Tango muss vor allem das Kleinhirn ran. Welche Teile des Gehirns ungefähr wofür zuständig sind, weiß man heute dank moderner Bildtechnik, und auch, weil Forscher seit Langem Menschen und Tiere beobachten, bei denen bestimmte Hirnareale zerstört oder entfernt wurden. Verschaffen wir uns einen Überblick und machen dazu eine kleine Aufzugfahrt vom Rückenmark ins Großhirn:

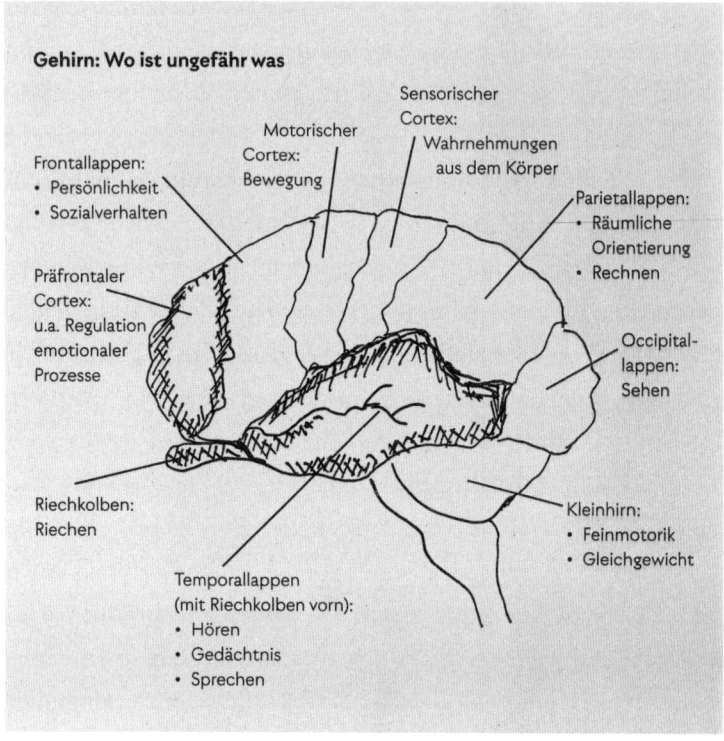

Gehirn: Wo ist ungefähr was

Sensorischer Cortex: Wahrnehmungen aus dem Körper

Motorischer Cortex: Bewegung

Frontallappen:
• Persönlichkeit
• Sozialverhalten

Parietallappen:
• Räumliche Orientierung
• Rechnen

Präfrontaler Cortex: u.a. Regulation emotionaler Prozesse

Occipitallappen: Sehen

Riechkolben: Riechen

Kleinhirn:
• Feinmotorik
• Gleichgewicht

Temporallappen (mit Riechkolben vorn):
• Hören
• Gedächtnis
• Sprechen

1. Etage: **Der Hirnstamm.** Er beginnt im verlängerten Rückenmark, reicht über die sogenannte Brücke und umfasst das Mittelhirn. Der Hirnstamm ist der älteste und für das Überleben wichtigste Teil des Gehirns. In ihm wird zwar nicht die Relativitätstheorie erdacht, aber dafür Atmung, Schlaf und das Herz-Kreislauf-System koordiniert.

2. Etage: **Das Kleinhirn.** Das »Gehirnchen« befindet sich im hinteren unteren Teil unseres Hirns, dort wo der Schädel in den Hals übergeht. Obwohl es, wie der Name schon sagt, recht klein ist und

nur ungefähr ein Zehntel des Platzes im Schädel einnimmt, verfügt es über rund die Hälfte aller Gehirnneuronen, weil es komplizierte Bewegungen und das Gleichgewicht steuert.

3. Etage: **Das Zwischenhirn.** Wir befinden uns nun tief im Hirninneren, wo auf kleinem Raum sehr viel und sehr Unterschiedliches los ist. Im Zwischenhirn liegt beispielsweise der Thalamus, den wir schon als das Tor zum Bewusstsein kennengelernt haben. Er filtert, sortiert und entscheidet, welche Informationen an welche Stelle im Gehirn weitergeleitet werden. Sein Nachbar von unten, der Hypothalamus, sorgt dafür, dass Basics wie Körpertemperatur oder Blutdruck stimmen, dazu arbeitet er mit der Hypophyse zusammen, die verschiedenste Hormone freisetzt.

4. Etage: **Das Großhirn.** Je höher unser Aufzug fährt, desto »höher« werden auch die Funktionen unseres Gehirns. Egal ob es darum geht, diese Zeilen hier zu lesen (und zu verstehen), die politische Lage zu diskutieren oder ein besonders raffiniertes Kochrezept zu entwickeln, für alles, was irgendwie mit Denken zu tun hat, ist die Großhirnrinde, genannt Cortex, zuständig. Erst hier oben entsteht aus allem, was unsere Sinnesorgane so einsammeln, ein zusammenhängender Eindruck unserer Welt. Ohne die Großhirnrinde hätten wir kein Bewusstsein. Zur besseren Orientierung teilt man sie je nach Lage in Lappen ein und unterscheidet zwischen Stirn-, Schläfen-, Scheitel- und Hinterhauptlappen. In letzterem liegt beispielsweise das Sehzentrum. Die Hörverarbeitung oder das Erkennen von Sprache vollzieht sich überwiegend im Schläfenlappen, und der Stirnlappen ist fürs Entscheiden, Planen und Problemlösen zuständig.

Es gibt aber auch Gehirnstrukturen, die auf verschiedenen Etagen verteilt wohnen und gemeinsam eine Art Spezialeinheit bilden, die sich mit der Verarbeitung von Gefühlen und Erinnerungen beschäftigt: das limbische System. Es ist umstritten, ob es sich dabei wirklich um eine zusammenhängende Einheit handelt oder einfach um einen Haufen Gehirnteile, deren einzige Gemeinsamkeit ist, dass sie eher für unbewusste körperlich-emotionale Abläufe zuständig sind als für rationales Denken. Welche Bereiche zum limbischen System zählen, variiert ebenfalls je nach wissenschaftlicher Anschauung. Doch für die allermeisten gehören Hippocampus und Amygdala dazu.

Der Hippocampus ist entscheidend für unser Gedächtnis. Würde man uns dieses Hirnareal entfernen, könnten wir uns nichts Neues mehr merken. Wir wüssten nicht, was vor zehn Minuten in der *Tagesschau* kam und dürften auf keinen Fall umziehen, weil wir uns niemals einprägen könnten, wie wir in unsere neue Wohnung kommen, geschweige denn, wo Küche oder Bad liegen. Wir wären gefangen im ewigen Jetzt.

Die Amygdala ist auf Gefühle und unsere Erinnerungen daran spezialisiert. Sie liefert brav den gesamten Kontext zur Erinnerung und wirkt somit wie eine Verstärkerin für Dinge, die uns wichtig sind. Dank ihr wissen wir wahrscheinlich noch, wie wir uns beim ersten Kuss gefühlt haben, aber nicht, was los war, als im Unterricht die Mendel'schen Regeln durchgenommen wurden. Besonders gut funktioniert die Amygdala, wenn wir Angst haben, Angst sichert schließlich das Überleben. Menschen mit erkrankter Amygdala dagegen fürchten sich vor gar nichts mehr, weshalb sie besser nicht Freeclimber oder Bombenentschärfer werden sollten.

Wenn Sie der Seele oder Psyche unbedingt ein bestimmtes Hirn-areal zuordnen wollen, dann wäre es am ehesten das limbische Sys-tem. Vielleicht verbirgt sie sich aber auch hinter den vielen weißen Flecken, die es trotz jahrhundertelanger Forschung auf unserer Gehirnkarte noch immer gibt. Sie sind oft winzig, aber entschei-dend für das große Ganze. Ich stelle mir die Seele am liebsten als ein wunderbares, weit verzweigtes Netz aus Nerven, Knoten und Synapsen vor. Sie ist ein Gesamtkunstwerk im ständigen Wandel. Und eines, das gerne mal auf die uns bekannten Areale und Struk-turen pfeift.

6. WIE DIE HNO-ABTEILUNG UNSER SOZIALLEBEN PRÄGT

GEHT LIEBE DURCH DIE NASE?
DIE RÄTSELHAFTE WELT DER PHEROMONE

Kürzlich saß ich mit einer Freundin beim Italiener, und wir redeten über Männer. Genauer: Sie redete. Eine ganze Antipasti-Platte lang klagte sie mir ihr Leid. Ihr Freund sei ein schrecklicher Stubenhocker, habe aber trotzdem noch nie mit ihr *Germany's Next Topmodel* geguckt. Wenn er überhaupt mal ausgehe, dann nicht mit ihr, sondern mit seinen Kumpels. Sollte er einmal aufräumen oder kochen, müsse sie ihn noch eine Woche später dafür loben, und so gut wie früher sehe er auch nicht mehr aus. Sie frage sich schon manchmal, warum sie überhaupt noch mit ihm zusammen sei. Ich schwieg, fragte mich das aber auch.

Als der Kellner endlich die Pizza brachte, erkundigte ich mich vorsichtig: »Gibt es auch etwas, was du an ihm magst?« Die Antwort kam sofort: »Seinen Geruch! Wir sind seit acht Jahren zusammen, und ich könnte noch immer ununterbrochen an ihm riechen. Das ist bestimmt dieser Sexduft, irgendwas mit P…«

»Pheromone?«

»Ja, genau. Die machen mich völlig willenlos.«

Weil ich den Abend nicht mit einem wissenschaftlichen Fachvortrag versauen wollte, murmelte ich nur ein »Wenn du das sagst ...« in meine Quattro Stagioni – was meiner Freundin völlig genügte –, orderte mehr Wein und wechselte das Thema.

Eigentlich eignet sich die Frage, wer oder was einen scharfmacht, ja hervorragend für ein Wein-und-Pizza-Gespräch. Nur nicht, wenn man, wie ich, Wert darauf legt, dass irgendetwas von dem Gesagten stimmt. Sexuelle Anziehung zwischen Menschen ist eine verdammt komplexe Angelegenheit. Warum haben die wenigsten Menschen den Partner, den sie sich im Katalog aussuchen würden? Wie kann es passieren, dass man den kleinen, dicken Frittenverkäufer von McDonald's unendlich sexy findet, wogegen der adrette Typ aus dem Partnerchat überhaupt nichts auslöst? Und warum glaubt meine Freundin, dem Geruch ihres Machos hilflos ausgeliefert zu sein?

Psychologen und Geruchsforscher glauben, dass das Riechen dabei eine wesentlich größere Rolle spielt als bislang angenommen. Der Duft eines Menschen trifft uns. Allerdings nicht wie der Geruch von Aftershave oder frischer Pizza, sondern ohne dass wir es überhaupt bemerken. Worauf also kommt es beim »Sich-riechen-Können« an?

Riechen statt reden: mit Düften kommunizieren

Dass Pheromone immer mit Sex in Verbindung gebracht werden, haben wir einem gut drei Zentimeter großen weißlichen Falter zu verdanken, der auf Maulbeerbäumen lebt – dem Seidenspinner. Er sieht aus wie eine Riesenmotte und hat ein kurzes, aber erfülltes Dasein von ungefähr vier Tagen, in denen er nicht viel zu tun hat, außer sich fortzupflanzen. Praktischerweise muss das Tierchen nicht mal fressen. Es kann sich deshalb mehrere Stunden Zeit für den Sex seines Lebens nehmen, um danach einfach zu sterben.

Sex ist der einzige Sinn im Leben des Seidenspinners, weshalb die Natur absolut sicherstellen musste, dass er ihn auch bekommt. Forscher interessierte dabei vor allem eine Frage: Wie findet der wohl eher einfach gestrickte Seidenspinnermann in einem riesigen dunklen Maulbeerbaumwald seine Seidenspinnerfrau?

Die Antwort fand der deutsche Biochemiker Adolf Butenandt. Jahrzehntelang hatte er das Paarungsverhalten der Falter beobachtet und festgestellt, dass das Seidenspinnerweibchen einen für das Männchen unwiderstehlichen Duft aus seinem Hinterteil verströmt, der signalisiert: Hier gibt es Sex. Seidenspinner haben zwar keine Nase, aber dafür spezielle, äußerst haarige Fühler, auf denen Rezeptoren sitzen, die genau diesen Lockstoff »riechen« können.

1959 gelang es Butenandt schließlich, dieses Sex-Elixier aus den Faltern zu extrahieren, wofür mehrere Hunderttausend Seidenspinnerfrauen ihr ohnehin kurzes Leben lassen mussten. Dafür war das erste Pheromon entdeckt: Bombykol. Benannt nach dem wissenschaftlichen Namen des Seidenspinners: *Bombyx mori*.

Man darf Bombykol zu Recht als Sex-Pheromon bezeichnen. Es lässt dem männlichen Falter gar keine andere Wahl, als herbeizuflattern und rumzumachen. Er wird von dem Pheromonduft regelrecht dazu gezwungen, was der entscheidende Unterschied zu einem normalen Duftstoff ist. Der nämlich lässt Wahlfreiheit, sofern man bei einem Falter davon sprechen kann.

Pheromone – bewegende Botschaften

Pheromon ist ein Kunstbegriff, zusammengesetzt aus den altgriechischen Wörtern »*pherein*«, was so viel bedeutet wie übermitteln, und »*hormon*«, was für bewegen steht. Geprägt haben ihn der Schweizer Zoologe Martin Lüscher und der deutsche Chemiker Peter Karlson 1959. Damit ein Stoff als Pheromon gilt, muss er außerhalb des Körpers, also auf andere Lebewesen wirken – aber nur innerhalb derselben Art. Deshalb würde es dem Seidenspinner nie einfallen, sich mit einem Zitronenfalter zu paaren. Außerdem löst ein Pheromon immer das exakt gleiche Verhalten aus. Es gibt also keine Chance, sich dem Pheromon-Befehl zu entziehen oder ihn mal so und mal so auszulegen.

Es geht bei Pheromonen aber nicht nur um Sex. Unter Bienen und Ameisen sind Pheromone ein geradezu einzigartiges Management-Instrument. Jeder DAX-Vorstand könnte neidisch auf die perfekte Organisation dieser Insektenstaaten sein. Denn dort weiß immer jeder, was er zu tun hat – und macht es auch. Den Pheromonen sei Dank.

Allein von Ameisen kennen Wissenschaftler mehrere Dutzend unterschiedlicher Pheromone, mit denen die Tiere ihren wuseligen Alltag meistern. Wegen der Spur-Pheromone laufen sie immer brav ihre Ameisenstraße entlang. Hilferuf-Pheromone sorgen dafür, dass eine Ameise in Not nie alleine bleibt. Und mit Kolonie-Pheromonen erkennt die Arbeiterin, ob ihr Gegenüber zum selben Haufen gehört.

Ähnlich straff organisieren diese Stoffe die Herrschaft über ein Bienenvolk: Die Königin sondert ein Pheromon ab, das bei den Arbeiterinnen die Bildung von Eierstöcken unterdrückt, damit sie der höchsten Dame keine Konkurrenz machen. Außerdem gibt es Sammlungs- und Alarm-Pheromone, weswegen immer gleich der ganze Schwarm attackiert, sobald jemand einem Bienenstock zu nahe kommt.

Sexter Sinn? Pheromone beim Menschen

Natürlich sind Ameisen und Bienen nur halb so interessant wie die Frage, ob das Ganze auch bei Menschen funktioniert. Dazu muss man verstehen, wie Pheromone wirken: Die meisten Wirbeltiere, auch wir Menschen, besitzen eine Art zweite Nase – das Vomeronasal- oder auch Jacobson-Organ, das darauf spezialisiert ist, Pheromone zu erschnüffeln. Dafür befinden sich in der Nasenscheidewand rechts und links zwei winzige Schläuche, die wie kleine Pipetten Duftstoffe aus der Umgebung aufsaugen können.

In dieser zweiten Nase liegen unzählige Sinneszellen, die mit Pheromon-Rezeptoren ausgestattet sind. Sie sehen ein wenig anders aus als normale Riechzellen, aber vor allem werden ihre Botschaften in einem ganz anderen Teil des Gehirns verarbeitet. Die Pheromon-Informationen landen direkt im Hypothalamus, eine Art automatisiertem Teil des Gehirns, der den Blutdruck oder die Hormone steuert.

Das Verzwickte in der Pheromon-Forschung ist, dass man zwar einiges über diese Rezeptoren weiß, aber vergleichsweise wenig über die Stoffe, die dort andocken, also die Pheromone selbst. Die ersten Säugetier-Pheromone wiesen Wissenschaftler bei Mäusen und Kaninchen nach. Es ist ein Duft, den die Zitze absondert und der bei jedem Mäusejungen einen Saugreflex auslöst, weshalb die Babymäuse auch bei einer fremden Mäusemutter trinken, um zu überleben.

Bei Hunden und Katzen kennt man ebenfalls einige dieser Stoffe und kann sie sogar künstlich herstellen. Hündinnen geben, kurz nachdem sie geworfen haben, über ihre Zitzen ein beruhigendes Pheromon ab, das sogenannte *Dog Appeasing Pheromone*. Weil es nervige Hunde jeden Alters zähmt, gibt es inzwischen Halsbänder oder Sprays mit diesem Pheromon zu kaufen. Ähnliches wird für Katzen angeboten, die den übermäßigen Drang haben, ihr Revier zu markieren.

Und der Mensch? Offen gestanden würde mich so ein Benimm-Pheromon, wie man es für Hunde und Katzen kaufen kann, viel mehr interessieren als der ganze Sexkram. Was gäbe ich darum, einen Duft zu verströmen, der bei meiner Tochter das unbändige Verlangen auslöst, ihr Zimmer aufzuräumen und alleine die Hausaufgaben zu machen. Dann hätte ich vielleicht sogar mal wieder Zeit für Sex.

Leider haben Menschen Pheromone eigentlich gar nicht mehr nötig: Wir können schließlich sprechen, lesen und schreiben. Ich bin wirklich ziemlich dankbar, dass ich nicht täglich an meinen Gartenzaun pinkeln muss, um klarzumachen, dass der verkrüppelte Apfelbaum dahinter mir gehört. Auch dass ich neuen Bekanntschaften meine Visitenkarte geben kann, statt sie an meinem Po schnüffeln zu lassen, halte ich für eine nicht zu unterschätzende Errungenschaft.

Ein genauerer Blick in unsere Nase bestärkt die Vermutung, dass sie sich von Pheromonen eher wenig beeindrucken lässt: Das menschliche Vomeronasal-Organ ist völlig verkümmert. Ein paar menschliche Pheromon-Zellen haben Wissenschaftler trotzdem noch gefunden. Sie liegen in der ganz normalen Riechschleimhaut der Nase, gut versteckt zwischen all den anderen Riechzellen. Im Gegensatz zu Mäusen, die mit rund 300 Pheromon-Rezeptoren aufwarten können, haben Menschen aber gerade mal fünf. Außerdem bedeutet die Existenz von Pheromon-Rezeptoren beim Menschen noch lange nicht, dass es auch menschliche Pheromone gibt. Es macht die Sache zwar wahrscheinlicher, nachweisen konnte ein menschliches Pheromon aber noch niemand. Und schon gar nicht eines, das mit Sex zu tun hat.

Vielversprechend scheint dagegen die Suche nach dem sogenannten Zitzen-Pheromon, das die Forscher bereits bei Tieren entdeckt haben: Auch die Brust stillender Mütter produziert einen Duft, der bei Babys einen Saugreflex auslöst. Weil das bei allen Babys und nicht nur beim eigenen funktioniert, glauben Forscher, dass es sich dabei tatsächlich um ein Pheromon handelt statt um den normalen Körpergeruch, an dem das Baby seine Mutter erkennt.

Vermutlich schütten wir auch bei Angst oder Stress Pheromone aus. In jedem Fall riecht Angstschweiß anders als normaler Schweiß. Ich zumindest fange sofort an, fürchterlich unter den Armen zu stinken, wenn ich Angst habe, und hoffe inständig, dass das außer mir keiner riecht. Doch selbst wenn dieser Geruch nur unterbewusst wahrgenommen wird, löst er bei anderen Menschen etwas aus.

In verschiedenen Versuchen ließen Psychologen und Neurologen Probanden an menschlichem Angstschweiß riechen und beobachteten immer wieder ähnliche Reaktionen: Die Versuchsteilnehmer wurden aufmerksamer, empathischer und auch selbst ein wenig ängstlicher. Angst scheint tatsächlich ansteckend zu sein. So spielten Menschen, die zuvor Angstschweiß wahrgenommen hatten, bei einem Kartenspiel plötzlich defensiver und fanden fröhliche Gesichter weniger fröhlich. Dass dafür ein Angst-Pheromon verantwortlich ist, bleibt vorerst aber nur eine These. Genau wie beim mutmaßlichen Mutterbrust-Pheromon kennt man bislang weder die Moleküle, die diese Reaktion auslösen, noch die dazu passenden Pheromon-Rezeptoren.

Immerhin gab es 2015 einen kleinen Durchbruch: Der Geruchsforscher Hanns Hatt von der Uni Bochum (der, der auch entdeckte, dass Spermien heiß auf Maiglöckchen sind) fand heraus, dass Jasminduft, genauer: das künstlich hergestellte Hedion, auf einen der fünf menschlichen Pheromon-Rezeptoren wirkt.

Zuvor hatte Hatt diesem Rezeptor vergeblich Tausende unterschiedliche Düfte aufgetischt, doch erst bei diesem sehr süßlichen Blumenbukett sprang er an. Gehirnscans zeigten später, dass Hedion-Geruch bei allen Menschen den Hypothalamus aktiviert, also die für Pheromone zuständige Gehirnregion. Bei Frauen war dieser Effekt wesentlich stärker ausgeprägt als bei Männern, selbst wenn sie bewusst gar nichts rochen.

Welches Verhalten Jasminduft bei Menschen hervorruft, konnte Hatt aber noch nicht sagen. Er bat deshalb einen befreundeten Verhaltensökonomen, Hedion zu versprühen, wenn dieser die in seiner Disziplin üblichen Spielchen machte. (Das sind diese gemeinen Versuche, bei denen man Kleinkindern ein Marshmallow gibt und ihnen verspricht, sie bekämen noch einen zweiten, wenn sie den ersten nicht sofort äßen.) Und siehe da: Der Duft löste bei den Experimenten eine Art »Wie du mir, so ich dir«-Reflex aus. Mit Jasmin reagierten Probanden wesentlich freundlicher auf freundliches Verhalten als ohne. Umgekehrt galt das Gleiche: Auf unfaires Verhalten reagierten Menschen unter Hedion-Einfluss wesentlich ärgerlicher.

Dank Hatt kennen wir nun zwar endlich einen menschlichen Pheromon-Rezeptor, der auf synthetisch hergestelltes Jasmin abfährt. Doch ein vom Menschen produziertes Pheromon hat bis heute noch keiner gefunden.

Wie wir den richtigen Partner erschnuppern

Warum aber schnüffeln Menschen dann auf Pheromon-Partys an verschwitzten T-Shirts, um den richtigen Partner zu finden? Wieso hängt meine Freundin so sehr an ihrem, abgesehen vom Geruch, offenbar untauglichen Typen? Und aus welchem Grund habe ausgerechnet ich mit meiner so auf Parfum versessenen Nase einen Mann geheiratet, der ein solches nie benutzt? Nun, weil Düfte unser Verhalten sehr wohl beeinflussen, auch die Partnerwahl. Unsere Nase weiß vermutlich ziemlich genau, wer oder was gut für uns ist. Dass dies unter dem Motto Pheromone läuft, liegt wohl vor allem daran, dass es viele mit der Definition von Pheromonen nicht so genau nehmen wie die Herren Karlson und Lüscher. Außerdem klingt Pheromon dann doch erotischer als Achselschweiß.

Dabei ist es ausgerechnet dieses Zeug, das uns absolut einzigartig macht. Schweiß kann uns den Atem rauben – in jeder Hinsicht. Das schafft er mit einer einfachen, aber wirkungsvollen Drei-Komponenten-Mixtur: Man nehme ausreichend klassischen Schweißgeruch, falls tatsächlich vorhanden, eine Prise Pheromone und schließlich einen ordentlichen Schuss Eigengeruch. Letzterer entsteht durch bestimmte Gene unseres Immunsystems, dem sogenannten *Major Histocompatibility Complex*, kurz MHC. An ihm kann man beispielsweise erkennen, ob eine Transplantation erfolgversprechend ist oder das Organ abgestoßen wird.

Jetzt kommen die verschwitzten T-Shirts ins Spiel. Wenn es um Riechen und Partnerwahl geht, müssen sie eigentlich ständig für irgendwelche Versuche herhalten. Besonders bekannt dafür ist der Schweizer Evolutionsbiologe Claus Wedekind. Schon Mitte der Neunzigerjahre ließ er Frauen an von Männern getragenen T-Shirts schnuppern. Danach sollten die Frauen bewerten, welche Gerüche sie am attraktivsten fanden. Um das Ergebnis nicht zu verfälschen, war den Männern, während sie die T-Shirts verschwitzten, nur parfumfreie Seife erlaubt.

Das Ergebnis: Frauen bevorzugten den Geruch von Männern, deren genetischer Immuncode sich von ihrem eigenen unterschied. Besonders antörnend scheint der Geruch von Männern mit zu rund 75 Prozent andersartigen Immungenen zu sein.

Durch die abweichenden Gene soll vermutlich sichergestellt werden, dass man sich nicht mit entfernten Verwandten fortpflanzt, sondern Nachkommen mit einem möglichst breit aufgestellten Immunsystem gebiert. Evolutionsbiologisch absolut sinnvoll, nur mit Pheromonen im eigentlichen Sinn hat es mal wieder wenig zu tun. Wären sie für dieses Phänomen verantwortlich, hätten wir Frauen gar keine andere Wahl, als sofort mit jedem immungenetisch passenden Mann ins Bett zu hüpfen.

Zum Glück sind wir meist in der Lage, selbst zu entscheiden, mit wem wir Kinder zeugen wollen. Ich bin mir beispielsweise ziemlich sicher, dass ich meinen Mann nicht wegen, sondern trotz seines Geruchs toll finde. Er sieht einfach umwerfend aus (und ist auch ganz nett), weshalb ich ihm sogar verzeihe, dass er fast nie die Parfums verwendet, die ich ihm ständig schenke. Gerüche sind eben nur ein Teil einer sehr umfangreichen Checkliste, die wir bei der Partnerwahl bewusst oder unbewusst abhaken.

Wenn Sie dennoch auf Nummer sicher gehen wollen, sollten Sie als Frau Ihr unbewusstes Riechsystem nicht mit künstlichen Hormonen verwirren. Bei Mäusen stellte man nämlich fest, dass schwangere Tiere plötzlich Männchen mit einem dem ihren ähnlichen genetischen Immuncode bevorzugten, also womöglich entfernte Verwandte. Wahrscheinlich glaubt die trächtige Maus, dass es ganz gut ist, ein Familienmitglied in der Nähe zu haben, das zur Not dabei hilft, die Jungen zu versorgen. Wogegen man sich auf einen bloßen Erzeuger lieber nicht uneingeschränkt verlassen sollte.

Das gleiche Phänomen beobachtete man bei Frauen, die die Pille nehmen. Schließlich machen viele Pillen nichts anderes, als dem Körper eine Schwangerschaft vorzugaukeln. Es ist deshalb zumindest nicht ausgeschlossen, dass eine Frau, die die künstlichen Hormone absetzt, auf einmal feststellt, dass sie ihren Mann eigentlich gar nicht riechen kann. Hinzu kommt: Die Pille macht Frauen aus Männersicht auch weniger begehrenswert. Vermehrungsökonomisch gesehen lohnt es sich schließlich nicht, einer ohnehin schon schwangeren Frau hinterherzusteigen.

Um diese These zu erhärten, haben der Evolutionspsychologe Geoffrey Miller und seine Kollegen nächtelang in Stripbars recherchiert. Dabei verglichen sie das Trinkgeld von Stripperinnen, die die Pille nahmen, mit dem der Tänzerinnen, die einen normalen Zyklus hatten. Letztere verdienten deutlich besser. Außerdem zeigte Miller, dass die nicht verhütenden Frauen an ihren fruchtbaren Tagen die meisten Scheine zugesteckt bekamen. (Ich bin mir sicher, dass jeder dieser Nachtclubbesuche ausschließlich der Wissenschaft diente und wirklich kein anderes Studiendesign zum gleichen Ergebnis geführt hätte.) Gestützt wird Millers Erkenntnis durch andere Studien, die zeigten, dass Männer Frauen als am besten riechend einstufen, wenn sie sich am fruchtbarsten Punkt ihres Zyklus befinden.

Sollten Sie, liebe Leserin, also je darüber nachgedacht haben, Geld für ein Pheromon-Parfum auszugeben, investieren Sie es lieber in Schokolade. Den vermutlich größeren und völlig kostenlosen Effekt erzielen Sie, wenn Sie das nächste Date einfach auf den Tag Ihres Eisprungs legen.

Macht Schweinespucke unwiderstehlich?

Sollten Sie, lieber Leser, dieses Eisprung-Dating irgendwie archaisch finden, warten Sie ab, bis ich erkläre, was in den meisten für Männer gedachten Pheromon-Parfums steckt. Was ein Händler im Internet als »Bad-Boy-Formel für Männer« beschreibt, ist Androstenon und ihm ähnliche Substanzen. Es wird in den Hoden männlicher Schweine produziert, landet später in deren Speichel und ist verantwortlich für den typischen Ebergeruch.

Bei weiblichen Schweinen löst es die sogenannte Duldungsstarre aus: Die Sau friert fest, und der Eber kann mit ihr minutenlang tun, was er will. Daraus kann man als geschickter Verkäufer dann schon mal ableiten, dass diese Substanzen »auf Frauen ausstrahlen, dass sie sexuell überlegen sind«. Ob sie Duldungsstarre beim Sex erstrebenswert finden, ist die nächste Frage. Außer den Trägern von Pheromon-Parfums sprühen nur Schweinezüchter mit Androstenon herum. Es wird heute synthetisch hergestellt und in der Viehwirtschaft zur künstlichen Befruchtung eingesetzt.

Um herauszufinden, was dieser Stoff bei Menschen auslöst, nutzten Forscher eine ganz harmlose Arztpraxis: Sie hatten für ihren Versuch einen Teil der Stühle im Wartezimmer mit Androstenon besprüht, woraufhin Frauen sich tatsächlich bevorzugt auf diese Stühle setzten. Auf Männer hatten die präparierten Sitze keine Anziehungskraft. Ganz im Gegenteil. Schwedische Wissenschaftler fanden später heraus, dass Androstenon heterosexuelle Männer aggressiv macht, wohingegen homosexuelle Männer den Geruch schätzten. Lesbische Frauen wiederum reagierten positiv auf das weibliche Äquivalent eines solchen Duftstoffs: Estratetraenol, eine östrogenähnliche Substanz, die die Hersteller in ihre Pheromon-Kreationen für Frauen kippen.

Ich könnte Seiten füllen und würde dennoch nur einen Bruchteil der Versuche beschreiben, die eine Wirkung von vermeintlichen Pheromonen wie Androstenon, Estratetraenol und Kollegen belegen sollen. Spätestens seit Anfang der Neunzigerjahre gibt es in der Forschung einen regelrechten Pheromon-Hype. Mit ausgelöst hat ihn ein amerikanischer Pheromon-Hersteller mit einer von ihm gesponserten Fachkonferenz in Paris. Dort wurde eine Studie vorgestellt, die behauptete, dass der Mensch ein funktionsfähiges Vomeronasal-Organ habe, also »mutmaßliche Pheromone« wahrnehmen könne. Bis heute wurde diese Untersuchung weit über 100-mal zitiert – wozu man wissen muss, dass der Studienautor und der Unternehmensgründer ehemalige Forscherkollegen waren, was dem Geschäft mit den Liebesdüften sicher nicht geschadet hat.

Kritiker beanstanden, dass die meisten Studien zu Androstenon und ähnlichen Stoffen erhebliche Mängel aufwiesen. Selbst wenn die Substanzen eine Wirkung hätten, handelte es sich wissenschaftlich gesehen noch längst nicht um Pheromone. Nach der Originaldefinition reicht es eben nicht, dass ein Duft »anregend« wirkt. Dann könnten Sie sich genauso gut Zitronenöl hinter die Ohren schmieren.

Hören wollen das aber nur die wenigsten. Deshalb blieb wohl auch eine australische Studie aus dem Jahr 2017 in der Öffentlichkeit kaum beachtet. In ihr konnten die Forscher bei immerhin knapp 100 Probanden keinerlei die Anziehungskraft steigernde Effekte dieser vermeintlichen Pheromone feststellen. Was Pheromon-Duft-Verkäufer ebenfalls verschweigen: Androstenon befindet sich auch in männlichem Achselschweiß, als ein Abbauprodukt des Hormons Testosteron. Als Mann können Sie Ihr Sex-Parfum also ganz einfach selbst herstellen, indem Sie das Waschen eine Weile sein lassen. Sie müssen allerdings hoffen, dass Ihre Angebetete auf Eisprung-Dating setzt, denn nur dann finden Frauen diesen Geruch überhaupt erträglich.

KAUF MICH!
WIE DIE INDUSTRIE UNSERE SINNE VERFÜHRT

Bevor mein Mann und ich mit dem Wahnsinn begannen, ein Haus für unsere Familie zu bauen, wollten wir eigentlich eines kaufen. Gebrauchte Eigenheime sind nicht nur billiger, in der Regel sind auch schon die gröbsten Konstruktionsfehler behoben, und der Vorbesitzer hat bewiesen, dass man es darin irgendwie aushalten kann. Monatelang flochten wir in so ziemlich jeden gemeinsamen

Ausflug eine Hausbesichtigung ein, wobei uns schmerzhaft klar wurde, dass wir entweder zu wählerisch für gebrauchte Häuser waren oder nicht reich genug.

Aus dieser ganzen Zeit kann ich mich nur an ein einziges Haus erinnern, in dem ich mich instinktiv sofort wohlgefühlt habe. Fast jedes Zimmer war mit gruseligem braunem Teppichboden ausgelegt, und die Beschreibung »heruntergekommen« wäre noch untertrieben gewesen. Doch schon im Hausflur dachte ich: Hier will ich wohnen. Ein paar Tage später wusste ich dann, warum.

Als ich im Internet zum gefühlt hundertsten Mal »Die zehn besten Tipps beim Hauskauf« las, klickte ich aus Neugier einmal den »Fahrplan für Verkäufer« an. Neben dem sagenhaften Geheimtipp, Haus und Garten vor der Besichtigung aufzuräumen (echt jetzt?), erfuhr ich dort auch, dass gewiefte Verkäufer ein paar Stunden vor diesem Termin einen Kuchen backten, um den Interessenten ein Gefühl von »Heimeligkeit und Angekommensein« zu vermitteln.

Ich schämte mich. In meinem vermeintlichen Traumhaus hatte es tatsächlich nach Apfelkuchen gerochen. Ich hatte ihn sogar auf dem Wohnzimmertisch stehen sehen, nicht ahnend, dass ich gerade auf einen billigen Maklertrick hereinfiel. Als Nasenprofi hätte ich dieses Manöver durchschauen müssen. Trotzdem hatte die Masche mit dem Apfelkuchen sogar bei mir funktioniert.

Die Nase ist einfach perfekt geeignet, um uns zu manipulieren. Das liegt an der direkten Schalte ins Gehirn: Geruch ist der einzige Sinneseindruck, der sofort unser Gefühlsleben in Aufruhr versetzt. Sie erinnern sich: Die Duftinformation landet ohne Umwege im limbischen System, diesem sehr alten Hirnbereich, der schon funktionierte, als wir noch nicht lesen, schreiben oder Atombomben bauen konnten.

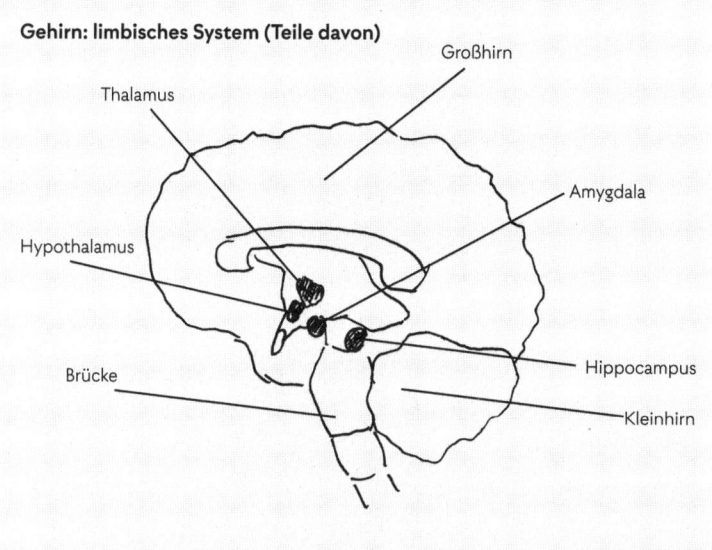

Gehirn: limbisches System (Teile davon)

Dort befindet sich zum einen die für unsere Gefühle verantwortliche Amygdala. Zum anderen der Hippocampus, der für unsere Erinnerungen zuständig ist. Amygdala und Hippocampus sind die besten Verbündeten moderner Werbung: Gefühle und Erinnerungen entscheiden, noch bevor sich der Verstand einschalten kann, ob wir etwas großartig oder fürchterlich finden. Unser Bewusstsein hat eigentlich nur den Job, die richtigen Argumente für eine unbewusst längst getroffene Wahl zu finden.

In Sachen Bruchbude und Apfelkuchen funktioniert das so: Kuchenduft ist bei den meisten Deutschen in Verbindung mit Kindheit, Oma oder Geburtstag abgespeichert, also mit einer angenehmen Empfindung. Das limbische System kramt dann immer, wenn wir Kuchen riechen, auch das dazugehörige Wohlgefühl wieder hervor. Weshalb man plötzlich bereit ist, einen viel zu hohen Preis für ein abgewohntes Haus zu bezahlen. Allerdings scheinen nur wenige Hausverkäufer diese Zusammenhänge zu kennen. Anders kann ich es mir nicht erklären, dass es bei den meisten unserer Besichtigungen nach Kohl, Käsefüßen oder nassem Hund roch.

Warum die Nase so gerne shoppt

Schlaue Unternehmen dagegen beduften uns unentwegt. Das Gemeine daran: Im Gegensatz zu Plakaten, Fernseh- oder Radiospots kann man dieser Art von Werbung nicht entkommen. Keiner kann einfach wegriechen. Das noch Gemeinere: Professionell eingesetzte Düfte liegen meist unterhalb der Wahrnehmungsschwelle, wir merken also nicht mal, dass wir manipuliert werden.

Mit speziell entwickelten Duftkreationen macht heute fast jede größere Hotelkette dezent über die Lüftungsanlage klar, ob man gerade in einem Hilton oder Westin übernachtet. Bei Neuwagen, die inzwischen nicht mehr gottgegeben nach Kleber und Plastik riechen, hilft die Industrie mit einem entsprechenden Parfum nach. Im Supermarkt wirken die Orangen dank etwas künstlichen Orangenaromas noch leckerer, und in vielen Innenstadtgeschäften werden Düfte versprüht, die kauflustig machen sollen.

Sogar die Deutsche Bahn hat zwischenzeitlich überlegt, ihre Kunden per Duft zu besänftigen. Tests hatten ergeben, dass die Fahrgäste die Marke Deutsche Bahn besser bewerteten, wenn es in den Waggons subtil nach Rosenholz, Jasmin und Melone duftete. Weil die Deutschen aber so gerne auf die Bahn schimpfen, wehrten sie sich erfolgreich gegen das Projekt, und der Konzern setzt bis heute auf ein Odeur aus Zwiebeln, Schweiß und Bananenschalen.

Viele meiner Freunde sagen, dass Umsatzsteigerung per Duft

nur Marketinggequatsche sei. Jeder Euro könne schließlich nur einmal ausgegeben werden. Ich sage dann: »Stimmt, aber er wird dort ausgegeben, wo es gut riecht.« Ich finde es geradezu vermessen, von allen unseren Sinnen ausgerechnet dem Riechen seine Rolle beim Shoppen abzusprechen.

Wir kaufen gerne Dinge, die hübsch aussehen, sich gut anfühlen oder lecker schmecken. Außerdem haben Sie bereits erfahren, dass es für den Genuss ganz und gar nicht egal ist, wie es sich anhört, wenn man eine Tüte Chips mümmelt. Weil es um uns herum immer lauter und bunter wird, kommt die Nase als zusätzlicher Eingang für Werbebotschaften gerade recht. Heute sorgen weltweit ungefähr eine Handvoll riesiger Aromakonzerne dafür, dass es im Reisebüro nach Urlaub riecht, Kaffeeduft meist leckerer ist als der dazugehörige Kaffee und Hundebesitzer das Dosengericht ihrer Vierbeiner am liebsten selbst essen würden.

Haben Sie sich schon einmal gefragt, warum Backstationen meist am Eingang oder am hinteren Ende eines Supermarkts liegen? Genau, entweder, um die Leute von draußen hereinzulocken, oder um sie einmal durch den ganzen Laden zu lotsen, obwohl sie eigentlich nur ein Päckchen Kaugummi kaufen wollten. Am Ende haben sie natürlich Lust auf Rosinenbrötchen.

Dass Essensgeruch Appetit macht, ist eine Binsenweisheit, aber eine wissenschaftlich belegte. Interessant sind dabei die Details einer niederländischen Studie, die zeigen, dass Teilnehmerinnen (es waren nur Frauen) mehr Lust auf Kalorienbomben hatten, wenn sie solche zuvor gerochen hatten, und mehr Lust auf kalorienarmes Essen, sofern sie zuvor leichte Nahrung geschnuppert hatten – und zwar völlig unabhängig vom Hungergefühl. Womöglich werden Duftlampen mit Salataroma der nächste Diättrend.

Warum man auch in Sport- oder Modegeschäften mehr Geld ausgibt, wenn es nach irgendetwas riecht, erschließt sich nicht auf den ersten Blick. Einer der wichtigsten Gründe dürfte sein, dass sich Menschen in Läden, die angenehm riechen, wohlerfühlen und deshalb länger bleiben, wodurch die Chance steigt, dass sie dort auch etwas kaufen. Die Tücken liegen allerdings im Detail.

Damit Menschen zugreifen, muss der Duft zu dem, was verkauft wird, passen. Das sagt der gesunde Menschenverstand, es beweisen aber auch Studien. Der Psychologie- und Marketingprofessor Eric Spangenberg beispielsweise fand heraus, dass Frauen sich ungefähr doppelt so viele Klamotten kaufen, wenn in dem Geschäft ein klassisch weiblicher Duft versprüht wurde. Gleiches galt für Männer, wenn sie einen als männlich geltenden Duft rochen. Der umgekehrte Effekt ließ sich ebenfalls belegen: Männergeruch bremst die weibliche Kauflust und Frauenparfum die männliche.

Belgische Forscher zeigten, dass Kunden Produkte in einem unordentlichen Geschäft negativer bewerteten, wenn es dort angenehm roch. Die Wissenschaftler vermuten, dass Chaos und Wohlgeruch für die Kunden nicht zusammenpassen. Allerdings ließ sich der negative Einfluss der Unordnung zum Teil ausgleichen, wenn ein Duft nach »Ordnung und Sauberkeit« versprüht wurde. Finden Sie das nicht auch genial? Sprühen statt aufräumen! Nur wie zum Teufel riecht »Ordnung und Sauberkeit«?

Das hängt von unseren Erfahrungen ab. Im Laufe unseres Lebens hat unser Gehirn so ziemlich jeden Duft mit einer Gefühlserinnerung verknüpft. Unser Geruchssinn ist wie ein riesiges Fotoalbum, das uns daran erinnert, wo wir herkommen und was wir erlebt haben. Für mich riecht »Sauberkeit« nach Zitrone, weil in fast allen Putzmitteln hierzulande irgendwas mit Zitrus steckt. Bei einer spanischen Freundin von mir muss das ganze Haus nach Chlor stinken, damit sie das Gefühl hat, dass es wirklich sauber ist – in Spanien putzt man mit Chlorreiniger. Es gibt daher so gut wie keinen wirklich neutralen Duft und auch keinen, den jeder gut findet. Selbst der Apfelkuchentrick geht nach hinten los, wenn die backende Oma ein Drache war.

Wie groß der soziale und kulturelle Einfluss auf die Duftempfindung ist, zeigt – indirekt – auch eine Forschungsarbeit aus den USA: Die Wissenschaftler hatten sich die Mühe gemacht, ein Ordnungssystem für alle existierenden Düfte zu schaffen, und dafür zehn grundlegende Kategorien kreiert. Neben *süß*, *fruchtig* oder *faulig* bildeten die Professoren auch die Sparte *Popcorn*! Ich verwette meine Parfumsammlung, dass deutsche Forscher darauf nicht gekommen wären. Aber womöglich hätten sie die Untergruppe *Currywurst* eingeführt.

Menschliche Duftvorlieben variieren sogar von Stadt zu Stadt. Ein amerikanischer Deo-Hersteller wollte einst von jungen Frauen wissen, wie sein Produkt riechen sollte, um Männer besonders attraktiv zu machen. Das nicht besonders nützliche Ergebnis: New Yorkerinnen fuhren auf Kaffeeduft ab, in Philadelphia mochten sie frische Wäsche, in Minneapolis geschnittenen Rasen, in San Diego Sonnencreme, und in Houston sollten Männer unter den Achseln tunlichst nach Barbecue duften.

Wenn Sie einigermaßen sichergehen möchten, mit einem Duft gut anzukommen, bleibt nur Vanille. Muttermilch riecht ein wenig danach, weshalb so ziemlich alle Menschen ein dezentes Vanillearoma gut finden. Es ist sozusagen die Fahrstuhlmusik unter den Düften.

Werbung in eigener Sache: Parfum

Nicht nur Unternehmen führen uns an der Nase herum. Die meisten von uns machen mit ihren Mitmenschen etwas sehr Ähnliches: Sie benutzen Parfum – das übrigens nicht in Frankreich erfunden wurde. Bereits die alten Ägypter haben ihren Eigengeruch manipuliert. Interessanterweise wollten die Menschen schon immer lieber nach Tier als nach Mensch riechen. Man sollte wirklich nicht zu lange über den Ursprung von Substanzen wie Moschus, Ambra oder Zibet nachdenken: Moschus stammt aus einer penisnahen Drüse des Moschushirschen, Zibet kommt aus dem Hintern einer afrikanischen Katze, und Ambra findet man im Darm von Pottwalen.

Leider gibt es über die Wirkung von handelsüblichem Parfum kaum aussagekräftige Studien. Schließlich bringt jeder Duftträger so viele individuelle Variablen ins Spiel, dass es fast unmöglich ist, irgendwelche Ableitungen zu treffen. Auch wegen dieses Studienmangels wird bis heute immer wieder eine Beobachtung des Psychologen Robert Baron aus den Achtzigerjahren zitiert: Frauen hatten in einem von Männern geleiteten Bewerbungsgespräch schlechtere Jobchancen, wenn sie Parfum trugen. Weibliche Chefinnen dagegen hatten kein Problem mit duftenden Bewerbern.

Bevor Sie nun folgern, dass Parfum im Vorstellungsgespräch nicht angebracht ist, sollten wir uns den Versuchsaufbau kurz ansehen: Die männlichen Studienteilnehmer waren keine echten Personaler mit Erfahrung, sondern junge Studenten, die mit Parfum wohl eher romantische Rendezvous assoziierten, was ihnen in einem Vorstellungsgespräch vermutlich unangemessen erschien.

Und: Das Ganze ist fast 40 Jahre her. Ich hoffe sehr, dass es Frauen heutzutage gestattet ist, einen Duft aufzulegen, ohne ihre Karriere zu gefährden. Dass die Intensität des Parfums beim zukünftigen Chef keine Ohnmacht auslösen sollte, versteht sich von selbst.

Dank der Forschungen des T-Shirt-Schnüffel-Pioniers Claus Wedekind weiß ich inzwischen immerhin, warum mein Mann nie die Parfums trägt, die ich ihm unermüdlich schenke. Es liegt an den Genen. Wedekind hat nämlich nicht nur herausgefunden, dass Frauen Männer mit einem anderen Immuncode bevorzugen, er zeigte außerdem, dass Menschen mit ähnlichen »Immungenen« auch ähnliche Parfumnoten bevorzugten. Wenn aber im Idealfall zwei Menschen mit unterschiedlichem Immunsystem zusammengefunden haben, mögen sie eben auch unterschiedliche Parfums.

Mit diesem Wissen kann ich es mir endlich sparen, ständig nach einem passenden Duft für meinen Gatten zu suchen. Ich bin schließlich genug damit beschäftigt, das ultimative Parfum für mich selbst zu finden. Das ist auch deshalb so schwierig, weil ich mit dem Duft nicht anderen gefallen will (das wäre einfach), sondern mir selbst.

Immerhin tauge ich mit dieser Einstellung als perfektes Beispiel für die Parfumpersönlichkeiten, die die kanadisch-amerikanische Psychologin Rachel Herz in einer ihrer Studien beschreibt. Demnach sind die Faktoren, die weibliche Parfumvorlieben formen, die gleichen wie die, die unseren Modegeschmack prägen: Junge Frauen benutzen allgemein beliebte Düfte oder die, die im Freundeskreis angesagt sind. Frauen, die wie ich bereits die 40 überschritten haben, sind dagegen absolute Duft-Individualistinnen. Sie tragen Parfums, die ihnen selbst gefallen, ganz egal wie ihre Mitmenschen das finden. Frauen über 60 werden erstaunlicherweise wieder etwas angepasster und kaufen gern Düfte, von denen sie wissen, dass andere sie mögen.

Eine ähnliche Analyse hatte einer von Herz' Kollegen bereits Ende der Achtzigerjahre gemacht und war auch zu ähnlichen Ergebnissen gekommen, allerdings um ein Jahrzehnt verschoben: Damals nämlich waren Frauen in ihren Dreißigern die größten Parfum-Egoisten. Womit endlich wissenschaftlich belegt wäre, dass 40 das neue 30 ist.

Liegestütze mit Minze: Duftdoping

Uns Deutschen ist das ganze Gedufte ja eher ein bisschen unheimlich, Japaner hingegen nutzen Düfte längst, um – ganz dem Klischee entsprechend – besser arbeiten zu können. Japanischen Sekretärinnen beispielsweise unterliefen bei einem Experiment nur noch halb so viele Tippfehler, wenn es im Raum nach Zitrone roch, und mit Jasmin waren es immerhin um ein Drittel weniger.

Auch Pfefferminzöl tunt unseren inneren Motor. Es macht, ebenso wie die meisten Zitrusnoten, wach, und in verschiedenen Versuchen half es, knifflige Denkaufgaben besser zu lösen. In anderen Experimenten mit Sportstudenten zeigte sich sogar, dass mit Minzgeruch gedopte Teilnehmer mehr Liegestütze schafften und beim 400-Meter-Lauf schneller waren. Außerdem kann Pfefferminzduft Clubbesitzern helfen, ein bisschen Schwung auf ihre Tanzflächen zu bringen: Nachtschwärmer hatten in mit Pfefferminz, Orange oder Meeresbrise parfümierten Clubs mehr Lust zu tanzen und insgesamt den Eindruck, einen besseren Abend zu erleben. Es machte allerdings keinen Unterschied, welcher der drei Düfte verwendet wurde. (Meine Vermutung: Seit es in Diskotheken nicht mehr nach Zigaretten riecht, ist alles besser als der unverfälschte Geruch von Pups, Schweiß und Bier.)

Der amerikanische Neurologe Alan Hirsch empfiehlt Frauen, die schlanker wirken wollen, sich mit Grapefruit zu besprühen. In einem seiner Versuche stuften Männer unter dem Einfluss von Grapefruitaroma Frauen rund sechs Kilo leichter ein. Weshalb sich Hirsch zu der Behauptung verstieg, Grapefruits seien die Längsstreifen der Düfte. In einem anderen dieser Experimente schätzten mit Grapefruit benebelte Männer Frauen wesentlich jünger, als diese in Wirklichkeit waren. Die Frage, warum so viele Frauenparfums auf Grapefruitnoten setzen, ist damit vermutlich beantwortet.

Rosenduft dagegen soll bei der Prüfungsvorbereitung helfen. Forscher von der Uni Lübeck ließen ihre Versuchsteilnehmer bei Rosenduft etwas lernen und schickten sie dann ins Bett. Ein Teil der Probanden wurde in der Tiefschlafphase mit dem Rosenduft umweht, der Rest schlief in einem geruchsneutralen Raum. Die Rosenduft-Tiefschläfer erinnerten sich am folgenden Tag an 97 Prozent des Gelernten, die aus dem unparfümierten Raum schafften nur 85 Prozent. Leider ist es außerhalb eines Schlaflabors ziemlich unmöglich, zwecks Beduftung selbstständig die Tiefschlafphase abzupassen. Zum Glück wiesen Freiburger Wissenschaftler kürzlich nach: Die Sache klappt auch, wenn man die Schlafenden einfach die ganze Nacht lang mit Rosenaroma einnebelt.

Interessant zu wissen wäre noch, ob dieser Effekt tatsächlich am Rosenduft liegt oder – wie ich glaube – einfach daran, dass Amygdala und Hippocampus ihren Job machen: Sie verknüpfen den Geruch mit dem Lernstoff und erinnern die Schlummernden daran, ihn im Schlaf noch einmal durchzunehmen. Vermutlich würde es auch mit Gummibärchenaroma funktionieren. In jedem

Fall ist es bequemer, als mit einem Lehrbuch unter dem Kopfkissen zu schlafen.

Kennen Sie Superfood? Das sind diese meist überteuerten Beeren, Samen oder Algen, die einen besonders schlau, schön und gesund machen sollen. Zur Abwechslung möchte ich Ihnen mal einen Supersmell vorstellen: Lavendel. Er ist der Alleskönner unter den Düften. Lavendel soll bei Schlafstörungen, Kopfschmerzen und Migräne helfen, einen nervösen Magen-Darm-Trakt beruhigen, Geburtsschmerz lindern, bei Stress und Angst entspannen, und er wird sogar bei Demenz angewendet. Sein Zaubermittel heißt Linalool. Diese Duftsubstanz hat vermutlich einen dämpfenden Effekt auf die für Auf- und Erregung zuständigen Gehirnzellen und wirkt damit ähnlich wie Psychopharmaka, zumindest in Tierversuchen.

Wer Schüler dazu bringen möchte, gerne in die Schule zu gehen, muss ebenfalls mit Lavendel arbeiten. Ein Münchner Chemieprofessor hatte in einem Großprojekt die Wirkung von ätherischen Ölen an mehr als 1000 Schülern in 30 unterschiedlichen Schulen untersucht. Die Aktion trug den Achtzigerjahre-Titel »Dufte Schule«, ist aber noch gar nicht so lange her.

In den teilnehmenden Klassen blies eine Duftsäule neben der Tafel einmal pro Stunde für wenige Minuten ätherische Öle in die Klassenzimmer, und zwar einen Mix aus viel Lavendel und ein paar zitronigen Aromen. Das Ganze ging über mehrere Monate. Die Ergebnisse: 39 Prozent der Schüler gaben an, sich besser konzentrieren zu können, 44 Prozent fanden die Stimmung in der Klasse besser, und ein Drittel glaubte, dass die Mitschüler weniger aggressiv seien. Bei den Eltern stimmten 30 Prozent der Aussage zu: »Mein Kind geht lieber als zuvor in die Schule.«

Man muss erwähnen, dass die Studie von einem Aromaöl-hersteller unterstützt wurde, der heute entsprechende Duftsteine verkauft, die das Lernen zu Hause erleichtern sollen. Die wahr-scheinlich sogar wirken, jedenfalls wenn die Kinder zuvor an dem Projekt teilgenommen haben. Dann nämlich ermahnt der bekannte Duft nach dem Unterricht ihr Unterbewusstsein dazu, sich endlich auf die Hausaufgaben zu konzentrieren.

Nach diesem Prinzip können Sie übrigens auch sich selbst konditionieren: Benutzen Sie immer, wenn Sie aufmerksam am Schreibtisch sitzen, einen bestimmten Duft. (Ich behaupte mal, dass es fast egal ist, welchen, Hauptsache Sie riechen ihn gern.) Nach einer Weile wird dies zu Ihrem persönlichen Arbeitsaroma, das Ihrem Gehirn sagt: Achtung, jetzt ist Konzentration gefragt! Womöglich machen Sie das unbewusst ohnehin schon Ihr halbes Leben lang – und holen sich morgens im Büro erst mal einen duf-tenden Kaffee.

Ob und wie sich mit bestimmten Aromen auch Krankheiten heilen lassen, ist bislang nicht ausreichend untersucht. Zwar zei-gen zahlreiche Versuche, dass Düfte einen Einfluss auf Stimmung, Verhalten und auch körperliche Prozesse haben. Doch das große Problem bei der Erforschung von Aromatherapie ist, dass man sie eigentlich gar nicht objektiv untersuchen kann. Ein wesentliches Qualitätsmerkmal von wissenschaftlichen Studien ist nämlich die sogenannte Verblindung. Dabei wissen die Teilnehmer nicht, ob sie beispielsweise einen Wirkstoff oder nur ein Placebo bekom-men. Nur ist der Wirkstoff in diesem Fall eindeutig riechbar, was es so schwer macht, psychologische Verzerrungen oder einen Pla-ceboeffekt auszuschließen.

Kleines Glossar: Studie ist nicht gleich Studie

Verblindung: Die Teilnehmer wissen nicht, welcher Behandlungsgruppe einer Studie sie angehören. Von einer doppelblinden Studie spricht man, wenn weder Teilnehmer noch Ärzte wissen, welche Patienten welche Behandlung erhalten haben. Bei einer Dreifachverblindung wissen weder Teilnehmer noch Ärzte noch die Datenauswerter, wer wie behandelt wurde.

Randomisierte Studie: Die Teilnehmer werden ausschließlich nach dem Zufallsprinzip ausgewählt.

Kontrollierte Studie: Bei der Untersuchung gibt es neben der Gruppe, die den zu erforschenden Wirkstoff erhält, andere Gruppen, die beispielsweise ein Placebo oder einen anderen Wirkstoff bekommen.

Nicht randomisierte Studie: Die Teilnehmer werden von den Forschern den einzelnen Versuchsgruppen zugewiesen, was zu einer Ergebnisverzerrung führen kann.

Randomisiert-kontrollierte Studie: Sie gilt als wissenschaftlicher Goldstandard; zufällig ausgewählte Teilnehmer plus Kontrollgruppen sorgen für möglichst objektive Ergebnisse.

Ein weiterer Schwachpunkt der bisherigen Forschung sind Dauer und Teilnehmerzahl. Ein Beispiel: Eine der größten und längsten randomisiert-kontrollierten Studien zur Frage »Hilft Lavendel-Aromatherapie bei Schlafstörungen?« hatte gerade mal 67 Probanden und dauerte lediglich zwölf Wochen. Das muss im Umkehrschluss nicht heißen, dass Aromatherapie völliger Humbug ist. Es gibt bislang einfach zu wenig gesicherte Erkenntnisse.

Ich empfehle daher radikalen Pragmatismus: Bei schwereren Krankheiten sollten Sie sich ohnehin nicht auf eine Duftlampe verlassen. Aber wenn Sie finden, dass Sie mit ein paar Tropfen Lavendelöl auf dem Kopfkissen besser schlafen und den Geruch angenehm finden: bitte sehr! Sollten Sie Lavendel hassen, würden Sie damit vermutlich auch bei hervorragender wissenschaftlicher Evidenz nicht ruhiger werden. Falls Sie sich mit Grapefruit schlanker und jünger fühlen, kaufen Sie sich einen der zahllosen Grapefruitdüfte. Sollte Ihr Lieblingsparfum Chanel Nr. 5 sein, sehen Sie bestimmt auch damit fantastisch aus. Die wichtigsten Studien, denen Sie in Sachen Duft vertrauen sollten, müssen weder kontrolliert noch randomisiert noch verblindet sein. Sie führen sie einfach an sich selbst durch.

Echt dufte – oder schädlich?

Man muss dieses Buch nicht besonders aufmerksam lesen, um zu bemerken, dass ich ein großer Freund von guten Gerüchen bin. Ich liebe nicht nur Parfums, sondern Duftstoffe aller Art, zum Beispiel in Creme oder Waschpulver. Ich habe sogar mal einen automatischen Lufterfrischer in unserer Wohnung installiert, der jede halbe Stunde laut fauchte und dabei eine, wie mein Mann fand, gefährlich riechende Wolke ausschnaubte, weshalb er das Ding bald nur noch »Drache« nannte.

Mein ganz privates Ich mochte den Drachen. Als Medizinerin gab mir sein ständiges »Pfffft« zu denken. Eigentlich finde ich es nicht übermäßig verwerflich, auf die Macht von Düften zu setzen, wir nutzen ja auch Photoshop, um uns attraktiver zu machen, oder Kaufhausmusik, um uns in Konsumlaune zu versetzen. Doch jeder, der egal welche Gerüche verbreitet, manipuliert eben auch unser wichtigstes Lebensmittel: Luft.

Was die Duftstoff-Cocktails in Toilettensprays, Wunderbäumen oder Kaufhausluft nach dem Einatmen mit dem Körper anstellen, ist kaum erforscht. Sie können jedenfalls über Bronchien und Lunge in den Blutkreislauf gelangen und sich so über den ganzen Körper verteilen. Auch weiß man, dass manche Duftstoffe, zum Beispiel einige Moschusverbindungen, nur schwer abbaubar sind und sich im Körper anreichern können. Andere, wie beispielsweise das in Jasmin enthaltene Carveol, wirken zumindest bei Mäusen auf das zentrale Nervensystem, und die Tiere verhalten sich, nachdem sie dem Duftstoff ausgesetzt wurden, wie unsereins nach einer Überdosis Valium.

Schätzungsweise ein bis drei Prozent der Menschen reagieren allergisch auf die Duftstoffe in Parfums, Cremes oder Waschmittel. Diese Substanzen können sogenannte Kontaktallergien auslösen, also einen Hautausschlag. Dabei bleibt die Überreaktion zwar auf die Körperstellen begrenzt, die mit dem Allergen in direktem Kontakt standen, bei Bodylotion oder Waschmittel sind das nur leider ziemlich viele. Die Haut juckt, wird rot oder schwillt an, manchmal erst Stunden oder Tage später, was es so schwierig macht, den Übeltäter zu finden.

Eine große, vom Umweltbundesamt in Auftrag gegebene Studie hat über mehrere Jahre die Daten von knapp 24 000 Patienten ausgewertet und ist zu dem Schluss gekommen, dass Duftstoffe, die solche Kontaktallergien auslösen, beim Einatmen in der Regel keine allergischen Symptome verursachen. Der Deutsche Allergie- und Asthmabund (DAAB) dagegen berichtet über immer mehr Beschwerden von Asthmatikern und Allergikern, die von der Beduftung in Geschäften, Bahnen oder Hotels Kopfschmerzen, Hustenreiz und Atemnot bekommen.

Ein Team um Anne Steinemann von der Universität Melbourne hat dazu vor Kurzem in den USA, Australien, Großbritannien und Schweden Umfragen mit jeweils mehr als 1 000 Teilnehmern gemacht. In jedem dieser Länder gab rund ein Drittel der Befragten an, dass sie von Duftstoffen »gesundheitliche Probleme« bekämen. Am häufigsten wurden Atemprobleme, Schleimhautbeschwerden und Migräneanfälle genannt.

Das Fiese daran: Ein Gros der professionellen Beduftung liegt so gerade eben unterhalb der Wahrnehmungsschwelle, weshalb man gar keine Chance hat, den möglicherweise ungesunden Stoffen auszuweichen. Außerdem fallen Raumsprays, Duftkerzen und Co. nicht unter die vergleichsweise strenge Gesetzgebung für Kosmetika, sondern sind im Lebensmittelgesetz geregelt. Dort steht zwar, dass von den Produkten keine Gesundheitsgefährdung ausgehen darf, allerdings müssen möglicherweise allergieauslösende Duftstoffe nicht angegeben werden.

Bei Cremes oder Badeschaum sind die Hersteller inzwischen verpflichtet, 26 als allergen geltende Duftstoffe auf der Packung anzugeben, sofern sie festgelegte Konzentrationen überschreiten. Zu den am häufigsten verwendeten Allergenen gehören Geraniol, das beispielsweise in Rosenöl und einem Haufen Parfums steckt, Eugenol, enthalten in Nelken- und Zimtöl, aber auch das vielgepriesene Linalool im Lavendel. Wenn ich daran denke, dass in der Industrie aber mehrere Tausend unterschiedliche Duftstoffe verwendet werden, bin ich mir ziemlich sicher, dass mehr als nur 26 davon Nebenwirkungen haben.

Leider sind auch Naturkosmetik-Fans nicht geschützt. Im Gegenteil. Häufig sind an Allergien gegen Kosmetika nicht die chemischen Duftstoffe schuld, sondern natürliche ätherische Öle. Schließlich ist ihr eigentlicher Zweck, die Pflanzen vor Insekten und Bakterien zu schützen. Meinen bislang einzigen Hautausschlag mit fiesen, juckenden Pusteln bekam ich, nachdem ich mich mit einer sündhaft teuren Bodylotion aus dem Bioladen eingecremt hatte. Mit endlos langen Listen chemischer Zusatzstoffe hingegen scheint meine Haut interessanterweise gut zurechtzukommen. (Was nicht heißt, dass ich diese Produkte empfehlen würde, sondern nur zeigt, wie unterschiedlich jeder Mensch reagiert.)

Wenn Sie auf Nummer sicher gehen möchten, können Sie bei Ihrem Hautarzt einen Pflastertest, auch Epikutantest genannt, machen lassen. Dazu klebt man kleine Pflaster mit den wichtigsten Kontaktallergenen und Duftstoffmischungen für 24 bis 48 Stunden auf den Rücken und prüft, ob und wie Ihre Haut darauf reagiert. Danach kennen Sie zumindest einen Teil Ihrer persönlichen Allergene und können versuchen, sie zu meiden.

Was die Duftstoffe in Sportgeschäften, Flugzeugen oder Hotels angeht, müssen empfindliche Nasen wohl auf strengere Gesetze hoffen. Oder darauf, dass sich die Unternehmen den weisen Rat des Umweltbundesamts zu Herzen nehmen: statt Duftstoffe zu verwenden einfach mal lüften.

STIMMUNG KOMMT VON STIMME – UND WAS SIE UNS VERRÄT

Eigentlich müsste ich längst Chefärztin sein. Vielleicht hätte ich auch Vorstandschefin oder Kanzlerin werden können, jedenfalls jemand mit Macht oder Geld oder beidem. Glaubt man Stimmforschern, haben Menschen, die wie ich eine besonders tiefe Stimme besitzen, die besten Chancen auf solche Jobs. Meine Stimme hatte eine steile Karriere für mich vorgesehen – und ich habe nicht auf sie gehört.

Ich war verträumt (was einen selten in die Vorstandsetage bringt), ich wollte Kinder und auch noch Zeit für sie haben (das war's, Chefarztposten), und ich konnte noch nie im richtigen Moment die Klappe halten (Bye-bye, Kanzleramt). Bei all diesen Karriere-Gegenindikationen hätte es meine für den Erfolg so förderliche tiefe Stimme wohl ohnehin nicht mehr rausgerissen. Trotzdem ärgere ich mich manchmal, dass ich mich erst so spät mit meiner Stimme versöhnt habe und mir nicht schon viel eher Gedanken darüber gemacht habe, was für ein faszinierendes Instrument sie sein kann. In jedem Wortsinn: Man kann mit ihr nicht nur wunderbar Musik machen, sie ist auch eines meiner wichtigsten Arbeitswerkzeuge, genau wie für Lehrer, Anwälte, Erzieher, Journalisten, Schauspieler oder Verkäufer.

Die Stimme ist aber auch ein Verräter. Jedem Dahergelaufenen offenbart sie Intimstes: Alter, Herkunft, Lebenswandel, Gefühle. Profis erkennen sogar Krankheiten oder die Persönlichkeitsstruktur. Und was die Stimme nicht freiwillig preisgibt, das wird zur Not hineininterpretiert: Anhand der Stimme entscheiden wir in Sekundenbruchteilen, ob wir jemanden langweilig, kompetent oder sympathisch finden. Können wir einen Menschen nicht sehen, machen wir uns mit ihrer Hilfe ein Bild von seinem Äußeren. Pieps- oder Fistelstimme schreiben wir kleinen Menschen zu, großen einen gediegenen Bass. Ob das der Wahrheit entspricht, ist eine ganz andere Frage.

Es ist deshalb klug, einen bewussten Umgang mit der eigenen Stimme zu pflegen. Zu wissen, wie sie klingt, welche Eigenarten sie hat und wie sie auf ihre Mitmenschen wirken könnte. Sie können nicht verhindern, dass andere in Ihrer Stimme lesen. Aber Sie können sich darauf vorbereiten.

Die Stimme als Instrument der Macht

Es ist ungerecht, aber wahr: Wer eine tiefe Stimme hat, wirkt kompetenter, vertrauenswürdiger, attraktiver und eben so, wie man gerne wirken würde, wenn man Großes in seinem Leben vorhat. Unzählige Experimente belegen das, zumindest bei Männern.

Männer mit tiefer Stimme beispielsweise haben eine höhere Chance, gewählt zu werden, fand der kanadische Psychologe David Feinberg heraus. Für seine Studie spielte Feinberg Versuchsteilnehmern in der Tonhöhe manipulierte Aufnahmen ehemaliger US-Präsidenten vor und auch unpolitische Aufnahmen von unbekannten Menschen. In beiden Fällen zeigte sich, dass die Hörer den Besitzern tieferer Stimmen mehr positive Eigenschaften wie Kompetenz oder Vertrauenswürdigkeit zuschrieben. Bei der Frage, wen die Probanden wählen würden, schnitten die dunklen Stimmen (egal ob es Politiker waren oder nicht) ebenfalls deutlich besser ab.

Es gibt viele ähnliche Versuche mit ähnlichen Ergebnissen. Erwähnenswert ist davon noch ein Experiment der US-amerikanischen Stimmforscherin Rindy Anderson. Sie hatte sich zusätzlich die Mühe gemacht herauszufinden, ob Männer mit tiefer Stimme auch die besseren Politiker sind. Die wenig überraschende, aber irgendwie beruhigende Erkenntnis: Sie sind es nicht.

Was das Geld angeht, hängen Männer mit tiefen Stimmen ihre Geschlechtsgenossen ebenfalls ab. Wissenschaftler an der Duke University in North Carolina haben gezeigt, dass Vorstandschefs mit tiefer Stimme mehr verdienen, größere Unternehmen führen und länger auf ihrem Posten sitzen. Für ihre Studie hatten die Forscher Stimmproben von 792 CEOs analysiert. Sie stellten fest, dass eine um 22,1 Hertz tiefere Stimme mit einem um 187 000 Dollar höheren Jahreseinkommen und einem um 440 Millionen Dollar höheren Firmenwert korrelierte. Außerdem blieben die Chefs mit den tiefen Stimmen 151 Tage länger im Amt. Um Missverständnisse auszuschließen: Die Studie zeigt lediglich einen solchen Zusammenhang. Dass Männer aufgrund ihrer tiefen Stimme wirklich besser führen, wage ich zu bezweifeln.

Die durchaus interessante Frage, was das für die Karrierechancen von Frauen in Unternehmen bedeutet, stellten die Professoren lieber gar nicht erst. Überhaupt gibt es empörend wenige Studien, die einen Zusammenhang von Stimme und Macht bei Frauen untersuchen. Hier müssen Einzelfälle herhalten, was vielleicht auch daran liegt, dass wirklich mächtige Frauen noch immer Einzelfälle sind.

Zum Beispiel Margaret Thatcher. Als »eiserne Lady« entmachtete die ehemalige britische Premierministerin Gewerkschaften, privatisierte Staatsunternehmen und schuf die Grundlage für ein völlig entfesseltes Finanzsystem. Man muss das nicht gut finden, aber die Frau hat viel bewegt. Um sich in einer Politikwelt voller Männer durchzusetzen, trainierte sie unermüdlich ihre Stimme und soll es dadurch geschafft haben, sie um eine halbe Oktave tiefer zu machen.

Sogar Angela Merkel hat sich im Lauf ihrer Karriere eine tiefere Stimme zugelegt, wie der Sprechwirkungsforscher Walter Sendlmeier festgestellt hat. An seinem Lehrstuhl an der TU Berlin verfolgt er seit rund 20 Jahren die Stimme der Kanzlerin. Kurz nach der Jahrtausendwende, beobachtete Sendlmeier, habe Merkel noch häufig in einem erregten Tonfall gesprochen, was bei den meisten Zuhörern nicht gut angekommen sei. Auch weil ihre Stimme dabei zu hoch wurde. Man stufte ihre Aussagen in dieser Sprechweise als unsachlich, teilweise sogar nicht glaubwürdig ein. Heute spricht Merkel meist so, als würde sie Nachrichten vorlesen: ruhig, unaufgeregt und deutlich tiefer. Sendlmeier glaubt sogar, dass diese gleichförmige Sprechweise einen erheblichen Teil von Merkels Kanzlerinnen-Erfolg ausmacht. Schlimmes klingt weniger schlimm, wenn Merkel es sagt.

Es verrät einiges über die deutsche Seele, dass Merkels einschläfernde Reden das Geheimnis ihrer Rekord-Kanzlerschaft sein sollen. Wer sich dagegen einmal den Spaß gemacht hat, eine italienische Parlamentsdebatte im Originalton anzuhören, weiß, auch ohne die Sprache zu verstehen, dass Merkel sich dort entweder keine fünf Tage an der Macht gehalten hätte oder heute völlig anders sprechen würde. Mamma mia!

Bewusst oder unbewusst passt jeder Mensch seine Stimme dem jeweiligen Gegenüber an. Erschreckend eindeutig lässt sich das beobachten, sobald Erwachsene auf kleine Kinder – schlimmer: Babys – treffen. Selbst die grimmigsten Brummbären fiepen plötzlich wie junge Mäuse, Omas und Mütter sowieso. Auch das Sprechtempo erinnert dann eher an ein hängen gebliebenes Tonband: Das krumme gelbe Ding, an dem das Kind herumlutscht, ist dann keine Banane mehr, sondern eine Baah-Naah-nääh.

Ich habe mich immer über dieses Phänomen lustig gemacht. Als ich selbst Mutter wurde, musste ich allerdings feststellen, dass auch ich lange nicht in der Lage war, normal mit meinen Kindern zu sprechen. Wie von einer geheimen Macht gesteuert, säuselte ich die kleinen Biester an und tue es manchmal noch heute.

Zum Glück haben alle Eltern, denen das ebenfalls peinlich ist, inzwischen die Wissenschaft an ihrer Seite: Diese sogenannte kindgerechte Sprache ist gut für die Kleinen und spielt eine entscheidende Rolle bei der Sprachentwicklung. Denn Babys und Kleinkinder hören diesem grenzdebilen Geplapper einfach viel lieber zu. Forscher fanden diesen entlastenden Beweis, indem sie den Kleinen unterschiedliche Sätze einmal in Erwachsenen- und einmal in Babysprache vorspielten. Von Ersterer wendeten sich die Kinder merklich schneller ab. Eine andere Untersuchung zeigte, dass Kinder, die viel Babysprache gehört hatten, später einen größeren Wortschatz hatten als diejenigen, mit denen man normal gesprochen hatte.

Uneins sind sich die Wissenschaftler der verschiedenen Babysprachlabore (die gibt es wirklich, zum Beispiel an der Uni Konstanz), ob dabei nur die überdeutliche Aussprache oder auch die hohe Tonlage eine Rolle spielt. In jedem Fall raten sie den Eltern, sich beim Sprechen mit dem Nachwuchs nicht zu verkünsteln.

Sollten Sie zu den wenigen Menschen gehören, die beim Anblick Ihres Babys nicht automatisch sprechen, als hätten Sie eine

Schraube locker, ist das absolut in Ordnung. Für das gute Gedei-
hen Ihres Kindes reicht es völlig, wenn andere Menschen das ab
und an tun.

Wesentlich subtiler ist dieser stimmliche Anpassungseffekt,
wenn wir Menschen mit einem anderen Status begegnen. Achten
Sie einmal auf Ihre Tonlage, wenn Ihr Chef das nächste Mal in
Ihr Büro kommt. Gut möglich, dass Sie plötzlich einige Frequen-
zen höher sprechen als normalerweise (zumindest, wenn Sie Ihren
Vorgesetzten respektieren oder sich sogar ein ganz kleines bisschen
vor ihm fürchten). Recht wahrscheinlich ist es auch, dass Sie den
Praktikanten in normalem oder sogar tieferem Tonfall ansprechen.

So jedenfalls machten es die Probanden eines britischen For-
scherteams der University of Stirling. Sie sollten via Bildschirm
fiktive Jobinterviews führen. Dazu zeigte man ihnen Bilder von
drei potenziellen Chefs, die unterschiedlich grimmig dreinblick-
ten. Heraus kam: Je dominanter die Studienteilnehmer ihre
zukünftigen Arbeitgeber einschätzten, desto höher wurde ihre
Stimmlage. Die Forscher werteten dies als eine Art unbewusste
stimmliche Unterwerfungsgeste. Umgekehrt sprachen Probanden,
die sich selbst als dominant oder respekteinflößend einstuften, vermehrt in gleichmäßiger und tiefer Tonlage. Das schlichte Gefühl
von Über- oder Unterlegenheit reicht also bereits, um unsere Aus-
drucksweise zu verändern.

Weil die Stimme immer auch ein Spiegel unserer Denkgewohn-
heiten ist, lassen sich an ihr sogar gesellschaftliche Entwicklungen
ablesen. Die Stimme der deutschen Durchschnittsfrau beispielsweise hat sich in den vergangenen zwei Jahrzehnten erheblich
gesenkt, wie Leipziger Forscher in einer groß angelegten Untersuchung mit knapp 2 500 Teilnehmern zeigten. Sprechen Frauen

heute auf einer Frequenz von knapp 170 Hertz, waren es damals noch 220. Der männliche Durchschnitt dagegen hat sich nicht verändert und liegt nach wie vor bei 110 Hertz.

Verantwortlich dafür ist die Emanzipation. Nach Schutz und Hilfe piepsende Stimmen, wie man sie aus Fünfzigerjahre-Filmen kennt, passen wohl einfach nicht mehr zum heutigen Selbstverständnis der meisten Frauen. Das klingt ein bisschen zu einfach, doch biologische Ursachen wie zunehmende Körpergröße oder Hormone hatten die Wissenschaftler zuvor ausgeschlossen. Zu der Annahme passt, dass etwa die Frauenstimmen im sehr gleichberechtigten Norwegen insgesamt tiefer sind als im noch immer etwas machohaften Italien.

Die Tatsache, dass sich Stimme und (gefühlte) Macht gegenseitig so sehr beeinflussen, kann man ungerecht, unheimlich und unmöglich finden – oder aber für sich nutzen. Wenn Sie sich das nächste Mal auf einen Vortrag oder ein wichtiges Gespräch vorbereiten, dann sollten Sie weniger Ihre geschliffenen Worte einstudieren, sondern lieber üben, sich gedanklich in eine Situation zu versetzen, in der Sie sich besonders mächtig gefühlt haben. (Ich denke immer an den ersten Arbeitstag nach meiner Facharztprüfung, endlich durfte auch ich wichtige Entscheidungen treffen.) Der klassische Tipp, sich das Gegenüber in Unterhose vorzustellen, geht übrigens in die gleiche Richtung: Egal wie schlecht Ihr Business-Outfit sitzt, Sie sind einem Gesprächspartner im Tiger-Tanga damit definitiv überlegen.

Dass sich das Selbstbild in der Stimme zeigt, beweist auch ein Versuch von Wissenschaftlern der San Diego State University. Sie hatten dafür die Stimmen von mehr als 100 Studenten aufgenommen. Die Hälfte davon sollte sich zuvor ausmalen, einen beneidenswerten beruflichen Status erlangt zu haben oder wichtige Informationen zu besitzen. Zuhörer konnten später anhand der Stimme die vermeintlich mächtigen Sprecher von denen unterscheiden, die kein solches Gedankenspiel durchgeführt hatten.

Die große Kunst ist es, sich wirklich ganz diesem Machtgefühl hinzugeben (und das ist gar nicht so einfach, es sei denn, Sie sind Method-Acting-Profi). Eine lediglich verstellte Stimme erkennen die meisten Menschen nämlich unbewusst und empfinden sie sogar als unangenehm.

Klang der Seele: Was die Stimme weiß

Walter Sendlmeier und sein Team von der TU Berlin haben übrigens nicht nur jahrzehntelang die Stimme von Angela Merkel und anderen Politikern gestaltet, sondern auch wissenschaftliche Parameter erarbeitet, anhand derer man verborgene Gefühle in der Stimme lesen kann.

Grob zusammengefasst lässt sich sagen: Wer verärgert ist, spricht oft sehr schnell, aber auch besonders deutlich. Bei Trauer oder Angst ist es umgekehrt, man spricht langsamer und dennoch undeutlicher. Die schwächliche, gedämpfte Stimme trauriger Menschen entsteht, weil sich die Stimmlippen oft nur ganz leicht berühren und sich der Unterkiefer kaum bewegt. Trauernde bekommen im wörtlichen Sinn die Zähne nicht auseinander. Auch die Tonlage verändert sich mit den Emotionen. Wer Angst hat, spricht monoton und hoch, wer sich freut, variiert stark Tonalität und Satzmelodie.

Eigentlich bestätigen die Wissenschaftler damit nur, was aufmerksame Zuhörer ohnehin als eine Art Bauchgefühl wahrnehmen. Doch solche und ähnliche Erkenntnisse helfen inzwischen dabei, auch Computern dieses einfühlsame Zuhören beizubringen: Sprachassistentin Siri und ihre Kollegen könnten künftig nicht nur die Wetterkarte oder den Busfahrplan für uns heraussuchen, sondern uns auch bei schlechter Laune aufheitern oder vom Autofahren abraten, wenn wir übermüdet klingen. Psychologen, Informatiker und Mediziner erproben bereits spezielle Stimm-Software, die Alarm schlägt, sobald unsere Seele leidet.

Das Prinzip dahinter ist einfach. Unsere Stimmung beeinflusst unsere Muskelspannkraft, und das gilt auch für die vielen winzigen Muskeln, die unseren Kehlkopf und die Stimmlippen darin steuern. Je kleiner die Muskeln, desto schwieriger ist es für uns, sie bewusst zu kontrollieren. Deshalb verändern sich ohne unser aktives Zutun Stimmklang, Sprechmelodie, Tonhöhe oder Rhythmus, wenn wir angespannt, traurig oder wütend sind.

Ein geschultes Ohr ist in der Lage, solche Gefühle in der Stimme zu erkennen. Ein Computer allerdings nimmt die Variationen der Stimme noch viel feiner unter die Lupe und lässt sich dabei nicht von Äußerlichkeiten ablenken. Wenn wir lächeln, mag ein Außenstehender Resignation in unserer Stimme überhören, die Software nicht. Manche dieser Programme können mehrere Tausend Parameter analysieren und Veränderungen erkennen, die für das menschliche Ohr nicht wahrnehmbar sind, aber womöglich auf eine psychische Erkrankung hinweisen.

Kinder mit einer Aufmerksamkeitsstörung beispielsweise reden meist viel und klingen dabei sehr temperamentvoll. Auf der Mikroebene allerdings zeigt sich, dass die Lautbildung bei ihnen wenig variiert, fast monoton ist, und sich damit ganz erheblich von einfach nur lebhaften Kindern unterscheidet. Mithilfe von Stimmanalysen erhoffen sich Wissenschaftler auch, Depressionen zuverlässiger diagnostizieren zu können. Weil mit der Seele meist der ganze Körper leidet, zeigt sich die Krankheit auch in der Stimme. Depressive Menschen sprechen monoton und pendeln immer um die gleiche Tonlage.

Auch die Parkinson-Krankheit könnte künftig über die Stimme diagnostiziert werden. Bislang lässt sich diese Nervenkrankheit nicht in Blut- oder anderen Labortests nachweisen. Deshalb haben Forscher des Massachusetts Institute of Technology (MIT) und der University of Oxford die »Parkinson's Voice Initiative« gegründet. Sie sammelt per Smartphone-App Tausende Stimmproben, um einen entsprechenden Algorithmus zu programmieren. Das ehrgeizige Ziel der Wissenschaftler: Eine Software soll die Erkrankung erkennen, noch bevor erste Symptome auftreten.

Diese Methoden sind noch längst nicht ausgereift, aber sie machen Hoffnung. Ein mulmiges Gefühl habe ich dagegen, wenn nicht Ärzte und Psychologen mit Schweigepflicht, sondern Arbeitgeber per Stimmanalyse in unserem Innenleben stöbern. Unternehmen, die als besonders modern gelten wollen, nutzen solche Software, um zu testen, ob sich jemand für bestimmte Positionen eignet. Der Vorteil scheint auf der Hand zu liegen: Im Gegensatz zu Lebensläufen lässt sich die Stimme nur schwer manipulieren, und der Personaler kann einen Teil seines Aufwands an eine Maschine auslagern. Während man dann arglos über Hobbys oder den vergangenen Urlaub plaudert, prüft ein Computer Stimmlage, Wortschatz, Satzbau, Betonung oder Lautstärke. Ob man die Alpen überquert oder Kitesurfen gelernt hat, ist dem Programm dabei herzlich egal. Es ist viel zu sehr damit beschäftigt, die Stimmdaten mit Tausenden zuvor eingespeisten Analysen abzugleichen, denen die Entwickler ausführliche psychologische Gutachten zugeordnet haben. Ein Algorithmus errechnet dann, je nach Übereinstimmungen, ob der Aspirant für den Posten taugt.

Ob ein solches Programm wirklich die besten Mitarbeiter findet? Ich weiß es nicht. Ich weiß allerdings auch nicht, ob die immer gleichen Fragen im Vorstellungsgespräch und die auswendig gelernten Antworten darauf viel besser sind. Vielleicht hat sich mein erster Chef ja doch etwas dabei gedacht, als er mich nicht nach Stärken und Schwächen, sondern nach Musikinstrumenten fragte. Ich bin jedenfalls sehr froh, dass ich die Mitarbeiter meiner Praxis von meinem Vorgänger übernommen habe. Ich hätte sie womöglich vorsingen lassen oder gebeten, ein Ohr zu zeichnen.

Schrei nach Liebe: Stimme und Attraktivität

Hirschkühe geben nicht viel auf Statussymbole. Entgegen der landläufigen Meinung beeindruckt sie Pracht und Größe des männlichen Hirschgeweihs nämlich kaum. Stattdessen verlassen sich die Damen bei der Paarung hauptsächlich auf ihr Gehör. Je gewaltiger der Brunftschrei des Bullen, desto überzeugter ist die Hirschkuh, dass der stimmgewaltige Artgenosse auch für konkurrenzfähigen Nachwuchs sorgen kann.

Wir Menschen machen es kaum anders. Unbewusst leiten wir nicht nur von Aussehen oder Geruch, sondern auch von der Stimme die Zeugungseignung eines möglichen Partners ab (die aber nicht zwingend mit der tatsächlichen übereinstimmt). Unterm Strich bestätigen wir dabei mal wieder die alten Klischees aus der Höhle: Männer fühlen sich tendenziell von hohen Frauenstimmen angezogen, Frauen finden – Überraschung! – tiefe Männerstimmen heiß.

Interessant ist, dass sich weibliche Probanden einer Studie sogar Dinge besser merken konnten, wenn sie von einer tiefen Männer-stimme gesagt wurden. (Lieber Leser, wenn Sie sicherstellen wollen, dass Ihre Frau beim nächsten Gang nach draußen endlich den Müll mitnimmt: Bass, bitte! Vielleicht findet Ihre Partnerin diese Ansage dann sogar sexy.)

Die Stimme einer Frau ist während ihrer fruchtbaren Tage am attraktivsten, sofern man einer Studie des US-Psychologen Gor-don Gallup glaubt. Unklar bleibt, was »attraktiv« in diesem Fall bedeutet. Jedenfalls sabotiert die Pille diesen Effekt mal wieder. Die Behauptung, dass Frauen, wenn sie fruchtbar sind, höher sprechen (mutmaßlich, um damit attraktiver zu wirken), ist um-stritten. Fest steht nur, dass sich die Stimme im Laufe des Zyklus verändert.

Wer herausfinden will, wie die Stimme auf ein attraktives Gegenüber reagiert, sollte sich, so wie die US-Psychologin Susan Hughes, ein paar Anrufbeantworter zulegen. Diese Geräte spielen in Versuchen von Stimmforschern oft eine wichtige Rolle. Hughes beispielsweise gab männlichen und weiblichen Teilnehmern eines solchen Versuchs Fotos und Informationen von fiktiven Personen, die sie später anrufen sollten, um ihnen eine Nachricht auf dem Anrufbeantworter zu hinterlassen. Männer sollten bei Frauen an-rufen und umgekehrt. Heraus kam: Beide Geschlechter senkten die Stimme, wenn sie die Besitzer der Anrufbeantworter begeh-renswert fanden.

Nur ein Jahr später allerdings fand Hughes' Fachkollege Paul Fraccaro wieder in einem Anrufbeantworter-Experiment genau das Gegenteil heraus. 45 Frauen sollten einer fiktiven Barbekannt-schaft vom Vorabend eine Nachricht aufs Band sprechen. Hierbei wechselten die Frauen in eine höhere Tonlage, sobald sie das Gegenüber attraktiv fanden. Sicher ist wohl nur, *dass* wir unsere Stimme verändern, wenn uns jemand gefällt.

Egal ob wir beim Flirten fiepen oder brummen, irgendwann ist die Kennenlern-Romantik vorbei, und wir sitzen beim Paartherapeuten. Dank Stimmforschung lässt sich immerhin vorhersagen, ob sich der Aufwand noch lohnt. Der Ingenieur Shrikanth Narayanan von der University of California hatte vor mehr als zehn Jahren mit einer speziellen Software Hunderte Paartherapiegespräche analysiert, dabei spielte der intime Inhalt keine Rolle, sondern lediglich der Stimmklang. In den folgenden Jahren speiste der Forscher das System immer wieder mit Informationen darüber, welches Paar zusammenblieb und welches sich trennte. Schließlich sagte das Programm in vier von fünf Fällen richtig vorher, ob eine Ehe hielt – besser als die beteiligten Psychologen.

Die eigene Stimme finden

Wahrscheinlich stellen Sie sich jetzt die berechtigte Frage, was all diese eindrucksvollen, aber vielleicht auch verunsichernden Erkenntnisse für Ihren Alltag bedeuten. Braucht jeder, der es zu etwas bringen will, einen persönlichen Stimmtrainer? Sollten wir morgens im Bad neben Waschen und Kämmen zusätzlich Zeit einplanen, um unsere Stimme zurechtzumachen? Ziemlich viele Bücher, Seminare und Coaches vermitteln den Eindruck, dass ohne Stimmtuning überhaupt nichts mehr geht. Bereits in der Antike soll der griechische Politiker und Redner Demosthenes einen Tragöden als Stimmberater engagiert haben, der ihm empfahl, sich Kieselsteine in den Mund zu stecken, um die Aussprache zu trainieren und die Stimme beim Sprechen vor tosender Brandung zu stärken.

Zum Glück können Politiker heute Mikrofone nutzen, und selbst Supernuschler wie Helmut Kohl haben es schließlich zu etwas gebracht. Sofern Sie nicht vorhaben, Theaterstar zu werden, oder unter einer Stimmstörung leiden, müssen Sie weder einen Coach engagieren noch Steine lutschen. Für die meisten Menschen ist die Stimme zwar sehr wichtig, aber sie ist eben nur einer von unzähligen Bausteinen unserer Persönlichkeit. Sollten Sie allerdings unterrichten, Kitakinder betreuen, am laufenden Band Verkaufsgespräche führen oder aus sonstigen Gründen ständig reden, hilft Ihnen womöglich das kleine Stimmfitnessprogramm am Ende dieses Buches.

Der Mehrabian-Mythos

Managementtrainer weltweit beeindrucken gerne mit einer unglaublichen Zahl: 93 Prozent der Kommunikation läuft nonverbal ab. Ihre Kunden nicken dann brav und sind froh, dass sie jetzt einen echten Profi bezahlen, der ihnen zeigt, wie man aus diesen 93 Prozent alles herausholt. Auf die wahrscheinlich selten gestellte Frage, wo diese Zahl herkommt, verweisen die Experten auf Studien des iranisch-amerikanischen Psychologen Albert Mehrabian. Demnach werde die Bedeutung einer gesprochenen Botschaft zu 55 Prozent durch Körpersprache vermittelt, zu 38 Prozent durch die Stimme und nur zu sieben Prozent durch die eigentlichen Worte.

Leider werden Mehrabians Versuche noch immer völlig falsch interpretiert, worüber der Forscher bis heute erbost ist. Die viel zitierte Formel geht auf zwei Experimente zurück, die Mehrabian Ende der Sechzigerjahre durchgeführt hatte. Er wollte herausfinden, welche emotionale Wirkung Worte haben, abhängig von Tonlage oder Gesichtsausdruck. Heraus kam: Menschen lassen sich eher von der Stimme leiten, sofern sich Wortinhalt und Tonlage widersprechen, beispielsweise wenn man dem positiven Wort »Liebe« einen negativen Klang verpasst. Nimmt man ein neutrales Wort wie »vielleicht« und zeigt den Probanden zusätzlich zur Betonung noch unterschiedliche Gesichtsausdrücke, orientieren sie sich am stärksten am Gesichtsausdruck. Dies gelte allerdings nur für die Kommunikation von Gefühlen und Haltungen, stellte der Professor später klar. Es stehe absolut außer Frage, dass man diese Ergebnisse nicht auf Kommunikation im Allgemeinen übertragen könne.

Die wichtigste Stimmregel, die ich Ihnen hier mitgeben möchte, ist: Sprechen Sie ganz normal – und nicht so, wie Sie denken sprechen zu müssen, um irgendwie gut rüberzukommen. Jeder HNO-Arzt, Stimmforscher oder Logopäde wird Ihnen bestätigen, dass das die beste Methode ist, um sympathisch zu wirken und die Stimme gesund zu erhalten. Klingt banal? Ist es nicht. Aus meiner Praxis weiß ich, dass es für unzählige Menschen alles andere als selbstverständlich ist, ihre natürliche Stimme zu benutzen. Und die meisten merken es nicht mal.

Sogar ich verstelle ständig meine Stimme, obwohl ich es besser weiß. Wenn Sie in meine Praxis kommen, machen Sie schnell Bekanntschaft mit meiner Wartezimmer-Stimme. Ich flöte Sie in hellstem Sopran in den Behandlungsraum, um erst nach weiterem Begrüßungszirpen endlich wieder meine normale Tonlage zu finden. Ich weiß nicht, warum ich das mache, ich weiß nur, dass ich es mache. (Womöglich ist es eine unbewusste Unterwerfungsgeste: Ich will Ihnen durch meine hohe Stimme signalisieren, dass ich Sie bestimmt nicht auffressen werde, und hoffe, dass Sie es umgekehrt auch nicht tun.)

Wenn ich sage, Sie sollen »normal« sprechen, muss man dazu wissen, dass jeder Mensch eine ganz bestimmte Stimmlage hat, die exakt auf den jeweiligen Körper abgestimmt ist. Man nennt sie Indifferenzlage. Wer so spricht, nutzt seine Stimme optimal und schont sie damit. Außerdem klingt man auf diese Weise am natürlichsten. Zuhörer empfinden die Indifferenzlage unbewusst als am besten zum Sprecher passend.

Ihre eigene Indifferenzlage können Sie mit verschiedenen kleinen Übungen finden, beispielsweise indem Sie einmal ganz monoton bis 20 zählen. Dieser Ton entspricht höchstwahrscheinlich Ihrer natürlichen Stimmlage. Sie können sich auch ein entspanntes Gespräch unter Freunden vorstellen, bei dem Sie immer wieder ein zustimmendes »Mmhmmh« von sich geben, das in der Regel Ihrer Indifferenzlage gleichkommt.

Wer seine eigentliche Stimme nie zum Zug kommen lässt, kann Ärger mit ihr kriegen. Das nennt man dann Dysphonie oder Stimmstörung, und Sie werden später noch mehr dazu erfahren. Grob gesagt ist das ständige Sprechen in falscher Tonlage für Ihre Stimme ungefähr so, als würden Sie dauernd zu kleine Schuhe tragen oder mit 70 Kilo Übergewicht einen Marathon laufen. Oft ist diese verschobene Stimmlage eine tiefsitzende Angewohnheit, die sich die Betroffenen teils schon in der Kindheit zugelegt oder von ihren Eltern abgeguckt haben. Meistens sprechen Männer dabei tiefer, als sie sollten, Frauen höher – vermutlich, um sich den gängigen Rollenvorstellungen anzupassen.

Eine vor allem in den USA verbreitete Stimm-Mode dreht dieses Verhältnis bewusst um: Seit einigen Jahren sprechen junge Frauen dort tiefer und kehliger als jeder Mann. Es klingt wie eine knarrende Tür, oder als würde man ein rohes Steak in heißes Fett legen. Passenderweise nennt man diese Art zu sprechen *Vocal Fry*, was ich mal mit Stimmbrutzeln oder Bratstimme übersetzen würde. Zu den bekanntesten Vertreterinnen zählen Britney Spears oder Kim Kardashian, die ihre Sätze gern mit einem solchen Bratgeräusch beenden.

Es entsteht, wenn die Stimmlippen nicht wie beim normalen Sprechen regelmäßig durch den Atemstrom vibrieren, sondern nur einzelne wenige Luftbläschen chaotisch durch die Stimmritze blubbern. Falls Sie sich diesen Sound nicht vorstellen können, hören Sie am besten einmal kurz auf YouTube nach. Sie werden sofort wissen, was ich meine.

Seit Soziologen und Psychologen das Phänomen entdeckt haben, streiten sie darüber, ob es nun eine besonders kreative Form von Feminismus ist oder genau das Gegenteil. Herausgefunden haben sie immerhin, dass es auf dem Arbeitsmarkt nicht gut ankommt: Frauen, die *Vocal Fry* nutzen, wirkten weniger kompetent, weniger gebildet und hätten schlechtere Chancen bei Bewerbungsgesprächen, analysiert eine Studie der Stimmforscherin Rindy Anderson.

Was in der ganzen Debatte kaum gesagt wird: Auch viele Männer braten ihre Stimmen, und zwar nicht nur die männlichen Pendants zu Britney und Kim, sondern beispielsweise auch der Vorzeige-Intellektuelle Noam Chomsky. Nur macht ihm das keiner zum Vorwurf.

Aus ganz praktischer Sicht fragt sich: Schadet der Kram den Stimmbändern? Ganz einig sind sich die Experten hierbei nicht. Unterm Strich lässt sich sagen: Die Dosis macht das Gift. Wer es cool findet (und nicht gerade im Vorstellungsgespräch sitzt), kann seine Stimme ruhig ab und zu brutzeln lassen. Es gibt sogar Sprech- und Gesangsübungen, bei denen genau das gemacht wird, man nennt das dann Strohbass oder Untertongesang. Der menschliche Vokaltrakt will schließlich auch mal zeigen, was er so draufhat.

Gefährlich wird es, wenn man sich diese pseudoheisere Stimme zur Gewohnheit macht. Wer gar nicht mehr merkt, dass die Stimme ständig einen solchen Firlefanz veranstaltet, kann auf lange Sicht Knötchen oder kleine Geschwulste an den Stimmbändern bekommen und irgendwann wirklich chronisch heiser sein. Sollte *Vocal Fry* für Sie der Normalzustand sein, dann brauchen Sie womöglich doch einen Stimmcoach, um sich den Quatsch wieder abzutrainieren. Hin und wieder dürfen Sie Ihren Mitmenschen aber bedenkenlos per Bratstimme auf den Keks gehen.

Glückshormone gratis: Singen

Zurzeit lerne ich Ukulele. Für meine Familie ist das kein großer Genuss, aber ich habe schon immer leidenschaftlich alle möglichen Instrumente gespielt. Als kleines Mädchen waren es Klavier, Flöte und Klarinette, in der Schule lernte ich Saxofon und wurde Teil der dortigen Big Band. Kurz darauf sang ich auch noch in einem Gospelchor. Den Chor hatte ich vom ersten Tag an am liebsten gemocht. Ich fand es einfach unglaublich praktisch, ein Musikinstrument zu besitzen, das ich ohne Anstrengung von früh bis spät mit mir herumtragen konnte: meine Stimme.

Leider waren meine Eltern irgendwann der Ansicht, ich hätte viel zu viele Freizeitaktivitäten, und strichen meinen vollgepackten Musikstundenplan gnadenlos zusammen. Sie vertraten außerdem die Meinung, ich solle ein »richtiges« Instrument beherrschen, weshalb ich den Chor aufgeben musste. Meine Stimme war für sie kein »richtiges« Instrument. Ich würde nicht so weit gehen zu sagen, dass das Chorverbot an meinem lange Zeit so verkorksten Verhältnis zu meiner Stimme schuld ist. Aber womöglich hätte ich mit Chor schon viel eher festgestellt, dass meine Stimme zwar nicht so ist, wie ich sie gerne gehabt hätte, aber trotzdem einzig- und großartig.

Mein halbes Leben lang habe ich mir eine hohe Stimme gewünscht, obwohl ich schon als Mädchen tiefer sang als »Die Drei Tenöre«. Dass ich mit meinem Bass ein für eine Frau ziemlich außergewöhnliches Talent besitze, machte mir erst viele Jahre später meine Gesangslehrerin klar. Als ich sie bei unserem ersten Treffen bat, mir das hohe Singen beizubringen, sagte sie nur: »Bist du blöd?« Am Ende der Stunde vermittelte sie mir den Kontakt zu einer Jazzband, die eine Sängerin brauchte, eine mit einer wirklich tiefen Stimme. Eine wie mich.

Ich habe in diesen Gesangsstunden wohl mehr über mich gelernt als bei jedem Psychotherapeuten. (Zum Beispiel, dass es klug ist, auf das zu blicken, was man kann, und nicht auf das, was man nicht kann.) Heute fühle ich mich manchmal wie das hässliche

Entlein, das endlich zum Schwan geworden ist – obwohl meine Stimme noch immer die alte ist. Geändert hat sich lediglich meine Sicht auf sie.

Singen ist die einfachste, günstigste und unterhaltsamste Methode, um mit Ihrer Stimme Freundschaft zu schließen, sie bewusst einzusetzen und gesund zu erhalten. Wenn Sie also etwas sehr Einfaches für Ihre Stimme – und für Ihre Stimmung – tun möchten: Singen Sie. Sie brauchen dafür nicht unbedingt einen Lehrer. Ich wünsche mir zwar, dass es Gesangsunterricht für jeden auf Rezept gäbe, aber Sie sind ja auch in der Lage, ohne Laufberater zu joggen, und trauen sich vermutlich auch ohne Schwimmtrainer ins Hallenbad. Es ist auch egal ob Sie im Auto, unter der Dusche, im Fußballstadion oder in einer Karaokebar singen – Hauptsache, Sie tun es.

In wissenschaftlichen Studien schneidet das gemeinschaftliche Singen besonders gut ab. Chorproben helfen gegen Depressionen, vertreiben Anspannung und stärken das Immunsystem. Der Körper schüttet dabei Hormone wie Oxytocin und Beta-Endorphin aus, die entspannt und glücklich machen. Gleichzeitig bremst er das Stresshormon Cortisol, das auch hinter so manch unschöner HNO-Krankheit stecken kann. Für alle, die keine Möglichkeit haben, in einem echten Chor zu singen, erforschen britische Wissenschaftler deshalb gerade die Wirkung eines speziellen Virtual-Reality-Chors.

Selbst bei schlimmen Lungenkrankheiten wie COPD oder Mukoviszidose hat Singen handfeste Vorteile. In Großbritannien haben Forscher ein richtiges Programm für mehr Lungengesundheit durch Singen entwickelt: »Singing for Lung Health« soll Menschen mit allen möglichen Lungenerkrankungen helfen, körperlich und seelisch besser mit ihrer Krankheit zurechtzukommen.

Das Schöne ist: Jeder, der sprechen kann, kann auch singen. Es gibt wirklich so gut wie keine Menschen, die überhaupt nicht singen können. Den meisten hat man nur irgendwann mal eingeredet, sie könnten es nicht. Falls Sie dazu zählen: Um von den zahllosen Vorteilen des Singens zu profitieren, ist es völlig unerheblich, ob Sie singen können. Nehmen Sie sich die Unbedarftheit kleiner Kinder zum Vorbild oder von mir aus auch diese gar nicht so üble T-Shirt-Weisheit: »Nur weil ich nicht singen kann, heißt das noch lange nicht, dass ich nicht singen werde.«

Oder tun Sie es, um ein besserer Mensch zu werden – diesen Effekt legen Versuche an der Stanford University nahe. Die Wissenschaftler dort ließen für ihr Experiment Studenten in Dreiergruppen über das Unigelände gehen, manche im Gleichschritt, andere unkoordiniert. Danach machten die Probanden einen spielerischen Test, um ihr Sozialverhalten zu prüfen. Das Ergebnis war eindeutig: Wer im Gleichschritt gelaufen war, fühlte sich stärker zusammengehörig und vertraute den anderen Gruppenmitgliedern mehr.

In einem weiteren Versuch sollten die Studienteilnehmer zusammen singen, und zwar die kanadische Nationalhymne, obwohl die Studenten US-Amerikaner waren. (Man wollte wohl beweisen, dass Singen auch unter erschwerten Bedingungen wirkt.) Es gab eine Gruppe, die das Lied lediglich hörte, eine, die es gemeinsam sang, und zwei weitere, die gemeinsam sangen und dazu einen Plastikbecher synchron beziehungsweise asynchron schwingen sollten. Bei der darauffolgenden Testaufgabe zeigte sich: In allen Gruppen, die gesungen hatten (unabhängig vom Plastikbecherschwingen) erhöhte sich das Wir-Gefühl und sorgte dafür, dass jeder Einzelne in der Gruppe besser kooperierte.

In dem gesteigerten Sozialverhalten sehen Forscher den eigentlichen evolutionsbiologischen Sinn von gemeinsamem Singen: Wer zusammen singt, hält auch zusammen. Außerdem bleibt weniger Zeit, um sich gegenseitig den Schädel einzuschlagen.

SCHLAFES KRAWALLBRUDER: SCHNARCHEN

Wenn einer meiner Patienten das Gespräch mit den Worten eröffnet »ich komme eigentlich wegen meiner Freundin«, habe ich meist schon eine Ahnung, wie es weitergeht. Er wird mir ein für ihn sehr intimes Geheimnis anvertrauen. Ein peinliches Problem, von dem er immer annahm, es treffe nur Trinker, übergewichtige Lkw-Fahrer oder Rentner mit dicken Nasenhaaren. Jedenfalls nicht einen sportlichen, gepflegten Karrieretypen Mitte dreißig. Er sagt etwas wie: »Also, ich kann mir das eigentlich wirklich nicht vorstellen, aber ... Also, na ja, meine Freundin sagt, ich schnarche.« Dann blickt er mich erwartungsvoll an und hofft auf eine Antwort à la: »Schnarchen? Sie? Nein, das ist unmöglich!« Doch meist hat die Freundin recht.

Schnarchen gehört zu den großen Menschheitsthemen. Direkt oder indirekt betrifft es mindestens die halbe Welt. Wir verbringen extrem viel Zeit damit, es zu tun oder ihm zu lauschen. Es fasziniert Mediziner, Literaten und Historiker. Letztere verorten den ersten Schnarcher der Geschichte ungefähr 460 vor Christus: Dionysos, der griechische Gott des Weines und der Fruchtbarkeit. Um ihn zu wecken, sollen seine Frauen ihn beim Schnarchen immer wieder mit dem Stängel eines Riesenfenchels gepikt haben.

Forscher aus Dresden und Jena haben vor Kurzem ein Buch aus dem Jahr 1688 gefunden, in dem sich der deutsche Arzt Georg Grau ausführlich dem Schnarchen widmet, das er als »eine verdrießliche, beschwerliche und unannehmliche Nacht-Music« bezeichnet. Auch Mark Twain beschrieb das Phänomen sehr anschaulich. In *Tom Sawyer* klingt es wie »Wasser, das den Badewannenausguss hinuntergurgelt« und ähnelt dem »Schniefen wie von einer erstickenden Kuh«.

Schlaffes Segel im Nachtwind: Was ist Schnarchen?

Im Grunde ist Schnarchen die ziemlich einzigartige Begleitmusik völliger körperlicher Entspannung: Alles lässt los, alles wird schwer. Zunge und Rachenmuskeln hängen schlaff herum, vor allem im hinteren Teil der Mundhöhle. Dort findet das ganze Fleisch nämlich kaum noch Knochen oder Knorpel, die es irgendwie davon abhalten könnten, in sich zusammenzusacken. Trifft dann der Luftstrom des Atems auf diesen müden Weichteilhaufen, beginnt dieser zu vibrieren und erzeugt damit einen Ton.

Das Prinzip dahinter kennen wir bereits von den Stimmlippen, nur dass beim Schnarchen nicht zwei kleine zarte Müskelchen vor sich hin schwingen, sondern ein im Vergleich riesiger Rachenteil. Das Gaumensegel (dort, wo das Zäpfchen sitzt) flattert munter im Atemwind und macht teils den gleichen Lärm wie das echte knatternde Segel einer Jolle. Ein durchschnittlicher Schnarcher schafft Lautstärken von bis zu 85 Dezibel, also irgendwas zwischen Staubsauger und Rasenmäher. Den Weltrekord hält derzeit die Britin Jenny Chapman mit mehr als 111 Dezibel, was einem kleinen Kampfflugzeug entspricht. (Sie ist noch immer verheiratet.)

Aus medizinischer Sicht ist Schnarchen nur dann ein Problem, wenn das schlaffe Rachenfleisch die Luftwege zudrückt und deshalb der Atem aussetzt. Früher nannte man das »Pickwick-Syndrom«, weil auch ein schläfriger, dicker Kutscher in Charles Dickens' Roman *Die Pickwickier* ständig schnarchte. Heute spricht man etwas sachlicher von obstruktiver Schlafapnoe, die wir HNO-Ärzte meist kurz und liebevoll als OSA abkürzen. (Daneben gibt es auch noch eine sogenannte zentrale Schlafapnoe, die vom Gehirn ausgeht, sie ist aber vergleichsweise selten und hat nicht zwingend mit Schnarchen zu tun.)

Obstruktive Schlafapnoe ist eine anerkannte und auf lange Sicht ziemlich heimtückische Krankheit, auf die ich gleich noch zu sprechen komme. Dass auch das ganz normale Schnarchen erhebliche Probleme mit sich bringt – und zwar psychischer Art –, erkennt die Wissenschaft erst nach und nach an.

Die Schwierigkeiten beginnen schon damit, dass es bis heute keine befriedigende Definition dieses nicht krankhaften Schnarchens gibt. Man spricht von einfachem Schnarchen, primärem Schnarchen, habituellem Schnarchen, nicht apnoischem Schnarchen, gutartigem Schnarchen oder ungefährlichem Schnarchen. All diese Begriffe kursieren gleichzeitig, und die Wissenschaft hat sich noch immer nicht geeinigt, was genau darunter zu verstehen ist.

Mein Favorit ist das »moleste Schnarchen«, das erst jüngst in der Fachliteratur aufgetaucht ist und so viel heißt wie belästigendes

Schnarchen. Ich finde, dass diese Bezeichnung dem Hauptproblem am ehesten gerecht wird, denn die Leidtragenden sind ja meist die anderen. Außerdem passt sie gut zur von der zuständigen Fachgesellschaft vorgeschlagenen Definition. Ihr zufolge sollte man von Schnarchen sprechen, wenn der Betroffene oder sein Bettpartner (!) über atmungsabhängige »akustische Phänomene« im Schlaf berichtet. Dabei hat aber zumindest der Betroffene deswegen keine Schlafstörung und abgesehen vom Schnarchgeräusch auch keine andere Atmungsstörung. Kurz: Der Schnarcher ist nicht krank, er nervt lediglich.

Auf die Frage, wie viele Menschen auf der Welt eigentlich schnarchen, gibt es ebenfalls keine gute Antwort, weil nie ganz klar ist, ob die molesten Schnarcher gemeint sind oder die mit Atemstörung oder beide. Laut aktueller Studienlage schnarchen zwischen zwei und 86 Prozent der Bevölkerung, will heißen: So richtig weiß es keiner.

Vermutlich liegt die Wahrheit irgendwo in der Mitte. Für Deutschland gehen Schlafmediziner davon aus, dass ungefähr jeder zweite Mann mittleren Alters schnarcht. Als gesichert gilt, dass Männer es häufiger tun als Frauen. Und dass bei beiden Geschlechtern Alte mehr schnarchen als Junge, weil die Rachenmuskeln mit den Jahren nicht mehr so fit sind. Ein weiterer Schnarchgarant: Übergewicht.

Dem molesten Schnarchen ist schwer beizukommen. Unter anderem, weil das Nerv-Potenzial dieser speziellen Nachtmusik nicht nur von der Lautstärke, sondern auch von der Frequenz abhängt, und leider macht einen die meist tiefe Frequenz des ungefährlichen Schnarchens besonders fertig. Sägen Menschen mit lebensbedrohlichen Atemaussetzern oft bei angenehmen 300 bis 800 Hertz, röcheln die nicht apnoischen Schnarcher gern bei fiesen 70 bis 200 Hertz. Das sind markdurchdringende Bässe, die man selbst mit kiloweise Ohropax nicht völlig wegdimmen kann.

Nicht mal vor Wänden und Türen hat dieser Sound Respekt – was er auch nicht muss, wie ein Urteil des Amtsgerichts in Bonn zeigt. Dort hatte vor einigen Jahren ein junges Pärchen seine Vermieterin verklagt, weil die bei der Besichtigung lieber nicht erwähnt hatte, dass die wunderschöne Altbauwohnung in ruhiger Lage nicht nur mit Vogelgezwitscher, sondern auch mit einem extrem laut schnarchenden Nachbarn aufwartete. Das Paar kündigte nach wenigen Monaten fristlos und verlangte Schadensersatz. Die Richter allerdings entschieden, dass die »Wohngeräusche« der Nachbarn hingenommen werden müssten. Bei Anmietung einer Altbauwohnung sei damit zu rechnen, dass »tiefe Frequenzen und damit auch Schnarchgeräusche« aus den anderen Wohnungen zu vernehmen seien.

Amerikaner und Briten nehmen solche Probleme lieber gleich selbst in die Hand: Eine 47-Jährige aus Florida etwa versuchte kürzlich, ihren Freund zu erschießen, nachdem sich die beiden wegen seiner Schnarcherei gestritten hatten. In Großbritannien starb eine Krankenhauspatientin, nachdem ihr die Bettnachbarin aus Wut über ihr Schnarchen eine Tasse auf den Kopf geschlagen hatte. (Um die Frage, ob nun wirklich die Tasse die Todesursache war, hat sich die dortige Boulevardpresse allerdings herumgemogelt.)

Was diese Beispiele zeigen? Beim Schnarchen geht es nicht ums Schnarchen, sondern um etwas ganz anderes. Um Schlaf. Will heißen: Es geht um alles! Lebensfreude, Gesundheit, Tatkraft. Wer nicht genug schläft, wird erstens krank und dreht zweitens völlig durch.

Schlaf ist existenziell. Nicht umsonst gilt Schlafentzug als Foltermethode. Während wir schlafen, räumen Körper und Geist einmal ordentlich auf. Das Gedächtnis wird gefestigt, Erlebtes verarbeitet und das Gehirn einmal durchgespült, im wörtlichen Sinn. Dabei vergrößern sich die Nervenzellen und fegen kleine Eiweißablagerungen weg, die sonst womöglich Demenz auslösen. Im Schlaf reparieren wir außerdem unsere Zellen, stärken das Immunsystem, schütten Wachstumshormone aus und laden das Herz-Kreislauf-System wieder auf. Zu wenig Schlaf kann deshalb sogar tödlich sein. Das hat man zwar nicht an Menschen, aber an Ratten gezeigt.

Ein deutscher Privatsender hat aus diesen harten Tatsachen sogar ein (ziemlich morbides) Unterhaltungsformat gebastelt, dessen Titel-Motto mich an Aufenthalte im Schullandheim erinnert: »Wer schläft, verliert.« Doch im Gegensatz zu Zehntklässlern schaffen es die F-Promis in der Show tatsächlich, über 60 Stunden wach zu bleiben. Ich kann daraus nur schließen, dass sie alle mit Schnarchern liiert und daher trainiert sind.

Wie viel Schlaf brauche ich?

Die Antwort ist so einfach wie unbefriedigend: Sie müssen es selbst herausfinden. Die meisten Deutschen schlafen zwischen sechs und neun Stunden, was noch lange nicht heißt, dass das auch für Sie gelten muss. Es gibt Menschen, die nach vier Stunden fit sind, andere brauchen das Dreifache. Beides ist nicht krankhaft, sondern unter anderem genetisch bedingt. Auch zwischendurch mal wach zu liegen, ist völlig normal.

Der durchgehende, selig machende Nachtschlaf ist ohnehin eine recht neue Erfindung. Bis zur Industrialisierung schliefen die Menschen in Europa in zwei etwas kürzeren Phasen. Sie standen irgendwann zwischen ein und drei Uhr nachts auf, gingen hinaus, beteten oder brauten Bier. Danach gaben sie sich einem zweiten Schlaf hin.

Die Regel »Schlaf vor Mitternacht ist der beste« gilt ebenfalls nicht zwingend. Sie können auch erst um zwei Uhr morgens ins Bett gehen und trotzdem genug erholsamen Schlaf bekommen. Viel wichtiger für die Regeneration ist, regelmäßig zur gleichen Zeit ins Bett zu gehen – egal ob vor oder nach zwölf.

Das Einzige, wovon ich abrate, sind Schichtarbeit und zu schlafen wie Leonardo da Vinci. Der Italiener soll lediglich alle paar Stunden ein ungefähr 15-minütiges Nickerchen gehalten und komplett auf den Nachtschlaf verzichtet haben.

Ich würde zwar niemals an einem Schlafentzugswettbewerb teilnehmen, glaube aber, dass ich nur schwer zu schlagen wäre. Schließlich habe ich dank Kindern und Schichtdienst nicht nur einen völlig gestörten Schlafrhythmus, sondern bin auch noch mit einem extrem ausdauernden Schnarcher verheiratet. Dabei ist mein Mann schlank und sportlich, er bekommt genug Luft und hat eine geradezu vorbildliche Rachenanatomie. Er schnarcht einfach nur. Wobei das Wort »nur« angesichts des Krachs, den er nachts veranstaltet, eigentlich nicht angebracht ist. Unabhängig von meinen Mordfantasien frage ich mich deshalb immer, ob es nicht auch für ihn selbst irgendwie schädlich sein könnte, bei einem derartigen Getöse zu schlafen. Wie er das überhaupt schafft, frage ich mich sowieso.

Bislang gehen die meisten Wissenschaftler davon aus, dass den Schnarcher sein Schnarchen nicht stört. Man nimmt an, dass das Gehirn den eigenen nächtlichen Soundtrack nicht als interessant oder gefährlich einstuft und ihn deshalb ausblendet (Sie erinnern sich: der Cocktailparty-Effekt). Doch das Gehör beschäftigt sich ja trotzdem mit dem Geräusch, und sei es auch nur, um es als unwichtig zu befinden. Zudem gibt es immer wieder Studien, die nahelegen, dass auch das Gehirn nicht völlig unbeeindruckt von dem nächtlichen Gesäge bleibt.

Ein Team aus amerikanischen und japanischen Schlafforschern beispielsweise fand heraus, dass Schnarchen – je nach Lautstärke – durchaus einen Einfluss auf die eigene Schlafqualität haben könnte. Die Forscher hatten dazu mehr als 500 Patientenakten ausgewertet und festgestellt, dass die Schnarchenden am folgenden Tag umso müder waren, je lauter sie die Nacht zuvor geschnarcht hatten. Bei einer anderen Untersuchung im Schlaflabor der Uni

Regensburg spielte man Schlafenden in verschiedenen Schlafphasen eigenes und fremdes Schnarchen vor. Die meiste Zeit wurden die Schlafenden vor allem von dem fremden Schnarchgeräusch alarmiert. In der Traumphase jedoch reagierten sie auch auf das eigene Schnarchen. Es ist ein makabrer Trost für leidende Bettgenossen: Die schnarchende Nervensäge könnte ebenfalls ein paar der Nebenwirkungen abkriegen.

Entspannt schlafen gehen kann ein molester Schnarcher aber ohnehin nicht. Wer seinen Partner Nacht für Nacht fertigmacht, ist damit meist selbst verdammt unglücklich. Außerdem gibt es immer mehr Hinweise darauf, dass ein zunächst harmloses nächtliches Rasseln mit der Zeit zu gefährlichen Atemaussetzern führen kann. Schlafforscher vermuten, dass die ständige Vibration im Rachen die feinen Nervenzellen dort schädigt. Sind sie einmal taub, kann das Gehirn die Rachenmuskulatur schlechter kontrollieren und die Atemwege nicht mehr so gut offen halten. Dann wird es wirklich ungemütlich.

Manchmal kann ich es kaum glauben, dass sich die Natur so etwas wie Schnarchen ausgedacht hat. Sie ist doch sonst so gewieft. Schnarchen allerdings verschafft keinerlei Überlebensvorteil. Im Gegenteil. Selbst unter Höhlenmenschen war es nicht besonders klug, durch lautes Gedröhn anzuzeigen, dass man gerade wehrlos irgendwo herumliegt. Eigentlich hätte die Evolution sämtliche Schnarcher längst aussortieren müssen.

Forscher vermuten, dass es Abwägungssache war und mal wieder mit unserem besonderen Kehlkopf zu tun hat. Weil der im Vergleich zu anderen Säugetieren sehr tief liegt und der hintere Gaumen dadurch weich ist, sind wir in der Lage, mehrere unterschiedliche Vokale zu formen. Wir können sprechen, aber eben leider auch schnarchen. Unterm Strich muss der Vorteil, sich ordentlich verständigen zu können, wohl größer gewesen sein als der Nachteil, wegen Schnarchens aufgefressen oder erschlagen zu werden.

Wenn Schnarchen gefährlich wird: Schlafapnoe

Als hätten wir mit Rückenschmerzen, Diabetes und Bluthochdruck nicht schon genug zu tun, ist jetzt auch noch das Schnarchen eine Volkskrankheit. Zumindest die ungesunde Variante, also die Schlafapnoe. Es gibt Schätzungen, nach denen bis zu einem Drittel der Bevölkerung unter nächtlichen Atemaussetzern leidet. Analog zum harmlosen Schnarchen trifft es Männer häufiger als Frauen. Doch bei beiden Geschlechtern ist die Tendenz steigend, vermutlich weil wir alle immer dicker werden.

Zu viele Kilos auf den Rippen erhöhen die Wahrscheinlichkeit erheblich, nicht nur zu schnarchen, sondern dabei auch Atemaussetzer zu haben. Schließlich sitzt einem jede Nacht ein kleiner Elefant in Form des eigenen Übergewichts auf der Brust. Jede Menge überschüssiges Fettgewebe am und im Hals hilft dann kräftig dabei, die Luftwege zuzudrücken. Aber auch schlanke Menschen können eine OSA entwickeln, etwa weil die Natur sie zu üppig mit Gaumen- oder Zungengewebe ausgestattet hat, ihre Mandeln zu groß sind oder die Rachenmuskeln nicht so stramm sind, wie es im Lehrbuch steht.

Patienten (oder ihre besorgten Partner) fragen mich oft, ob man, wenn die Luftwege beim Schlafen in sich zusammenfallen, ersticken kann. Das ist Gott sei Dank so gut wie unmöglich. Wenn der Sauerstoffgehalt im Blut zu niedrig wird, schlägt der Körper rechtzeitig Alarm, um uns vor dem Ersticken zu retten. Wir wachen für einige Sekunden auf und holen tief Luft, meist ohne es zu merken. Im Extremfall können bis dahin allerdings mehrere Minuten vergehen, was einen zwar nicht das Leben, aber den gesunden Schlaf kostet.

Zum Glück ist nicht jeder, dessen Atem nachts mal stockt, schwer krank. Wie schlimm es um einen bestellt ist, lässt sich mithilfe des sogenannten Apnoe-Hypopnoe-Index bestimmen, der die Atemaussetzer pro Stunde misst. Bis zu fünf sind normal, bis zu 15 gelten als leichte Apnoe, alles über 30 ist heftig.

Wer unter einer derart schweren Schlafapnoe leidet, kann auch gleich die Nacht durchmachen. Wird man ungefähr 300-mal wegen eines drohenden Erstickungstodes geweckt und bekommt dabei unterm Strich auch noch zu wenig Sauerstoff, kann der Körper all den wichtigen Aufgaben, die er normalerweise im Schlaf für uns erledigt, kaum noch nachkommen.

Schnarcher mit OSA haben deshalb fast immer hohen Blutdruck und ein drei- bis fünfmal höheres Risiko, einen Herzinfarkt oder Schlaganfall zu erleiden oder an anderen Herz-Kreislauf-Störungen zu erkranken. Es gibt einen starken Zusammenhang zwischen Schlafapnoe und Diabetes, vermutlich begünstigt sie auch Demenz. Die Wahrscheinlichkeit, Gicht zu bekommen, steigt ebenfalls, genau wie die, einen Verkehrsunfall zu verursachen. Letztere ist bei OSA-Patienten um bis zu siebenmal höher, weshalb Menschen mit unbehandelter Schlafapnoe in Deutschland nicht mehr Auto fahren dürfen. Und als wäre das Schnarchen selbst nicht schon abtörnend genug, wächst auch das Risiko für Erektionsstörungen drastisch.

Unsere Psyche quält sich dabei mindestens genauso wie unser

von Schlafmangel und Atemnot erschöpfter Körper. Durch das häufige Aufwachen kommen Tiefschlaf- und Traumschlafphase zu kurz, und das Gehirn hat kaum eine Chance, die vielen Eindrücke und Emotionen des Tages ausreichend zu verarbeiten. Je nach Studie leidet bis zu jeder zweite krankhafte Schnarcher an depressiven Symptomen: Sie geraten rasch unter Stress, sind antriebslos, ängstlich, schnell frustriert oder können sich nur schlecht konzentrieren.

Ein Grund könnte sein, dass die Schlafapnoe die Gehirnchemie durcheinanderbringt. Wissenschaftler der University of California haben gezeigt, dass OSA-Patienten über eine zu geringe Menge des Botenstoffs GABA im Gehirn verfügten. GABA steht für Gamma-Amino-Buttersäure; sie vermindert die Erregbarkeit von Nervenzellen und wirkt daher entspannend. Gleichzeitig hatten diese Patienten einen zu hohen Glutamatspiegel; zu viel Glutamat führt umgekehrt zu einer Art Dauerstress der Nervenzellen. Für unsere Psyche könnte diese Kombination aus zu viel Stress- und zu wenig Entspannungsbotenstoffen kaum ungünstiger sein, weshalb viele Schlafapnoiker oft träge und traurig sind.

Das Heimtückische an der Schlafapnoe ist, dass die meisten Betroffenen nicht einmal wissen, dass sie sie haben. Sie fühlen sich körperlich und seelisch malträtiert und haben keine Ahnung, warum. Gerade mal fünf Prozent der Schnarcher erkennen, dass sie ärztliche Hilfe brauchen. Wer kommt schon darauf, dass die Schnarcherei schuld an Pessimismus und quälender Lustlosigkeit sein könnte?

Selbst diejenigen, die eine leise Ahnung haben, kommen aus Scham oft erst nach langem Leiden zu mir oder Kollegen, um sich helfen zu lassen. Meistens, weil sie tagsüber unendlich müde sind, mitten in der Arbeit einschlafen oder weil der Partner jede Nacht um ihr Leben fürchtet. Klassischerweise kommen aus dem Wartezimmer dann zwei Personen, zuletzt Herr K., 60 Jahre alt, mollig, und seine besorgt blickende Frau:

Herr K.: »Ja, also, ich komme eigentlich wegen meiner Frau.«

Frau K.: »Uwe, das ist nicht meinetwegen. Frau Doktor, wissen Sie, der erstickt nachts! Das wird immer schlimmer!«

Ich: »Stimmt das? Merken Sie selbst auch was davon?«

Herr K.: »Wieso? Ich schlafe doch nachts!«

Frau K. erzählt, dass ihr Mann schon immer geschnarcht habe, aber in der letzten Zeit sei es anders geworden. Manchmal gebe er ein furchtbar lautes Schnarchgeräusch von sich und atme dann einfach nicht mehr. Sie rüttle irgendwann panisch an ihm (früher habe sie ihn ja nur getreten), woraufhin er wieder Luft hole. Herr K. sagt, dass er Busfahrer sei. Bei der Arbeit sei er eigentlich nicht besonders müde. Er nehme drei Blutdruckmedikamente und einen Cholesterinsenker, was die andere Tablette sei, wisse er nicht genau.

Frau K.: »Na das ASS 100! Immer muss ich mich um alles kümmern, er vergisst in letzter Zeit ja alles!«

Ich: »Sind Sie schon mal im Bus eingeschlafen?«

Herr K.: »Nein, eigentlich nicht.«

Ich: »Eigentlich?«

Herr K.: »Na ja, gegen Ende der Schicht ist man schon müde, das ist doch normal.«

Frau K.: »Jetzt sag aber mal die Wahrheit! Frau Doktor, er schläft

SOFORT ein, wenn er nach Hause kommt. SOFORT. Ich kann mich gar nicht mehr mit ihm unterhalten. Er sitzt im Sessel und schläft ein.«

Weil Patienten wie Herr K. sich oft gar nicht bewusst machen, wie erschöpfend die nächtlichen Atemaussetzer sein können, gucke ich nicht nur in ihren Hals (bei Herrn K. wirft sein weicher Gaumen dicke Falten, der hintere Teil der Zunge verdeckt fast seinen Kehlkopf – beste Bedingungen für Schlafapnoe), sondern fülle mit ihnen auch einen kleinen Fragebogen aus.

Dieser sogenannte ESS-Test hilft grob einzuschätzen, wie schlimm die Tagesmüdigkeit der Betroffenen ist. ESS steht für *Epworth Sleepiness Scale*, weil der Fragebogen Anfang der Neunzigerjahre von einem Arzt des Epworth Hospital im australischen Melbourne konzipiert wurde. Der Test kann aber auch Ihnen zu Hause eine erste Orientierung geben.

Die Ausgangsfrage lautet stets: »Für wie wahrscheinlich halten Sie es, dass Sie in einer der folgenden Situationen einnicken oder einschlafen würden, sich also nicht nur müde fühlen?« Vergeben Sie dann Ihrer Antwort entsprechend folgende Punkte:

- Ich würde in dieser Situation niemals einnicken:
  0 Punkte
- Die Wahrscheinlichkeit, dass ich einnicke, ist gering:
  1 Punkt
- Die Wahrscheinlichkeit, dass ich einnicke, ist mittel:
  2 Punkte
- Die Wahrscheinlichkeit, dass ich einnicke, ist hoch:
  3 Punkte

Hier die zu bewertenden Situationen:

1. Im Sitzen lesend
2. Beim Fernsehen
3. Wenn Sie passiv (als Zuhörer) in der Öffentlichkeit sitzen (z. B. im Theater oder bei einem Vortrag)
4. Als Beifahrer im Auto während einer einstündigen Fahrt ohne Pause
5. Wenn Sie sich am Nachmittag hingelegt haben, um sich auszuruhen
6. Wenn Sie sitzen und sich mit jemandem unterhalten
7. Wenn Sie nach dem Mittagessen (ohne Alkohol) ruhig dasitzen
8. Wenn Sie als Fahrer eines Autos verkehrsbedingt einige Minuten halten müssen

Zählen Sie nun alle Punkte zusammen. Werte zwischen 0 und 6 sind meist unbedenklich. Mit mehr als zehn Punkten (bei Herrn K. waren es zwölf) leiden Sie in jedem Fall unter erheblicher Tagesschläfrigkeit, die Sie mit Ihrem Arzt besprechen sollten. Womöglich ist eine Schlafapnoe die Ursache.

Kanonenkugeln im Rücken: Was hilft?

Sie denken wahrscheinlich, dass es nicht allzu viele Gründe gibt, nach Alfeld an der Leine zu fahren. Ich kenne immerhin zwei ganz gute: Liebhaber moderner Industriearchitektur sollten sich das dortige Fagus-Werk ansehen. Die ehemalige Schuhleistenfabrik ist das Architektur-Debüt des Bauhaus-Gründers Walter Gropius und zählt heute zum UNESCO-Weltkulturerbe. Nicht weit davon entfernt erwartet den Besucher aber noch eine andere weltweit einzigartige Kulturstätte: das Schnarchmuseum.

Es zeigt alle nur erdenklichen Folterinstrumente, mit denen man seit Jahrhunderten versucht, dem Schnarchen Einhalt zu gebieten: Maulkörbe und Masken (versehen mit winzigen Luftlöchern), derbe Lederriemen, um den Unterkiefer hochzubinden, Brillen, Prothesen, Nasenklemmen, Nasenpflaster und sogar Kanonenkugeln. Im amerikanischen Unabhängigkeitskrieg soll man sie den Schnarchern in die Uniformrückseite eingenäht haben, damit sie nicht auf dem Rücken schliefen und den Trupp durch ihr Gesäge verrieten. Eine anderer Schnarchstopper war die »Ohrkerze«, die sich Schnarcher in Seitenlage ins Ohr gesteckt haben. Die beim Brennen freigesetzten ätherischen Öle sollten das Geschnarche verhindern. Ein vermutlich recht wirksames Verfahren – wer schläft schon ein, wenn er eine brennende Kerze im Ohr hat?

Die Ausstellung zeigt ziemlich eindrucksvoll, dass Not wirklich erfinderisch macht und auch, dass sie in puncto Schnarchen schon immer sehr groß gewesen sein muss. Heute verdienen Unternehmen Milliarden mit allen möglichen Tricks und Techniken gegen das Schnarchen. Tatsächlich wirksam ist davon allerdings nur weniges.

Eines der dramatischsten (zumindest optisch), aber auch nachgewiesen effektivsten Mittel gegen Schnarchen und nächtliche Atemaussetzer ist ein sogenanntes CPAP-Gerät. CPAP steht für *Continuous Positive Airway Pressure*, was bereits die Funktionsweise erahnen lässt. Der Schlafende hat eine Silikonmaske über Mund und Nase, die ähnlich einem kalten Föhn die ganze Nacht über Luft durch die Atemwege bläst. Das ist dann ungefähr so, als würde man mit 100 Sachen auf der Autobahn fahren und mit offenem Mund den Kopf aus dem Fenster halten. Bei einem derartigen Luftdruck ist es schier unmöglich, dass im Rachen irgendetwas in sich zusammenfällt.

Man kann diese Geräte allerdings nicht im nächstbesten Elektromarkt kaufen. Sie sind nur etwas für ernsthaft Kranke und müssen in einem Schlaflabor aufwendig angepasst werden. Termine dort sind schwer zu bekommen, denn leider bauen die meisten Krankenhäuser solche Untersuchungsplätze gerade ab. Die Herz-OP als Folge einer unbehandelten Schlafapnoe ist für die Kliniken zynischerweise eben wesentlich lukrativer.

Wer aber endlich eine solche Maske bekommt, kann sich sicher sein, von nun an jede Nacht mit dem Goldstandard in Sachen Schnarchtherapie ins Bett zu steigen. Als ich selbst noch im Schlaflabor gearbeitet habe, war ich jedes Mal unglaublich gerührt, wie verändert meine Patienten nach nur einer Nacht erholsamen Schlafs plötzlich waren. Manche wirkten wie auf Drogen, sie federten voller guter Laune ins Besprechungszimmer und wussten überhaupt nicht, wohin mit ihrer Energie. Leider gibt es dieses neue Lebensgefühl nicht umsonst. Die Krankenkasse zahlt zwar in der Regel das sehr teure Gerät, aber kein Schmerzensgeld für die Tatsache, dass man nachts aussieht wie ein Marsmensch und klingt wie Darth Vader.

Bei einer kleinen Gruppe von Schnarchern hilft womöglich auch ein Zungenschrittmacher, eine vergleichsweise neue Technik, bei der eine Elektrode an den Rippen die Atembewegungen misst. Sind es zu wenig, sendet eine weitere Elektrode einen kleinen Stromschlag an den Zungennerv, woraufhin sich die Zunge nach vorn schiebt und die Atemwege wieder freigibt. Allerdings

muss so ein Zungenschrittmacher unter Vollnarkose im Krankenhaus implantiert werden und ist nur für ganz bestimmte Fälle von
Schlafapnoe geeignet.

Bei anderen Betroffenen hilft manchmal eine Art Zahnschiene,
die den Unterkiefer nach vorn schiebt und so das Rachengewebe
strafft. Im Vergleich zu CPAP-Maske oder Zungenschrittmacher
ist die Schiene eine recht dankbare Angelegenheit, wirkt aber nicht
bei jedem. Bevor Sie sich das nächstbeste Ding im Internet bestellen, sollten Sie deshalb mit Ihrem Arzt klären, ob Sie überhaupt zu
dieser Personengruppe zählen. Falls nicht, können Sie sich selbst
die Billigversion für 50 Euro sparen. Eine gute Schiene kostet eher
zehnmal so viel und sollte von einem Profi angepasst werden.

Auch mit verschiedenen Operationen kann man versuchen, das
Schnarchen zu beenden. Zu den gängigen Verfahren gehört: Mandeln verkleinern oder ganz herausnehmen, Gaumensegel straffen,
Zäpfchen umformen, Nasenscheidewand begradigen und noch so
einiges andere. Zur Frage, wie erfolgreich sich das Schnarchen mit
dem Skalpell beheben lässt, gibt es allerdings nur wenige oder gar
keine Langzeituntersuchungen. Selbst Mediziner, die diese OPs
jahrzehntelang beworben und durchgeführt haben, sind inzwischen skeptisch.

Als Faustregel gilt heute: Je kleiner der Eingriff (dazu zählt
auch eine Atemmaske oder Schnarchschiene), desto besser. Mein
erster Rat lautet daher fast immer: abnehmen. Ich zähle nicht zu
den Ärzten, die glauben, jeder Mensch müsse aussehen wie ein Fit-
nessmodel, um ein gesundes und glückliches Leben zu führen. Was
aber das Schnarchen angeht, muss ich leider sagen: Jedes Kilo zählt.

Wer nur eine leichte Schlafapnoe hat, kriegt sie mit fünf bis
zehn Kilo weniger Gewicht oft komplett in den Griff. Auch schla-

gen die meisten anderen Therapien bei schlanken Menschen besser an. Und nicht zuletzt wirkt sich Abnehmen auf viele Beschwerden, die mit dem Schnarchen zusammenhängen (Stichwort: Herzinfarkt), positiv aus.

Natürlich ist das leichter gesagt als getan. Es reicht ja nicht, drei Wochen lang die Mahlzeiten durch überteuerte Eiweißshakes zu ersetzen, auch wenn es im Fernsehen so aussieht. Wer dauerhaft abnehmen will, muss seine Ernährung umstellen, und für viele Menschen ist das ein noch härterer Eingriff als eine OP oder ein Atemgerät. Sie sollten es dennoch versuchen, denn Schlafmangel und Übergewicht bilden einen gemeinen Kreislauf: Wer nicht gut schläft, wird schneller dick, und wer zu dick ist, schläft noch schlechter.

Ebenfalls erfolgversprechend: Alkohol weglassen. Das hilft sowohl beim Abnehmen als auch gegen Schnarchen. Alkohol lässt die Muskeln im Hals beim Schlafen noch schlaffer werden und damit das Gedröhne noch lauter. Unter HNO-Ärzten heißt es, jede Flasche Bier bedeutet eine Stunde Schnarchen. Als minimalinvasive Variante reicht es oft auch, drei bis vier Stunden vor dem Schlafengehen das letzte Bier oder das letzte Glas Wein zu trinken. Das ist selbst für eine manchmal schnarchende Weinliebhaberin wie mich machbar.

Sofern Sie nicht allzu viel davon erwarten, können Sie je nach Laune und Geldbeutelgröße auch mit allen anderen Techniken experimentieren: Schnarchrucksäcke (verhindern das Auf-dem-Rücken-Schlafen), Nasenpflaster- oder klemmen, Didgeridoos (trainieren die Rachenmuskulatur), Kieferschnallen oder Vibrationskissen. Sollte etwas davon nachhaltig funktionieren, lassen Sie es mich wissen. Aber vermutlich stehen diese Dinge alle irgendwann im Alfelder Schnarchmuseum.

Knuffen, puffen, treten oder besser: getrennte Schlafzimmer

Einen Rat möchte ich Ihnen hier noch gesondert ans Herz legen: Sollten Sie wirklich sehr unter dem Schnarchen Ihres Partners leiden (ich meine hier natürlich immer auch die Partnerin), dann schlafen Sie einfach woanders. Ich meine das ernst. Es gibt eigentlich nur zwei Gründe dafür, in Sachen Schnarchen auf getrennte Schlafzimmer zu verzichten:

1. Sie haben keinen Platz.
2. Sie glauben, das sei das Ende Ihrer Beziehung.

Gelten lasse ich höchstens ersteren. Nicht jeder verfügt über den Luxus eines Arbeits-, Gäste- oder sonstigen Zimmers, das sich zu einem zweiten Schlafzimmer umfunktionieren lässt. Aber womöglich sind selbst Nächte auf einem bequemen Klappsofa im Wohnzimmer erholsamer als stundenlanges Knuffen, Puffen, Treten und Wachliegen. Im Zweifel wird eher Letzteres das Aus Ihrer Ehe befördern und nicht, dass Sie dem eng umschlungenen Schlaf in Löffelchenstellung entsagen.

Die gemeinsame Matratze gehört aus einem mir unerklärlichen Grund in den meisten Kulturen zu den Grundfesten einer funktionierenden Paarbeziehung. Dabei weiß doch jeder, dass man kein Ehebett braucht, um Sex zu haben (der im Schlaf ohnehin eher selten stattfindet). Man braucht es auch nicht, um zu zeigen, wie gern man sich hat. Schnarchen zu ertragen, ist kein Liebesbeweis.

Trotzdem ist das Thema »getrennte Schlafzimmer« den meisten noch unangenehmer als das Schnarchen selbst. Vor allem Frauen trauen sich nur selten, es anzusprechen, obwohl sie meist doppelt leiden: Rein statistisch haben sie häufiger einen Schnarcher an ihrer Seite und außerdem den leichteren Schlaf. Frauen schlafen sogar ganz unabhängig vom Schnarchen besser allein, wie ein Forscherteam der Uni Wien in einer sehr aufwendigen Studie herausgefunden hat. Blöderweise ist es bei Männern genau umgekehrt.

Warum das so ist, darüber konnten die Wissenschaftler nur mutmaßen. Zum Glück bietet die Evolution so gut wie immer eine einleuchtend klingende Erklärung: Frauen hätten einen leichteren Schlaf, um – falls nötig – sofort zwecks Erfüllung ihrer Mutterpflichten aufzuwachen. Dieses Alarmsystem kann nur leider nicht zwischen weinenden Babys und schnarchenden Ehegatten unterscheiden. Die Frau fühlt sich unbewusst also die ganze Nacht für das Wohl ihres Mannes verantwortlich. Wenig erstaunlich, dass sie dabei kein Auge zumacht. Dass Männer mit ihren Frauen an der Seite besser schlafen, begründen die Forscher mit dem entwicklungsgeschichtlich lange sehr angesagten Gruppenschlaf. Es versprach Wärme und Schutz, die Ehefrau bietet immerhin eine Sparversion davon.

Weshalb Frauen auch heute noch Nacht für Nacht ins gemeinsame Bett steigen und sich damit um ihren guten Schlaf bringen, konnte die Studie nicht klären. Ich jedenfalls möchte alle Frauen dazu ermutigen, die Sache wenigstens einmal auszuprobieren. Ihr Partner liebt Sie (hoffentlich) und wird deshalb wollen, dass Sie gut schlafen. Sie müssen es ja nicht gleich den Schwiegereltern erzählen.

Mein Mann und ich schlafen bereits seit einigen Jahren getrennt – und unsere Ehe ist trotzdem (oder deswegen) ziemlich in Ordnung. Wir sind hierzulande eine Minderheit, aber eine wachsende. Laut einer repräsentativen Umfrage der Initiative »Deutschland schläft gesund« sind nur für 13 Prozent der Leidtragenden getrennte Schlafzimmer die Lösung des Schnarchproblems. Dagegen verteilt fast jeder Zweite nächtliche Stöße, die anscheinend nicht als beziehungsgefährdend gelten.

Seit wir getrennt nächtigen, haben sich wie von selbst auch viele andere Probleme gelöst: Mein Mann ist um halb sechs Uhr früh ohne Wecker topfit und geht abends um zehn ins Bett. Ich hingegen bin morgens nicht ansprechbar und laufe meist gegen Mitternacht zu Höchstform auf. Mein Mann schläft am liebsten mit offenem Fenster, ich bekomme schon bei dem Gedanken daran Schüttelfrost. Er mag leichte Vorhänge und Dämmerlicht, ich brauche es stockdunkel.

Heute hat jeder von uns das gute Gefühl, wieder Herr über den eigenen Schlaf zu sein. Ich nerve meinen Mann nicht mehr, indem ich um zwei Uhr morgens ins Bett rumple, zuvor das Fenster zuknalle und das Rollo runterlasse. Dafür lässt er mich am Wochenende so lange ich will in meiner finsteren, warmen Höhle liegen und bringt mir, wenn es gut läuft, sogar einen Kaffee ans Bett. Inzwischen sind wir beide so entspannt, dass wir manchmal eben doch in einem Bett schlafen – und voller Liebe unserem gegenseitigen Gesäge lauschen.

INSTAGRAM UND KRUMME WÄNDE:
DIE PERFEKTE NASENOPERATION

In meiner Pubertät gab es noch kein Instagram. Keine Stars, die gleich nach dem Aufwachen Selfies posteten (auf denen sie natürlich umwerfend aussahen), und auch keine »Thigh Gap Challenge«, bei der man um die dürrsten Oberschenkel wetteifert. Das hinderte mich aber nicht daran, mir einzureden, dass alles an mir unglaublich hässlich war – vor allem meine Nase.

Sie ist ein talentfreies Nichts, dachte ich damals. Einfach nur hässlich und an sehr zentraler Stelle platziert. Stundenlang betrachtete ich mithilfe mehrerer Spiegel dieses missgestaltete Ding und hatte dabei Tränen in den Augen. Zu allem Überfluss zeigte mir meine ahnungslose Mutter ständig Fotos einer weit entfernten Urahnin und sagte mit verträumter Stimme: »Guck mal, daher kommt deine schöne Nase!« Sie meinte das ernst und liebevoll, ich dagegen war am Rande der Verzweiflung.

Heute habe ich mit meiner Nase Frieden geschlossen. Zum einen, weil Pubertät nicht ewig dauert. Aber spätestens, als ich bei meiner Arbeit immer wieder höchst nasenunglücklichen Menschen gegenübersaß, um sie über kosmetische Eingriffe aufzuklären, und trotz meines kritisch geschulten Blicks fast immer dachte: Diese Nase ist völlig makellos und ganz im Einklang mit dem dazugehörigen Gesicht.

Operieren, um besser auszusehen?

In all den Jahren, in denen ich mich täglich mit Nasen beschäftigte, hielt ich erst eine einzige Nase aus ästhetischen Gründen für operationswürdig. Absurderweise fragten meine Patienten bei diesen Gesprächen immer wieder: »Kann ich so eine Nase wie Sie haben?« Meistens riet ich von einem Eingriff ab. Ich versuchte, diesen nasenunglücklichen Menschen klarzumachen, dass sie eine wunderschöne Nase hätten – und war damit ähnlich erfolglos wie einst meine Mutter bei mir.

Warum nur beurteilen wir unsere eigene Nase und unser gesamtes Äußeres so viel strenger als andere Menschen? Die Antwort scheint klar, die Schönheitsideale in den Medien und die ständige Selbstinszenierung auf Instagram, YouTube und Facebook sind schuld. Beispiel gefällig? Laut einer aktuellen Befragung der Deutschen Gesellschaft für Ästhetisch-Plastische Chirurgie (DGÄPC) wollte sich jeder vierte Patient per Schönheitsoperation optisch an ein berühmtes Vorbild annähern. Interessant auch: Knapp 60 Prozent der befragten Chirurgen gaben an, dass sie bereits Patienten gehabt hätten, die ein per Bildbearbeitung optimiertes Selfie als Vorlage für die Behandlung mitbrachten.

Allein den Medien die Schuld zu geben, wäre aber zu einfach. Mag sein, dass sie unser Schönheitsideal auf einen sehr engen Standard beschränken. Doch dann müsste man Abweichungen davon nicht nur bei sich selbst, sondern auch bei anderen Menschen schrecklich finden. In der Regel stören uns aber nur unsere eigenen Makel. Warum das so ist, erklärt der amerikanische Verhaltensforscher Gleb Tsipursky in einem sehr lesenswerten Blogbeitrag zum Thema, der sich so zusammenfassen lässt: Wie wir aussehen, beeinflusst unser eigenes Leben enorm. Wie andere aussehen, hat dagegen kaum einen Einfluss auf unseren Alltag.

Wer attraktiv ist, bekommt die interessanteren Jobs, die begehrenswerteren Partner oder das höhere Gehalt. Weil wir das unser Leben lang verinnerlicht haben, konzentrieren wir uns beim Blick auf uns selbst besonders stark auf unsere Makel. Sie sind es schließlich, die uns Probleme bereiten könnten. Psychologen nennen das Verlustaversion, was bedeutet, dass die meisten Menschen ungleich mehr versuchen, einen Verlust zu vermeiden, als nach einem gleich großen Gewinn zu streben.

In unserem Fall bedeutet das vereinfacht: Wir wollen die Schönheits-OP, um mögliche Nachteile durch eine »hässliche« Nase zu vermeiden, anstatt unsere hervorragende Allgemeinbildung auszubauen oder unsere wundervollen Haare noch mehr in Szene zu setzen. Hinzu kommt: Je mehr Aufmerksamkeit wir unserer Nase oder einem anderen vermeintlichen Makel schenken, desto wichtiger wird er für uns. Was das ganze Problem dann noch größer erscheinen lässt.

Die Amerikaner nennen das *attentional bias*, und ich habe bislang keinen deutschen Begriff gefunden, der dieses Phänomen so wunderbar unaufgeregt beschreibt. Bei uns ist schnell von Wahrnehmungsverzerrung oder -störung die Rede, obwohl ein gewisser Grad von *attentional bias* völlig normal ist.

Es gibt nämlich noch ein weiteres Problem mit der Aufmerksamkeit: Jeder Mensch kennt sich selbst am besten, weshalb er sich auch am härtesten kritisieren kann. Würden Sie jemanden dazu auffordern, alle Mängel an Ihnen aufzuzählen, wüsste eine fremde Person bei aller Bösartigkeit irgendwann nicht mehr, wo sie suchen sollte. Sie selbst allerdings hatten Ihr ganzes Leben lang

Zeit, um sich mit Ihren Unzulänglichkeiten zu beschäftigen. Kein Wunder, dass Sie so viele davon finden. Und auch kein Wunder, dass Ihnen der kleine Höcker auf Ihrer Nase so dramatisch erscheint, angesichts der vielen Zeit und Aufmerksamkeit, die Sie ihm vermutlich bereits gewidmet haben.

Und jetzt? Über verflossene Partner sagt man, es brauche genauso lang, eine Beziehung zu überwinden, wie diese gedauert hat. Für das Verhältnis zu Ihrer Nase (oder einem anderen unliebsamen Körperteil) gilt Ähnliches. Wenn Sie 30 Jahre Ihres Lebens damit verbracht haben, dieses Organ furchtbar zu finden, werden Sie es nicht von heute auf morgen lieben. Aber es ist viel getan, wenn Sie sich bewusst machen, dass Sie aufgrund des psychologischen Effekts der Verlustaversion womöglich eine andere Sicht auf Ihre Nase haben als der Rest der Welt.

Hilfreich ist hier beispielsweise, die Aufmerksamkeit besser zu verteilen: Wenn Sie das nächste Mal in den Spiegel gucken und sich womöglich drei Minuten mit der grauenhaften Form Ihrer Nasenlöcher beschäftigen, dann nehmen Sie sich vor, einem Körperteil, den Sie mögen, ebenfalls drei Minuten Aufmerksamkeit zu schenken. Das ist schließlich nur fair und hilft, bei der Sicht auf sich selbst die natürliche Balance zu finden, die Außenstehende ganz automatisch haben.

Ich persönlich nutze außerdem folgenden Trick, der eigentlich gar kein Trick ist, sondern nur eine Technik, um mich wieder auf den Boden der Tatsachen zu holen: An Tagen, an denen ich sehr unzufrieden mit meinem Aussehen bin (inzwischen machen mich vor allem meine Falten wahnsinnig, und ich denke tatsächlich über Botox nach), gehe ich in mein Lieblingscafé und betrachte Menschen. Echte Menschen, keine Models. Hausfrauen mit Falten, Karrierefrauen mit Falten, Männer mit Hakennase, Männer ohne Hakennase, Mädchen mit dickem Po, Jungs mit dicken Pickeln. Fast jeder Mensch hat so viel Hässliches an sich, dass die eigenen Makel schon fast wieder okay sind.

Das klingt gemein, und deshalb drehe ich das Spiel nach einer Weile um und versuche, mindestens genauso viel Schönes an diesen Menschen zu entdecken – und auch an mir. Schönheit ist vor allem eine Frage der Perspektive. Ich empfehle, eine wohlwollende einzunehmen.

Bei Menschen, die sich nur noch mit ihren Makeln beschäftigen und nicht mehr in der Lage sind, irgendetwas an sich schön zu finden, funktionieren solche Tricks leider nicht. In solchen Fällen spricht man von einer körperdysmorphen Störung oder Dysmorphophobie, die panische Angst, hässlich zu sein. Die Nase ist als Projektionsfläche solcher Störungen besonders geeignet, weil sie ständig den Blicken anderer ausgesetzt ist.

Die Diagnose Dysmorphophobie zu stellen, ist allerdings auch für Profis ziemlich heikel. Was fällt noch unter normale Unzufriedenheit, und was ist bereits krankhaft? In der Regel halten sich die Betroffenen nicht für krank, was die Sache zusätzlich erschwert. Sie sind davon überzeugt, dass der Makel für ihr Verhalten verantwortlich ist und nicht sie selbst. Die Argumentation: Wäre ihre Nase (oder ein anderes Körperteil) nicht so hässlich, müssten sie auch nicht ständig vor dem Spiegel stehen und unglücklich sein.

Eine vielleicht im Alltag taugliche Hilfe bietet das *Diagnostic and Statistical Manual of Mental Disorders* (*DSM*). Es ist ein gebräuchlicher Leitfaden für die Einordnung psychischer Krankheiten und nennt in diesem Zusammenhang unter anderem die »übermäßige Beschäftigung mit einem oder mehreren vermeintlichen Mängeln oder Defekten im äußeren Erscheinungsbild, die für andere nicht erkennbar sind oder geringfügig erscheinen«. Diese verursacht »in klinisch bedeutsamer Weise Leiden« oder beeinträchtigt die Betroffenen im sozialen oder beruflichen Umfeld. Als weiteres Zeichen einer körperdysmorphen Störung gilt, wenn die Betroffenen unentwegt ein bestimmtes Verhalten wiederholen, sich beispielsweise ständig im Spiegel kontrollieren oder ihr Aussehen mit anderen vergleichen. In solchen Fällen kann ein Psychologe oder Psychotherapeut helfen. Keinesfalls aber eine Schönheits-OP.

Bei Patienten, die einfach nur unzufrieden sind, versuche ich heute nicht mehr, ihnen die Nasenkorrektur grundsätzlich auszureden. Es gibt viele Menschen, die eine sehr klare und realistische Vorstellung davon haben, was sie von einer solchen OP erwarten können und was nicht. Allen anderen versuche ich es zu erklären.

Als Faustformel gilt: Je kleiner der Veränderungswunsch, desto höher ist die Wahrscheinlichkeit, von dem Operationsergebnis enttäuscht zu sein. Wer einen riesigen Höckerzinken hat, ist meistens froh, wenn dieser Hubbel irgendwie abgetragen wird. Bei einer ohnehin fast makellosen Nase haben es selbst talentierte Chirurgen schwer, noch viel herauszuholen.

Man sollte also gut abwägen, ob einem eine vergleichsweise kleine Veränderung das Geld, den Aufwand und das Risiko wert ist. Denn obwohl es in der Werbung privater Schönheitskliniken anders vermittelt wird: Die Nasenkorrektur zählt zu den kompliziertesten ästhetischen Operationen im Gesicht, und es ist gut möglich, dass später eine zweite OP nötig wird.

Nase, Falten, Bauchfett – wo am liebsten manipuliert wird

Die Nasenkorrektur steht derzeit auf Platz acht der häufigsten Eingriffe in der DGÄPC-Statistik. Nummer eins ist mit großem Abstand die Faltenunterspritzung, gefolgt von Brustvergrößerung und Fettabsaugen. Unterteilt in Geschlechter lassen sich gut vier Prozent aller behandelten Frauen die Nase operieren, fast 20 Prozent setzen auf Faltenspritzen, mehr als jede zehnte will mehr Oberweite. Bei Männern steht die Nasen-OP auf Platz vier der Beliebtheitsskala. An erster Stelle rangiert die Fettabsaugung, auf sie entfällt mehr als jeder zehnte Eingriff.

Ich habe es sogar schon erlebt, dass Patienten mit Nasen wie Barbra Streisand nach der OP ihre alte Charakternase plötzlich vermisst haben und damit von einem Nasenunglück ins nächste gestolpert sind. Die Nase ist eben kein Bauchfett, keine Stirnfalte und kein schlaffes Augenlid. Sie macht uns, mehr als alle anderen Körperteile, zu einer ganz individuellen Persönlichkeit.

Früher habe ich ziemlich oft darüber nachgedacht, meine Nase etwas aufzuhübschen. Immerhin hatte ich einen Haufen Kollegen, die dieses Handwerk hervorragend beherrschten, und saß sozusagen an der Quelle. Ich habe mich immer aufs Neue dagegen entschieden. Obwohl ich meine Nase furchtbar fand, wollte ich auch keine Standardnase. Denn genau das ist für die meisten eine »schöne« Nase. Eine, die nicht aus der Reihe tanzt.

Laut den Standards der DGÄPC gilt eine Nase als harmonisch, wenn sie »das Gesicht in zwei gleiche Hälften teilt und in einem Winkel von circa 35 Grad zur Stirn verläuft. Der Winkel zwischen Nasensteg und Oberlippe beträgt bei Frauen idealerweise circa 105, bei Männern circa 95 Grad. Je nach Größe und Form des Gesichts ist eine Nasenlänge zwischen 4,8 und 5,8 Zentimetern optimal.« Sie dürfen jetzt ruhig nachmessen. Sie können sich aber auch fragen, ob Sie Ihr Selbstwertgefühl wirklich über einen 105-Grad-Winkel definieren wollen.

Tief durchatmen: Nasenscheidewand-OP

Wenn die Nase optisch den gängigen Idealen entspricht, heißt das leider noch lange nicht, dass sie auch von innen gut aussieht. Zwar interessiert die Innenarchitektur der Nase Außenstehende meist wenig, doch unter ihr leidet man oft noch mehr als unter Höcker-, Sattel-, Schief- oder Ballonnasen. Man bekommt nämlich eines der selbstverständlichsten Dinge im Leben nicht mehr hin: einatmen.

Der Mensch ist darauf programmiert, durch die Nase zu atmen. Jeden Tag passieren zwischen 10 000 und 15 000 Liter Atemluft die Nase, werden dort gereinigt, angefeuchtet und erwärmt. Dafür ist ein ziemlich komplexes System aus Knochen-, Knorpel- und Schleimhautverhältnissen verantwortlich. Ist dieses System gestört, leidet der ganze Körper, Psyche inklusive.

Wer eine sogenannte Nasenatmungsbehinderung hat, ist weniger leistungsfähig, fühlt sich ständig abgeschlagen und hat häufiger Infekte. Die Klassiker sind Mittelohrentzündung oder Bronchitis und wahlweise eine ständig laufende oder viel zu trockene Nase. Durch das ständige Mundatmen können auch Zähne und

Rachenschleimhaut Schaden nehmen. Allergiker leiden ganz besonders, weil Pollen oder andere Allergene nicht ausreichend gefiltert werden. Die Liste der Probleme ist noch viel länger, aber unterm Strich lässt sich sagen: Die Lebensqualität dieser Patienten sinkt enorm. Viele sind außerdem abhängig von Nasenspray, das im Laufe der Zeit aber immer weniger hilft.

Kein Außenstehender kann verstehen, wie es ist, dauerhaft nicht durch die Nase atmen zu können. Obwohl unglaublich viele Menschen darunter leiden, wird das Problem abgetan oder verlacht, weil dieser interne Nasen-Wahnsinn von außen völlig unsichtbar ist. Viele Psychologen beschäftigen sich mit Dysmorphophobie, aber kaum einer mit Nasenatmungsbehinderung.

Einatmen. Das klingt erst mal einfach. Damit es das auch ist, muss aber die innere Anatomie der Nase stimmen. Stellen Sie sich vor, einmal direkt von vorn unten in Ihre Nasenlöcher zu gucken. Die dünne knorpelige Trennwand dazwischen ist die Nasenscheidewand, Ärzte nennen sie Septum. Fast keines sieht aus wie mit dem Lot gezogen, das ist auch nicht wichtig. Es kommt nur darauf an, dass auf beiden Seiten ungefähr gleich viel Luft durch die Nasenlöcher kommt. Das geht weniger gut, wenn die Nasenscheidewand in eine Richtung ausgebeult ist, sehr schief steht oder vielleicht sogar größere knöcherne Vorsprünge an ihr wachsen.

Weiter hinten in der Nase, dort, wo man mit dem Finger nicht mehr hinkommt, befinden sich dann auch noch drei wurstartige, von Schleimhaut überzogene Knochen an den seitlichen Nasenwänden, die Nasenmuscheln. Sind sie zu groß oder auf beiden Seiten sehr unterschiedlich, fällt das Atmen ebenfalls schwer.

Nasen sind grundsätzlich darauf aus, dass die Luft rechts und links immer schön gleich fließt und auf die gleiche Art verwirbelt wird. Das ist ein hochkomplexer Vorgang, gegen den Flugzeugtechnik wie Anfängerkram wirkt. Ist nun eine Seite durch eine krumme Wand oder übergroße Nasenmuscheln weniger durchgängig, kann es sogar sein, dass die Nase versucht, dies auszugleichen, und sich langfristig auch die Nasenmuscheln auf der anderen Seite vergrößern. Dann wird es mit dem Atmen wirklich heikel. Womöglich hilft irgendwann nur noch eine Operation.

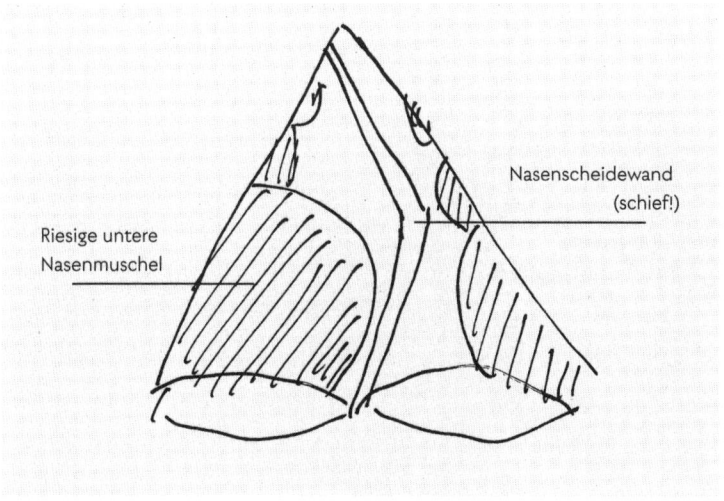

Die Entscheidung dafür oder dagegen ist keine einfache, und leider sind Ärzte dabei auch nicht immer hilfreich. Ich darf das sagen, weil ich es selbst erlebt habe. Es liegt aber nicht an den Ärzten, sondern daran, dass unsere Nase ein höchst individuelles Persönchen ist, das Sie selbst am besten kennen. Es gibt in der sogenannten Rhinochirurgie kaum objektive Kriterien, um den Patienten in Sachen OP zu- oder abzuraten. Das klingt seltsam und vor allem wenig nützlich. Aber womöglich hilft Ihnen meine eigene Geschichte, dieses Phänomen zu verstehen.

Es muss gegen Ende meines Studiums gewesen sein, als ich feststellte, dass mit meiner Nase etwas nicht stimmte. Ich hatte in dieser Phase immer irgendein Nasenspray bei mir zu Hause. Mit der Zeit stand es nicht nur dort, sondern lag auch im Auto, steckte in Manteltaschen und in der unförmigen Krankenhaushose. Ich bekam Panik, wenn ich abends auf dem Weg zur Kneipe feststellte, dass ich nichts zum Sprühen dabeihatte.

Über Jahre hatte ich das Gefühl, als würde meine verstopfte Nase auch meinen Kopf verstopfen – ein Abend ohne Nasenspray war für mich gelaufen. Ich konnte nicht zuhören, nicht denken, nicht lachen. Ich war ein Junkie, aber ein sozial akzeptierter. Ich kaufte meinen Stoff in Online-Apotheken, weil ich dort ohne Rüffel gleich zehn Flaschen bestellen konnte. Ohne einen üppigen Vorrat wurde ich nervös.

Erst nach fast zehn Jahren kam ich auf die Idee, dass mir einer meiner Kollegen doch mal in die Nase gucken könnte. (Ärzte sind manchmal etwas betriebsblind.) Ich fragte zuerst meinen besten Freund, der auch in meiner Abteilung arbeitete, und kurz darauf eine weitere, sehr liebe Kollegin. Bester Freund: »Wieso bist du noch nicht erstickt? Da ist ja alles schief und zugewachsen!« Sehr liebe Kollegin: »Was hast du denn? Ist doch super alles.«

Ich ließ daraufhin alle Kollegen der Abteilung meine Nase untersuchen. Das Ergebnis: Ein Drittel war der Meinung, ich müsste mich noch am selben Nachmittag notoperieren lassen, ein weiteres Drittel zuckte die Achseln, und der Rest riet dringend davon ab, jemals etwas an der Innenarchitektur meiner Nase zu verändern.

Vielen Patienten geht es ähnlich: Jeder Arzt sagt etwas anderes.

Es müssen nicht wie bei mir gleich fünfzehn sein, drei reichen auch, um enorme Verwirrung und vor allem Verunsicherung zu stiften. Wie kann das sein, wo sich doch alle Ärzte an die gleichen Leitlinien halten und zumindest ähnliche Untersuchungstechniken nutzen?

Zuerst gucken sie mit einem Nasenspekulum. Das ist eine Zange mit zwei löffelartigen Enden, mit denen man den Naseneingang aufdrückt, um den vorderen Teil der Nasenscheidewand zu betrachten. Für den hinteren Teil der Nase braucht man ein Endoskop. Das ist dieser lange dünne Metallstab, von dem nie jemand glaubt, dass er in die Nase passt. Die Nase ist aber ein erstaunlich langes Organ, was man von außen nur nicht sieht.

Mit diesen Instrumenten prüfen die HNO-Ärzte, ob das Naseninnere aussieht wie im Lehrbuch oder aber alles krumm, schief, zu klein oder zu groß ist. Außerdem lässt sich mit verschiedenen Geräten und Methoden messen, wie gut, wie schnell und wie viel Luft durch die einzelnen Nasenlöcher fließt. Das nennt sich Rhinomanometrie.

Was Ärzte nicht sagen können: Wie sehr jemand unter seinem Nasen-Innenleben leidet. Je nach Fachliteratur haben zwischen 16 und 88 Prozent der Bevölkerung eine abnorme Nasenscheidewand. Aber nicht annähernd so viele haben Probleme beim Atmen. Deshalb empfehlen manche Kollegen zu operieren, andere abzuwarten, und der Rest rät grundsätzlich ab.

Einmal hatte ich einen jungen Mann wegen Halsschmerzen in der Praxis. Als ich ihm routinemäßig in die Nase sah, war ich völlig aus dem Häuschen, weil ich noch nie eine so schiefe Nasenscheidewand gesehen hatte. (Ärzte finden es immer wahnsinnig aufregend, wenn sie abnormale Dinge sehen.) Mir war schleierhaft, wie der Mann überhaupt atmete. Als ich ihn fragte, ob er denn genug Luft bekomme, antwortete er lachend: »Na klar. Warum wollen Sie das wissen?« Andererseits habe ich auch Patienten, die mir erzählen, dass sie seit Jahren nur noch durch den Mund atmen könnten, in deren Nasen es aber überhaupt nicht ungewöhnlich oder gar operationsbedürftig aussieht.

Es gehört noch zu den großen Geheimnissen der HNO-Heilkunde, warum manche Menschen die Innenarchitektur ihrer Nase stört und andere nicht. Ein Grund ist sicher, dass jeder Mensch eine andere Definition von »gut durch die Nase atmen können« hat. Ein weiterer, dass selbst die heute hervorragende Diagnostik noch nicht alle Funktionen der Nase bis ins letzte Detail erfassen kann.

Das Wichtigste bei diesem Thema ist deshalb, Ihrer eigenen Einschätzung zu vertrauen – was erstaunlich viele Menschen nicht tun. Im Krankenhaus hatte ich ziemlich häufig Patienten auf dem OP-Plan, die mir im Vorgespräch erzählten, dass sie eigentlich nicht so ganz überzeugt von der Operation seien, aber der HNO-Arzt habe dazu geraten. Ich habe diese verunsicherten Wesen dann vom Plan genommen und ihnen gesagt, sie sollten wiederkommen, wenn sie selbst ein gutes Gefühl dabei hätten. Sie müssen diese OP wollen, nicht Ihr Arzt.

Ich selbst zog es damals vor, weiter Nasenspray zu missbrauchen. Nach weiteren Jahren ließ ich mir die Nasenmuscheln mit einem Laser verkleinern. Das kann einigermaßen fix in einer Arztpraxis gemacht werden und löst in vielen Fällen dauerhaft die Probleme. Auch bei mir half der Laser, aber nur für ein paar Monate.

Erst als eine sehr talentierte Oberärztin aus meiner Abteilung ihre Kündigung einreichte, durchfuhr es mich: Wenn ich mich jemals operieren lassen wollte, dann von ihr. Auf meine Bitte hin besah sie erst meine rechte Nasenhälfte, dann die linke, dann wieder die rechte und sagte schließlich: »Hmm, also wir können das versuchen. Also, ja, na ja, wir versuchen das.« Ich kannte den Ton. Sie war nicht überzeugt. Aber ich.

Zwar beruhte mein plötzlicher Sinneswandel vor allem auf Torschlusspanik, trotzdem lag ich drei Tage später im Aufwachraum unseres Krankenhauses und schrieb kurz darauf meinen eigenen Entlassungsbrief. Zu Hause hängte ich mir eine Infusion mit einem sehr starken, angeblich high machenden Schmerzmittel an den Lampenständer und wartete darauf, high zu werden. Vergebens. Nur meine Nase tat unerträglich weh. (Sollten Sie einmal Ihre Nasenscheidewand operieren lassen, rechnen Sie in der ersten Nacht lieber nicht mit Schlaf.)

Doch nach wenigen Tagen passierte das Unfassbare: Ich bekam Luft. In den folgenden Monaten wurde ich stetig glücklicher. Meine Nase war anfangs noch etwas empfindlich, mein Gaumen blieb hinter den Schneidezähnen ungefähr ein Jahr lang taub (was ich nicht schlimm fand), die Nasenschleimhaut war ungefähr ein Jahr etwas trockener (was ich auch nicht schlimm fand). Danach fühlte ich mich restlos großartig. Für mich hatte buchstäblich ein neues Leben begonnen. Eines mit klarem Kopf und ohne Nasenspray-Panik.

Inzwischen erstaunt es mich nicht mehr, dass die Septum-Plastik die weltweit häufigste HNO-Operation ist. Sie kann bei vielen Menschen Wunder bewirken. Blöderweise lässt sich nie hundertprozentig vorhersagen, ob ausgerechnet Sie dazu zählen. Auch in der Fachliteratur wird der Nutzen dieser Operation immer wieder heftig diskutiert.

Fragt man Patienten nach ihrer subjektiven Zufriedenheit mit der Behandlung (und das ist es, was letztlich zählt), liegt die Quote der Zufriedenen in den meisten Studien bei um die 70 Prozent. Allerdings sinkt die Zufriedenheit deutlich, je länger die Operation zurückliegt. Ältere Menschen sind meist zufriedener mit dem Ergebnis als jüngere, zwischen Männern und Frauen gibt es keine Unterschiede. Die Chancen, dass Sie sich nach einer solchen OP tatsächlich besser fühlen, stehen also gar nicht so schlecht. Sie sollten sie sich aber nicht aufschwatzen lassen, weil Sie privat versichert sind oder die meisten Krankenhäuser gerne planbare Standard-OPs durchführen.

Manchmal reicht übrigens schon ein einziger Arztbesuch, um wieder einwandfrei durchatmen zu können. So wie bei dem kleinen Jungen, der mit seinen Eltern zu mir in die Klinik kam, weil er nicht mehr richtig durch die Nase atmen konnte und sie ständig lief. Aber nur links. Er hatte keine Erkältung und keine Allergien. Die Eltern waren ratlos. Es habe ganz plötzlich angefangen, erzählten sie, vor ziemlich genau einem Jahr.

Ich war damals im praktischen Jahr und versuchte nach außen hin, möglichst professionell meine Instrumente in die Nase des Kindes zu stecken. Doch im linken Nasenloch kam ich einfach nicht weiter. Verunsichert übergab ich an meinen Kollegen, der schließlich ein rundliches weißes Etwas aus der kleinen Nase zog: einen Radiergummi. Der Junge hatte ihn sich in das linke Nasenloch gesteckt, vor ziemlich genau einem Jahr.

7. WENN DAS HNO-VORZIMMER STREIKT – ALLES »PSYCHO«?

WIE WIR ALLE FUNKTIONIEREN: PSYCHOSOMATIK

Was denken Sie, wenn Sie das Wort »psychosomatisch« hören? Ich kann Ihnen mal sagen, was meinen Freunden und Patienten in einer kleinen, nicht repräsentativen Umfrage dazu eingefallen ist:

»Burn-out-Klinik«
»Das darf mein Chef auf keinen Fall erfahren.«
»Psychotherapie«
»Nicht belastbar«
»Ich bilde mir das doch nicht ein!«

Fast alle verbanden mit dem Begriff etwas Unangenehmes, Beschämendes, Bedrückendes oder jedenfalls etwas, was man besser nicht zum Thema macht. Manche meiner Patienten sind richtig empört, wenn ihre »echte« Krankheit plötzlich ein psychisches Problem sein soll. Sie fürchten, dass ich ihnen eine »Geisteskrankheit« einreden will oder ihr eigentliches Problem nicht ernst nehme. Das Gegenteil ist der Fall. Trotzdem vermeide ich in meiner Praxis das P-Wort. Stattdessen habe ich mir angewöhnt, nicht mehr zu fragen: »Was kann ich für Sie tun?« (das wissen viele ja selbst nicht so richtig), sondern: »Wie geht es Ihnen?«

Warum ich auf die Frage »Wie geht es Ihnen?« wirklich eine Antwort haben will

Für viele ist diese Frage nur eine höfliche Floskel. Amerikaner kann man geradezu in die Flucht schlagen, wenn man ihnen auf ein beiläufiges »How are you?« wirklich erzählt, wie es einem geht. Für mich dagegen ist »Wie geht es Ihnen?« sozusagen die Grundlage der Psychosomatik.

Dieser etwas schwammige, aber zu Unrecht geschmähte Begriff bezeichnet – fasst man die verschiedenen Definitionen mal grob zusammen – nicht mehr als die Wissenschaft von den körperlichen, seelischen und sozialen Wechselwirkungen bei Krankheiten. Manche sprechen auch von »bio-psycho-sozialen Zusammenhängen«. Doch ganz egal wie man die Sache nennt, Psychosomatik heißt in der Praxis immer, dass der Arzt sich nicht nur ein bestimmtes Körperteil ansieht, sondern auch fragt, wie der Patient sich fühlt, und einen Blick auf dessen Lebensumstände wirft.

Die Psychosomatik ist deshalb kein neumodisches Spezialgebiet für Großstädter im Smartphone-Stress, sondern betrifft alle Zweige der Medizin oder sagen wir lieber: Sie sollte es tun. Ihr Begründer, der deutsche Arzt Karl Kuno Thure von Uexküll, kämpfte schon seit den Fünfzigerjahren und sein ganzes Leben lang dafür, endlich damit aufzuhören, einen »kranken Körper ohne Seele und eine leidende Seele ohne Körper« zu behandeln. Stattdessen hatte der Mann mit dem einmaligen Namen die Vision einer »integrierten Medizin«, die den Menschen als Ganzes betrachtet.

Ich weiß nie so genau, ob ich es richtig oder tragisch finden soll, dass man hochtrabende Begriffe wie »integrierte Medizin« braucht für etwas, das doch irgendwie selbstverständlich ist. Schließlich läuft unser Gehirn nicht ohne unseren Körper durch die Gegend oder umgekehrt. Trotzdem ist es ein Thema, das Patienten wie Ärzte oft lieber umgehen. Erstere wollen, dass ich mit irgendwelchen Werkzeugen, Pillen oder Tinkturen den Schwindel, Kloß im Hals oder die ständig verstopfte Nase endlich »wegmache«. Und viele HNO-Ärzte sind im tiefsten Inneren Handwerker. Sie wollen operieren, spritzen oder verschreiben. Außerdem wissen sie, dass es wesentlich aufwendiger ist, einen Patienten nicht nur als »Hörsturz aus Behandlungszimmer 2« abzuarbeiten, sondern ihn als Herrn/Frau Müller, Garcia oder Yilmaz mit all seinen/ ihren Ecken, Kanten und vielleicht auch Eheproblemen ernst zu nehmen.

Ich verstehe das. Wir haben es schließlich alle nicht anders gelernt. Obwohl die Psychosomatik und auch die sogenannte sprechende Medizin so angesagt scheinen, wird Studenten noch immer sechs Jahre lang beigebracht, mit Fremdwörtern um sich zu werfen und sich dabei auf einzelne Körperteile zu konzentrieren. Das mag bei einem gebrochenen Handgelenk noch ganz gut funktionieren, bei Rückenschmerzen wird es schon schwieriger. Wenn aber jemand erzählt, dass er sich ständig fühlt, als würde er die Treppe hinunterfallen, oder Geräusche hört, die niemand sonst wahrnimmt, sind Ärzte manchmal genauso hilflos wie ihre Patienten.

Wer als angehender Arzt etwas mehr über die Zusammenhänge von Körper und Seele wissen will, muss eine teure Zusatzausbildung machen und sich neben der Arbeit mehr als ein Jahr lang ziemlich viele Wochenenden in Blockseminaren um die Ohren schlagen. Immerhin darf man sich dann, so wie ich, den Titel »Psychosomatische Grundversorgung« auf das Praxisschild schreiben, was aber auch keine nennenswerten finanziellen Vorteile bringt. Für mein Selbstverständnis als Ärztin war es dennoch eine der besten Investitionen überhaupt.

In besagter Ausbildung haben wir ein ziemlich erhellendes Rollenspiel durchgeführt: Wir sollten unsere »Patienten« drei Minuten lang erzählen lassen, ohne zu unterbrechen. Ich hätte nie geglaubt, dass drei Minuten so unendlich lang sein können. In meiner Praxis habe ich dann festgestellt, dass kaum ein Patient wirklich so lange braucht, um alles (und noch viel mehr) zu erzählen.

Liebe Kollegen, ich weiß, dass Zuhören kaum bezahlt wird, aber diese drei Minuten sind Gold wert. Wer sich immer nur im Dozenten- oder Handwerkermodus befindet, macht es sich nicht nur zu einfach, sondern vergibt auch eine große Chance, seinen Patienten nachhaltig zu helfen. Denn dafür muss man erst mal herausfinden, wo diese Menschen eigentlich stehen. (Dieser Appell gilt besonders meinen männlichen Kollegen. Laut einer Studie warten Ärztinnen im Schnitt tatsächlich drei Minuten, bevor sie einen Patienten unterbrechen, Ärzte schaffen nicht mal eine Minute.)

Daher also die Frage: »Wie geht es Ihnen?« Sollten Sie einmal in meine Praxis kommen: Ich erwarte eine ausführliche Antwort.

Irgendwas ist immer: Stress und Anpassung

Haben Sie sich einmal gefragt, was die wichtigste Aufgabe in Ihrem Leben ist? Falls ja, haben Sie womöglich Antworten gefunden wie: meinen Kindern ein gutes Leben zu ermöglichen, gesund zu bleiben oder genug Geld zu verdienen. Vielleicht sind Ihre Favoriten auch, eine Million Follower bei Instagram zu haben oder den Mount Everest zu besteigen. Alles schön und gut. Doch der einzig wirklich wichtige Job in unserem Leben ist: uns anzupassen.

Klingt öde? Zumindest mir wird ganz schwindelig, wenn ich nur daran denke, welch enorme Anpassungsfähigkeit mir ein vergleichsweise normaler Montagmorgen abverlangt. Der Wecker klingelt gefühlt viel zu früh, de facto aber viel zu spät, um es ohne Hetze in die Praxis zu schaffen. Mein Sohn ist zum Glück schon aufgestanden, hat allerdings seinen Zeitvorsprung genutzt, um die Küchentapete mit Nutella zu verzieren. Seine große Schwester verkündet (demonstrativ im Bett liegend), dass sie ab heute nicht mehr zur Schule gehe, weil sie dort ohnehin nichts Richtiges lerne. Schließlich kommt mein Mann aus dem Bad und fragt, ob ich noch wisse, dass seine Eltern heute zum Abendessen kämen, was ich bejahe, aber natürlich völlig vergessen hatte.

Falls Ihnen solche Szenen bekannt vorkommen, kann ich Sie nur beglückwünschen. Das nennt man Leben. Ständig passieren irgendwelche Dinge, die besser nicht passiert wären, und wir müssen eine Lösung finden, sprich: uns anpassen. Es ist nun mal die einzige Chance, in diesem Chaos zu bestehen. Anpassung hat deshalb nichts mit Aufgeben oder Resignation zu tun, sondern damit, sein Leben in die Hand zu nehmen.

Damit wir das tun können, brauchen wir zunächst etwas ganz Essenzielles: Stress. Wäre ich an jenem Morgen nicht gestresst gewesen, hätte ich weder in atemberaubendem Tempo die Schokocreme von der Wand gekratzt noch auf meinen Kaffee verzichtet, um meiner Tochter zu verklickern, dass sie nicht wegen Mathe, sondern wegen ihrer Freundinnen in die Schule geht. Und ich hätte es niemals geschafft, vor der Arbeit noch heimlich beim

Metzger Königsberger Klopse zu kaufen, die ich dann am Abend als selbst gemacht präsentieren kann.

Dass Stress immer irgendwie schlecht oder schädlich sein soll, wird ihm nicht ganz gerecht. Ohne Stress geht im Leben nämlich gar nichts. Betrachten wir Stress einmal ganz neutral, ist es schlicht jede Art von Reaktion des Organismus auf eine Anforderung.

Wenn beispielsweise pubertierende Teenager jeden von ihnen abverlangten Handgriff im Haushalt »stressig« finden, haben sie damit sogar ein bisschen recht. Schließlich müssen ihre Körper erst mal genug Energie zur Verfügung stellen, um überhaupt vom Sofa hochzukommen. Es liegt aber auch daran, dass es für einen 15-Jährigen total »cringe« (peinlich) ist, wenn Mama anordnet, die Spülmaschine auszuräumen, weshalb bei ihm womöglich negativer Stress, sogenannter Distress, entsteht, obwohl die Sache in fünf Minuten erledigt ist. Schlägt er sich mit seinem besten Kumpel die Nacht um die Ohren, erscheint Müttern das zwar wesentlich anstrengender, wird vom Nachwuchs aber nicht so empfunden, weil es sich in diesem Fall um positiven Stress handelt, genannt Eustress.

In der Literatur findet man zwei grundlegende, aber vermeintlich auch sehr unterschiedliche Auffassungen von Stress: Der Mediziner Hans Selye prägte in den Dreißigerjahren das *biologische Stresskonzept*, das sich auf die körperliche Reaktion auf Herausforderungen konzentriert. Selye zufolge laufen bei Stress immer die gleichen physiologischen und einst überlebenswichtigen Prozesse in uns ab, um genug Energie für Kampf oder Flucht zur Verfügung zu stellen. Stress ist also etwas Stereotypes, eine Maschine.

Der Psychologe Richard Lazarus entwickelte in den Siebzigerjahren das sogenannte *transaktionale Modell*. Lazarus betrachtete

Stress vor allem abhängig davon, was wir überhaupt als Stress empfinden und ob wir das Gefühl haben, ihn bewältigen zu können. Stress existiert nicht per se, sondern hängt davon ab, wie wir bestimmte Ereignisse bewerten. Er ist daher auch etwas höchst Individuelles, eine Diva.

Auf den ersten Blick erscheinen die beiden Perspektiven gegensätzlich. In der Praxis ergänzen sie sich jedoch sehr gut: Für jede Art von Stress halten unsere Gehirne zwar alle das gleiche Arsenal an biochemischen Maßnahmen bereit, ob und wie sie eingesetzt werden, ist aber je nach Persönlichkeit und Lebenslage sehr unterschiedlich. Deshalb sitzen manche Menschen mit 70-Stunden-Wochen irgendwann mit Tinnitus oder chronisch entzündeten Nebenhöhlen bei mir in der Praxis, wohingegen andere mit der gleichen Arbeitsbelastung höchstens mal zur professionellen Ohrreinigung kommen.

Die Psyche ist ein Körperteil: von Neurobiologie bis Epigenetik

Nehmen wir einmal eine sehr klassische (aber heutzutage glücklicherweise nie eintretende) Stresssituation: Der berühmte Säbelzahntiger begegnet uns. Dass das Vieh vor ungefähr 12 000 Jahren ausgestorben ist, muss uns nicht weiter stören, Sie können sich aber auch den Messermörder oder einen anderen üblen Zeitgenossen vorstellen. (Mir ist klar, dass Stress heute für die meisten aus Deadlines, Geldsorgen oder Familienärger besteht. Allerdings verdeutlichen Säbelzahntiger und Messermörder sehr schön den ursprünglichen Sinn von Stress.)

Will man nun wissen, wie sich das Gehirn dabei mit dem restlichen Körper die Bälle zuwirft – und wie leicht auch mal einer daneben fallen kann –, sind meiner Ansicht nach vier teils recht junge Forschungsbereiche besonders ergiebig: die Neurobiologie, die Psychoendokrinologie, die Psychoimmunologie und die Epigenetik.

Die Namen klingen für Sie womöglich etwas abschreckend. Ich möchte Ihnen diese Wissenschaftsfelder dennoch kurz vorstellen, weil sie zeigen, dass Psychosomatik keine Pseudo-Medizin ist, sondern auf ganz normalen biochemischen Vorgängen beruht, die aber noch vergleichsweise wenig erforscht sind. Sich das immer wieder klarzumachen ist die Grundlage, um einen guten Umgang mit den Krankheiten, die ich Ihnen in den folgenden Kapiteln vorstelle, zu finden.

Dank der **Neurobiologie** weiß man, dass die Amygdala die Hauptrolle in unserem Stress- oder Säbelzahntiger-Drama spielt. Dieser Forschungszweig beschäftigt sich damit, wo in unserem Nervensystem was stattfindet und erklärt, welche Mechanismen zu bestimmten Gefühlen, Gedanken oder Verhaltensweisen führen. Es geht hierbei grob um die Themen, die ich Ihnen bei unserem kleinen Ausflug zum Gehirn bereits vorgestellt habe.

In Sachen Stress sieht das dann konkret so aus: Die Amygdala entscheidet noch bevor wir eine Gefahr bewusst als solche einstufen, dass wir vorsichtshalber Angst haben oder zumindest besonders aufmerksam sein sollten. Ihre Nervenzellen feuern los, wir werden wacher und konzentrierter. Ab einem bestimmten Grad dieses Neuronenfeuers löst die Amygdala eine Stressreaktion aus, um uns auf Kampf oder Flucht vorzubereiten. Puls und Atem beschleunigen sich, die Muskelspannung steigt, die Verdauung stellt ihre Arbeit ein, und die Lust auf Sex vergeht uns auch. Gleichzeitig befiehlt die Amygdala dem Hippocampus, sich die ganze

Situation gut zu merken, damit wir uns in Zukunft vor dem Säbelzahntiger in Acht nehmen. Außerdem arbeitet die Amygdala eng mit dem Großhirn zusammen, wo der Stirnlappen mit seinem Sinn fürs logische Denken versucht, unsere Emotionen im Zaum zu halten. Der Stirnlappen, oder präfrontaler Cortex, spielt deshalb eine große Rolle bei der Bewertung von Stress. Er lässt uns beispielsweise denken: »Das ist ja nur ein ganz kleiner Säbelzahntiger, mit dem werde ich schon fertig.«

Wie unser Hormonsystem auf Stress (und andere Gefühle) reagiert, erforscht die **Psychoneuroendokrinologie**. Sie beruht auf der Tatsache, dass unser Erleben und Verhalten von einer Vielzahl an chemischen Botenstoffen wie Neurotransmittern oder Hormonen gesteuert wird.

Chemie der Gefühle:
Hormone und Neurotransmitter

Beides sind Botenstoffe des Körpers, die aber unterschiedlich arbeiten. Neurotransmitter sind als Expresskuriere im Einsatz. Wenn es schnell gehen muss, übergeben sie binnen winzigster Sekundenbruchteile Informationen von einer Nervenzelle an die andere. Hormone sind eher die gemütlichen Briefträger, sie können Minuten oder Stunden brauchen, um ans Ziel zu kommen. Ihr Weg führt von den Hormondrüsen über die Blutbahn zu den jeweiligen Empfänger-Organen. Manche Substanzen, wie beispielsweise Adrenalin, können als Hormon und als Neurotransmitter wirken.

Hormone und Neurotransmitter arbeiten wie die Post. Sie stellen innerhalb unseres Körpers Botschaften zu, die beispielsweise lauten: Blutzucker senken, Herzschlag beschleunigen, Fett abbauen oder andere Botenstoffe freisetzen. So wie die Briefzustellung ihre festen Abläufe hat, werden auch Hormone und Neurotransmitter immer in einer streng geordneten Reihenfolge freigesetzt. Das erinnert an umfallende Dominosteine. In der Medizinsprache nennt man es Achsen, in unserem Fall: Stress-Achsen. Die beiden wichtigsten Stress-Achsen kann man sich als schnellen und langsamen Weg vorstellen, um eine Kampf-oder-Flucht-Reaktion auszulösen.

Der schnelle Weg führt direkt vom Hirnstamm über das sogenannte sympathische Nervensystem, das den Körper auf Action vorbereitet. Eine kleine Region im Hirnstamm (der blaue Kern) schüttet den Neurotransmitter Noradrenalin aus, der die Nervenstränge im Rückenmark aktiviert. Die wiederum befehlen dem Nebennierenmark, Adrenalin auszuschütten. Der Stoff erhöht Herzschlag, Blutdruck und Muskelspannung und stellt ausreichend Blutzucker für die Muskeln bereit. Diese Express-Route über die Nerven mithilfe von Neurotransmittern heißt *sympathische Achse*.

Bei der etwas langsameren Variante bringt der Hypothalamus im Gehirn eine ganze Hormonkaskade in Gang: Er setzt zunächst das sogenannte Corticotropin-Releasing-Hormon frei. Dieses befiehlt der Hypophyse, ein weiteres Hormon loszuschicken, das Adrenocorticotropin, das dann mit dem Blut zur Nebennierenrinde gespült wird, die schließlich Cortisol ausschüttet. Cortisol kennen viele unter der Bezeichnung Stresshormon, weil es einer der Hauptverantwortlichen für die Stressreaktion ist: Es schleust zusätzliche Energie in Form von schnell verwertbarer Glucose in unsere Blutbahn und hemmt Körperfunktionen, die gerade nicht überlebensnotwendig sind, wie beispielsweise die Verdauung. Diese Hormonreaktion nennt sich *Hypothalamus-Hypophysen-Nebennierenrinden-Achse* oder aus dem Englischen abgekürzt: *HPA-Achse*.

Kompliziert? Merken Sie sich einfach grob, dass Adrenalin uns den ersten kurzfristigen Stresskick verpasst, bis uns nach ungefähr zehn Minuten das Cortisol längerfristig in Alarmbereitschaft hält. Und dass es kritisch wird, wenn dieses Hormon-Domino nicht richtig funktioniert, also beispielsweise dauerhaft zu viel oder zu wenig Cortisol produziert wird.

Wer ständig gestresst ist, ist auch ständig krank. So irgendwie haben Sie das bestimmt schon mal gehört oder selbst erlebt. Wie ganz genau unser Abwehrsystem auf psychische Belastungen reagiert, beschäftigt die Vertreter der **Psychoneuroimmunologie.** Sie erforschen, wie Seele, Nervensystem und unsere Immunabwehr sich gegenseitig beeinflussen.

Erste Hinweise auf solche Wechselwirkungen vermutete bereits Louis Pasteur Ende des 19. Jahrhunderts. Er hatte beobachtet, dass Hühner unter Stressbelastung anfälliger für Infektionen sind. Knapp 100 Jahre später führten der amerikanische Psychiater Robert Ader und der Immunologe Nicholas Cohen einen Versuch durch, der heute als Geburtsstunde dieser Wissenschaftsdisziplin gilt. Die beiden verabreichten Laborratten ein süßes Gebräu, das sie mit Cyclophosphamid versetzt hatten, ein Stoff, der die Leistung des Immunsystems herabsetzt. In einer späteren Versuchsphase bekamen die Tiere ein genau gleich schmeckendes Getränk, allerdings ohne Cyclophosphamid. Dennoch wurde ihre Immunabwehr schwächer (eine Art Pawlow'sche Konditionierung des

Immunsystems). Damit war klar: Die Psyche greift auch in die komplexen Prozesse des Immunsystems ein.

Das Immunsystem verteidigt unseren Körper mit einer ganzen Armee von Killerzellen, Fresszellen und hochspezialisierten Helferzellen. Außerdem nutzt es bestimmte Eiweiße, die Zytokine, als Botenstoffe. In dieser bunten Truppe gibt es Generalisten, die viele verschiedene Eindringlinge abwehren, sie bilden die angeborene oder unspezifische Immunabwehr. Mit bestimmten Sorten weißer Blutkörperchen (den B- und T-Lymphozyten) gibt es außerdem Einheiten, die jeweils auf ganz spezielle Angreifer reagieren. Das ist die spezifische oder erworbene Abwehr, weil sie sich erst im Laufe des Lebens durch den Kontakt mit verschiedenen Erregern ausbildet. Beide Systeme reagieren unterschiedlich auf Stresssituationen.

Geraten wir beim Anblick von Säbelzahntiger, Chef oder Schwiegermutter in akuten Stress, wird die unspezifische Immunabwehr gestärkt, was zumindest früher sinnvoll war, damit Verletzungen aus dem Kampf mit dem Säbelzahntiger schnell heilen. (Je nachdem, wie Chef oder Schwiegermutter drauf sind, kann es auch heute noch nützlich sein.) Die spezifische Immunabwehr dagegen wird gebremst, was nicht weiter tragisch ist, sofern es sich um kurze Zeiträume handelt. Evolutionsbiologisch war es sogar von Vorteil, denn es stand mehr Energie für die Säbelzahntiger-Bezwingung zur Verfügung.

Chronischer Stress dagegen war in der Evolution nicht vorgesehen. Er bringt die gesamte Immunabwehr aus dem Gleichgewicht: Die Zahl der Immunzellen im Blut sinkt, Killerzellen sind weniger aktiv, und das fein austarierte Profil der sogenannten T-Helferzellen gerät aus der Balance, was beispielsweise Allergien begünstigen kann. Auch die Konzentration der Zytokine im Blut wird durcheinandergewirbelt. So findet man bei dauergestressten Menschen beispielsweise häufig eine Überdosis eines bestimmten Zytokins mit dem Namen Interleukin-6.

Wolf im Schafspelz: Interleukin-6

Dieser Botenstoff des Immunsystems zählt zu den sogenannten proinflammatorischen Zytokinen, ist also eine Substanz, die eine Entzündung auslöst. Grundsätzlich sind diese Zytokine sehr nützlich, weil sie dabei helfen, Krankheitserreger anzugreifen und abzuwehren. Doch wie bei fast allem, ist zu viel selten gut. Das gilt besonders, wenn man gar keinen Krankheitserreger hat, sondern »nur« chronischen Stress.

Das Interleukin-6 ruft zum Beispiel das sogenannte »Sickness Behavior« hervor. Die Betroffenen sind erschöpft, antriebslos und haben kaum Appetit. Kämpft man gerade mit einer Erkältung oder Mandelentzündung, ist dieses Verhalten genau richtig, weil man im Bett bleibt, um sich auszukurieren. Wer aber dauergestresst ist, hat es mit diesen depressionsähnlichen Symptomen noch schwerer, seinen Alltag wieder in den Griff zu kriegen.

Wie eng Psyche und Immunsystem zusammenarbeiten, zeigen auch Versuche, bei denen Forscher ihre Probanden absichtlich mit Grippeviren infizierten und feststellten: Je höher die Teilnehmer ihre psychische Belastung einstuften, desto heftiger reagierte ihr Immunsystem auf die Infektion, das heißt: umso kränker wurden sie. Bei den Probanden mit hohem Stresslevel fanden die Wissenschaftler außerdem eine wesentlich höhere Interleukin-6-Konzentration. Das Gefühl, dass uns eine Grippe so richtig umwirft, wenn wir ohnehin schon Stress haben, ist also durchaus berechtigt.

Andere Untersuchungen an Menschen, die Angehörige pflegen (also höchstwahrscheinlich chronischen Stress haben), ergaben, dass Grippe-Impfungen bei ihnen weniger wirkten. Auch war ihr Interleukin-6-Spiegel teils doppelt so hoch wie bei Menschen mit normalem Alltagsstress. Bei einer Studie, die ausschließlich an Frauen im Pflegestress durchgeführt wurde, heilten deren Wunden deutlich schlechter als in der Kontrollgruppe. Ähnliches konnte man bei Paaren mit Beziehungsproblemen beobachten. Und Forscher aus dem New Yorker Mount Sinai Hospital fanden heraus, dass auch trauernde Witwer sich so ziemlich jeden Infekt einfangen. Erst nach vier Monaten war die Immunantwort der untersuchten Männer wieder normal.

Leider besteht das Leben nicht nur aus Urlaub und Blumenpflücken, sondern auch aus all diesen Dingen, die uns traurig, wütend oder verzweifelt machen, kurz: uns stressen. Wir sollten deshalb versuchen, so oft es geht Entspannung in unseren Alltag einzubauen – schon unseren Kindern zuliebe. Denn wie der Körper auf Belastungen reagiert, wird bereits im Mutterleib programmiert.

Dauergestresste Schwangere bombardieren auch ihre Ungeborenen mit einem Teil ihrer Stresshormone. Das Baby im Bauch speichert diesen ständig erhöhten Cortisolspiegel deshalb als Normalzustand ab und ist dadurch später selbst leichter und öfter gestresst. Die Idee dahinter ist eigentlich eine gute: Wenn die Welt da draußen so gefährlich ist, dass Mama ständig unter Strom steht, bereitet sich das Kind schon vor der Geburt darauf vor, immer möglichst schnell zur Höchstform aufzulaufen.

Das Gemeine ist, dass es einer werdenden Mutter aber kaum etwas nutzt, lediglich neun Monate tiefenentspannt zu sein, wenn sie während ihrer Kindheit oder danach über lange Zeiträume großen Belastungen ausgesetzt war. Das noch Gemeinere ist, dass sie ihren Stress nicht nur ihrem Baby, sondern auch ihren Enkeln, womöglich sogar ihren Urenkeln vererbt.

Mit diesem schon fast übernatürlich scheinenden Phänomen beschäftigt sich die **Epigenetik**. Ihre Botschaft: Das Leben ist nicht in einem unveränderlichen genetischen Bauplan festgelegt, vielmehr befinden sich die Erbanlagen in ständigem Wandel. Unsere Gene prägen nicht nur uns, wir prägen auch unsere Gene.

Zwar können wir unsere DNA tatsächlich nicht verändern, aber wir können bestimmte Gene mithilfe von Körperchemie quasi ein- und ausschalten, um uns besser und schneller anzupassen. (Forscher sprechen dabei von »Methylierung« der Gene, weil bestimmte Methylgruppen dabei eine wichtige Rolle spielen.) Man kann sich vorstellen, dass die DNA die Hardware ist, und die Schalter, die sogenannten epigenetischen Marker, sind die Software. Sie bestimmt, was unsere Zellen tun oder lassen sollen.

Besonders eindrucksvoll zeigte sich dieser Effekt an der Generation des niederländischen Hungerwinters 1944/45. Das Land war von den Nazis besetzt, es gab kaum etwas zu essen, über 20 000 Menschen verhungerten. Wenig überraschend, gerieten die Kinder der zu dieser Zeit schwangeren Frauen sehr klein. Spätere Untersuchungen zeigten allerdings, dass sie als Erwachsene wesentlich häufiger Übergewicht und Diabetes hatten.

Den Grund fanden Wissenschaftler schließlich in veränderten Methylierungen ihrer Gene. Sie waren darauf programmiert, aus wenig Nahrung möglichst viel Energie zu ziehen, was in einer längerfristigen Hungersnot ein enormer Vorteil gewesen wäre. Weil es aber nach dem Krieg wieder genug zu essen gab, schadete ihnen diese Programmierung. Noch später entdeckten Forscher: Nicht nur die Kinder der Schwangeren aus dem Hungerwinter waren häufiger dick und zuckerkrank, sondern auch deren Kinder. Die epigenetische Software lässt sich also sogar vererben.

Dass dies auch für Stress oder schwere psychische Belastungen gilt, haben Wissenschaftler vielfach an Mäusen nachgewiesen: Amerikanische Forscher beispielsweise konditionierten die Tiere darauf, bei Kirschblütenduft in Panik zu geraten, indem sie sie mit Stromschlägen traktierten und gleichzeitig Kirschblütenaroma versprühten. Später zeigte sich, dass die Kinder (teils auch Enkel) dieser Mäuse ebenfalls mit Stress auf Kirschblütengeruch reagierten, obwohl man sie nie entsprechend konditioniert hatte. Manche waren sogar bei anderen Eltern aufgewachsen, um auszuschließen, dass sie sich dieses Verhalten nur abgeguckt hatten. In einem anderen Versuch löste die Schweizer Hirnforscherin Isabelle Mansuy bei Mäusebabys eine Art Depression aus, indem sie die Jungen von ihren Müttern trennte. Auch als Erwachsene verhielten sich diese Tiere noch auffällig. Später zeigten ihre Nachkommen, die ganz normal aufwuchsen, die gleichen Verhaltensstörungen.

Sehr wahrscheinlich beeinflussen gravierende seelische Belastungen auch das menschliche Erbgut. Das legt eine recht aktuelle Studie von Wissenschaftlern des Max-Planck-Instituts nahe. Zusammen mit Kollegen aus New York hatten sie die Gene von 32 Holocaust-Überlebenden und ihren Kindern untersucht. Sie verglichen sie auch mit denen jüdischer Familien, die außerhalb von Europa gelebt hatten. Dabei stellten sie bei den Familien, die direkt durch die Nazis verfolgt oder in einem Konzentrationslager gewesen waren, generationenübergreifend Veränderungen eines Gens namens FKBP5 fest, das den Umgang mit Stress steuert. Die Eltern gaben ihr Trauma also an die Kinder weiter.

Glücklicherweise gibt es immer mehr Hinweise darauf, dass diese Prozesse auch im Guten funktionieren: Wir können durch einen gesunden und entspannten Lebensstil die Arbeitsweise unserer Gene beeinflussen. Das beginnt bei so banalen Dingen wie Ausdauertraining, mit dem sich die epigenetischen Marker für Leistungsfähigkeit verbessern lassen, und endet längst nicht bei einer Entdeckung australischer Forscher: Yoga hat positive epigenetische Effekte auf Entzündungsbotenstoffe.

Einen guten Umgang mit den täglichen Herausforderungen des Lebens zu finden, lohnt sich also nicht nur für Sie selbst, sondern höchstwahrscheinlich auch für Ihre Kinder.

NUR WEIHNACHTEN ERTRÄGLICH: HEUSCHNUPFEN

Ich muss an dieser Stelle noch einmal von Marcel Proust erzählen. Zwar habe ich es noch nie geschafft, eines seiner Werke von Anfang bis Ende zu lesen, aber der verschrobene Franzose illustriert einfach zu gut die Zusammenhänge zwischen Hirn und HNO. Proust zeigt nicht nur, wie man mithilfe von Madeleine-Aroma das limbische System in Wallung bringt, sondern dient auch als Paradebeispiel für die vermeintliche Allergiepersönlichkeit.

Proust galt als nervös, kapriziös und übersensibel. Schon als Neunjähriger hatte er seinen ersten allergischen Asthmaanfall. Die Familie war gerade von einem Spaziergang im Park zurückgekommen, als den Jungen ein heftiger Erstickungsanfall packte, der sein restliches Leben prägen sollte. Das Gros von Prousts Werken entstand in der Nacht, weil ihn seine Allergie zu dieser Tageszeit weniger plagte. Tagsüber schlief er (natürlich nicht, ohne vorher einen Haufen Beruhigungsmittel eingeworfen zu haben). Zwar kannte Proust als reicher Arztsohn die besten Mediziner Frankreichs, doch helfen konnte ihm keiner – was womöglich daran lag, dass er fast nur zu Neurologen ging. Damals galten Allergie und Asthma als eine Art Nervenschwäche, eine psychische Störung, die bei Menschen mit »morbider, kapriziöser und autokratischer Persönlichkeit« auftrete, wie in der einstigen Fachliteratur zu lesen war. Als Heilmittel wurden Isolationskuren empfohlen.

Heute weiß man glücklicherweise, dass diese Therapie bestenfalls wirkungslos ist. Man konnte aber auch zeigen, dass es einen klaren Zusammenhang zwischen Allergie und Psyche gibt.

Krieg ohne Gegner: Was Allergie ist

Stell dir vor, es ist Krieg, und keiner geht hin. Dreht man diesen alten Slogan der Friedensbewegung einmal um, hat man bereits eine ganz gute Vorstellung von Allergie: Es ist kein Krieg, und alle gehen hin.

In unserem Körper ist es wunderbar friedlich, lediglich ein paar harmlose Blütenpollen haben sich auf die Nasenschleimhaut verirrt. Trotzdem schickt das Immunsystem seine Abwehrtruppen los, als hinge unser Leben davon ab. Denn es hat die friedfertigen

Blütenpollen als terroristische Krankheitserreger eingestuft und bekämpft nun mit aller Kraft einen Feind, der gar keiner ist.

Eine solche Überreaktion auf Pollen ist die häufigste Allergie in den Industrieländern – und diejenige, die am wenigsten ernst genommen wird. »Ein bisschen Schnupfen« zählt zu den beliebtesten Phrasen, wenn die Pollenallergie mal wieder kleingeredet wird. Betroffene wissen, wovon ich spreche. Die Wahrscheinlichkeit, dass auch Sie dazugehören, ist übrigens gar nicht so klein: Fast jeder dritte Erwachsene hierzulande leidet laut Robert-Koch-Institut im Laufe seines Lebens unter mindestens einer allergischen Erkrankung, Frauen häufiger als Männer. Am weitesten verbreitet ist auch in Deutschland die Allergie auf Pollen, vulgo Heuschnupfen, gefolgt von Asthma und Kontaktallergien (Duftstoffe lassen grüßen). Insgesamt gibt es rund 20 000 Stoffe, auf die wir allergisch reagieren können.

Für Menschen, bei denen Gräser- und Blütenpollen dazuzählen, wird ein Großteil des Jahres zur Qual. Während Freunde und Kollegen wandern, grillen oder die Gartenlaube herrichten, haben Menschen mit Heuschnupfen eine Art Dauergrippe, nur dass keiner vorbeikommt und Hühnersuppe kocht. Selbst moderne Stadtplanung mit viel Grün für Kinder und Seele gilt bei Allergikern als psychologische Kriegsführung. Einer meiner Patienten spricht inzwischen nur noch von der »bösartigen Birke« vor seinem Fenster. Schon wenn er sie sehe, gerate er in Stress, was die Allergie dummerweise noch verschlimmert. Mehr dazu gleich.

Die Birke ist so »bösartig«, weil sie sich in Sachen Fortpflanzung auf den Wind verlässt, genau wie Buche, Erle, Esche, Hasel, Pappel und viele andere. Auch die meisten Gräser, Kräuter, Weizen oder Mais vermehren sich per Windbestäubung. Obstbäume,

Blumen sowie das meiste, was gut riecht und hübsch blüht, ist zwecks Bestäubung auf Insekten angewiesen. Deshalb machen sich diese Pflanzen auch so appetitlich zurecht.

Während Bienen oder Hummeln den Blütenstaub einigermaßen zuverlässig an den Ort der Bestimmung bringen, ist der Wind ein wenig verlässlicher Luftikus. Birke und Kollegen müssen deshalb tonnenweise Pollen produzieren, damit überhaupt mal irgendeiner am Ziel ankommt und nicht nur auf Autodächern klebt. Eine einzige Birke kann bis zu 100 Millionen Pollen herstellen, die für den besseren Windtransport extrem leicht und klein sind, irgendwas zwischen 10 und 15 Mikrometer. Zum Vergleich: Der gefürchtete Feinstaub ist bis zu 2,5 Mikrometer groß und der Pollen einer Passionsblume um die 50 Mikrometer.

Die eigentlichen Bösewichte sind aber nicht die Pollen, sondern bestimmte Eiweiße darin. Im Fall der Birke heißt eines davon Bet v1 und ist eine Art Stressprotein, mit dem sich der Baum gegen Viren, Bakterien oder Pilze wehrt. In der Nasen- oder Rachenschleimhaut gelandet, löst sich das Eiweiß und schwimmt ins Blut. Begegnet es dort unseren Immunzellen, glauben die, es mit einem feindlichen Virus oder Bakterium zu tun zu haben und bilden Antikörper, um den vermeintlichen Angreifer zu bekämpfen.

Das ist die erste Stufe der Allergisierung, quasi die Kennenlernphase. Werden die Pollen dann erneut eingeatmet, wissen die Antikörper bereits, mit wem sie es zu tun haben, und fluten den Körper unverzüglich mit Entzündungsbotenstoffen, vor allem Histamin. Es lässt die Schleimhäute schwellen, die Nase laufen und die Augen tränen – das klassische Abwehrmanöver, wie wir es bereits beim Schnupfen kennengelernt haben.

Die Antikörper, die diese Histamin-Überschwemmung auslösen, heißen IgE. Ig ist die Abkürzung für Immunglobulin, und E ist die speziell für Allergien zuständige Sorte; daneben gibt es noch die Immunglobuline A, D, M und G. Eigentlich soll uns das IgE vor Würmern und Parasiten schützen. Weil aber die wenigsten Europäer noch Würmer haben, macht es hierzulande vor allem als »Allergie-Antikörper« auf sich aufmerksam. Wer beispielsweise erblich bedingt einen erhöhten IgE-Spiegel hat, hat deshalb auch ein größeres Risiko für Allergien. Es gibt einfach zu viele arbeitslose IgEs.

Weil der Körper sich gegen Pollen ähnlich wehrt wie gegen Erkältungsviren, ist es anfangs gar nicht so einfach herauszufinden, ob man nun Heu- oder Dauerschnupfen hat. Die Jahreszeit ist leider kein besonders zuverlässiger Indikator. Hasel und Erle verteilen ihre Pollen bereits im Januar, und das hochallergene Unkraut Ambrosia vermehrt sich bis in den November. Höchstens zu Weihnachten müsste mal Ruhe sein.

Wenn die vermeintliche Erkältung nicht nach zwei Wochen ausgestanden ist und Sie das Gefühl haben, dass es Ihnen im vergangenen Jahr zu dieser Zeit ähnlich ging, ist ein Allergietest sinnvoll. Meist macht der Arzt zuerst einen sogenannten Prick-Test. Der nicht von Herrn Prick erfunden wurde, sondern so heißt, weil man dabei bestimmte Allergene auf die Haut gibt und dann mit einer Nadel die Haut einsticht – englisch: *to prick*. Im Fall einer Allergie schüttet die Immunabwehr dann Histamin aus, dadurch weiten sich an der Teststelle die Blutgefäße und werden durchlässiger, eine rote Quaddel entsteht.

Bei meiner letzten Allergologie-Fortbildung durften wir solche und ähnliche Tests ausgiebig an uns selbst durchführen, weshalb ich Ihnen garantieren kann, dass die Stecherei nicht wehtut. Aller-

dings hatte ich danach zwei von oben bis unten mit roten Quad-
deln übersäte Arme, die fürchterlich juckten. Man hätte daraus
schließen können, dass ich eine Schwerstallergikerin bin, die sich
weder drinnen (Hausstaub) noch draußen (Pollen) aufhalten und
am besten auch nichts mehr essen sollte, außer Dinkelflocken ohne
Milch. Trotzdem habe ich in meinem gesamten Leben noch nie
irgendeine Allergie gehabt.

Der Test zeigt nämlich nur eine sogenannte Sensibilisierung an:
Das Immunsystem erkennt diese Stoffe und reagiert auf sie. Von
Allergie spricht man aber erst, wenn es im echten Leben Probleme
gibt. Auch bedeutet eine besonders große, juckende Quaddel nicht
automatisch, dass man auf diesen Stoff besonders allergisch ist und
umgekehrt.

Alternativ oder ergänzend kann der Arzt Blut abnehmen. Im
Blut lässt sich die Gesamtmenge an IgE bestimmen und auch die
Menge spezifischer IgEs, die gegen bestimmte Allergene wie bei-
spielsweise das Bet v1 gerichtet sind. In den Siebzigerjahren haben
die Labore dazu radioaktive Substanzen benutzt, weshalb dieser
Test oft noch RAST (*Radio-Allergo-Sorbent-Test*) genannt wird.
Heute nutzt man Verfahren ohne Radioaktivität.

Doch auch der Bluttest gibt lediglich Aufschluss über eine Sensibilisierung und ist noch kein endgültiger Beleg für eine Allergie.
Ein insgesamt hoher IgE-Spiegel kann schließlich auch vererbt
sein oder bedeuten, dass Sie Würmer haben. Sie ahnen, worauf
ich hinauswill: Sie und Ihr Arzt müssen miteinander sprechen.
Womöglich haben Sie gar keine Allergie, sondern eine chronische
Nasennebenhöhlenentzündung oder Ihr Immunsystem spielt aus
einem anderen Grund verrückt. Geht es um mögliche Allergien,
ist dieses sogenannte Anamnese-Gespräch extrem wichtig, um die

richtige Therapie zu finden. Sollte Ihr Arzt nicht in der Lage sein, Ihnen dabei drei Minuten zuzuhören, suchen Sie sich bitte einen anderen.

Welche Rolle unser Lebenswandel spielt

Spätestens seit den Siebziger- und Achtzigerjahren treibt die Allergieforscher eine große Frage um: Warum nimmt die Zahl der Allergiker so dramatisch zu? Als 1989 die Mauer fiel, bekamen die Wissenschaftler eine einmalige Chance, Antworten zu finden. Erstmals konnten sie den Einfluss unterschiedlicher Lebensumstände an einer genetisch ursprünglich gleichen Bevölkerung untersuchen.

Die Ergebnisse wirbelten die gängigen Vorurteile ziemlich durcheinander: Besonders stark unter Heuschnupfen litten nicht die armen Trabi-Abgas-atmenden DDR-Bürger, sondern die Westdeutschen. Und zwar fast doppelt so häufig. Bis dahin hatte man vor allem die Umweltverschmutzung für den drastischen Anstieg von Allergien in den vergangenen Jahrzehnten verantwortlich gemacht, weshalb man davon ausgegangen war, in der ehemaligen DDR die höheren Allergikerquoten zu finden. Schließlich war das sozialistische Regime nicht gerade für seinen engagierten Umweltschutz bekannt. Es musste ein neuer Schuldiger her und war schnell gefunden: der westliche Lebensstil.

Wer oder was dieser westliche Lebensstil genau sein soll, ist schwer zu definieren. Vielleicht sollte man ihn lieber als großstädtischen Lebensstil bezeichnen. Deutschlandweite Erhebungen aus den Neunzigerjahren hatten nämlich gezeigt, dass Menschen, die in Städten mit mehr als einer halben Million Einwohner lebten, fast doppelt so häufig an Heuschnupfen erkrankten wie Bewohner von Gemeinden mit weniger als 2 000 Einwohnern. Dabei galt: Je größer die Stadt, desto mehr Allergiker. Außerdem fand man heraus: Heuschnupfen trifft Menschen mit hohem und mittlerem sozialen Status rund doppelt so häufig wie die mit niedrigem sozialem Status.

Spontan hätte ich gesagt, dass gebildete Gutverdiener in Metropolen sich eben mehr mit sich selbst beschäftigen und dabei ihre Allergie entdecken. Doch auch Bluttests brachten ähnliche Ergebnisse (wenngleich die Unterschiede etwas weniger drastisch ausfielen). Bei genauerem Hinsehen liegt es vielleicht eher daran, dass Menschen, die in einem 2 000-Einwohner-Dorf leben, eine höhere Chance auf zwei mutmaßliche Allergiekiller haben: Kindheit auf dem Bauernhof und viele Geschwister.

Dass Brüder und Schwestern nicht nur zum Streiten, sondern auch als Allergieschutz taugen, hatte der britische Arzt David Strachan Ende der Achtzigerjahre entdeckt. Für eine Studie hatte er mehr als 17 000 Kinder untersucht, die alle im März 1958 geboren wurden. Dabei stellte er fest, dass sie als Erwachsene umso weniger unter Heuschnupfen litten, je größer die Familie war, in der sie aufwuchsen. Damit hatte der Brite die Grundlage für die bis heute viel diskutierte Hygienehypothese gelegt. Stark verkürzt haben die meisten schon mal davon gehört: Dreck hilft gegen Allergien und Asthma.

Dahinter steckt zum einen Strachans Beobachtung und eine daraus abgeleitete Vermutung: In großen Familien kommt man mit mehr verschiedenen Keimen in Kontakt. Jeder, der mehrere Kinder hat, kennt diesen Wahnsinn. Zuerst schleppt Kind Nummer vier Kita-Killerviren nach Hause, mit denen sich auch Kind eins bis drei infizieren. Sind alle wieder gesund, bringt Kind drei den Grundschul-Dünnpfiff mit, während Kind eins Bakterien bei der Abifeier sammelt. Ist all das ausgestanden, grüßt die Grippe aus dem Ausbildungsbetrieb von Kind zwei.

Stellt man sich das Immunsystem als eine Art Muskel vor, wird er in kinderreichen Familien ziemlich hart trainiert. Ein Trost für Einzelkinder: Sehr früh in die Krippe zu gehen, reduziert das Allergierisiko ebenfalls erheblich, wie Wissenschaftler des deutschen Forschungszentrums für Umwelt und Gesundheit zeigen konnten. Immunologisch ist die Krippe wohl ein ähnlich hartes Bootcamp wie die Großfamilie.

Später stützten die viel zitierten Bauernhofstudien diese Keimtheorie: In verschiedenen Ländern und Untersuchungen stellten Forscher fest, dass Bauernhofkinder weniger zu Allergien neigten als Stadtkinder. Anfangs war dies ein rein statistischer Zusammenhang. Mittlerweile konnte man zumindest bei Mäusen nachweisen, dass bestimmte Zellbestandteile von Bakterien, sogenannte Endotoxine, die Tiere vor Asthma und Heuschnupfen schützen. Diesbezüglich besonders förderlich scheint der regelmäßige Aufenthalt im Kuhstall zu sein. Ob auch Hunde, Katzen oder Karnickel in Stadtwohnungen einen Allergieschutz bewirken, ist hingegen umstritten.

Vertreter der Hygienehypothese vermuten – auch in Ermangelung einer besseren Erklärung –, dass es heute so viele Allergiker gibt, weil das Immunsystem in den ständig händewaschenden Schuhe-draußen-Auszieher-Kleinfamilien zu wenig abgehärtet wird. Manche glauben auch, dass unsere einst auf Parasiten spezialisierten Abwehrtruppen in modernen Hygienehaushalten schlicht völlig unterfordert sind und sich deshalb an Pollen austoben müssen. Aus diesem Grund verspeist beispielsweise der japanische Arzt Koichiro Fujita regelmäßig Fischbandwürmer, um so seinen Heuschnupfen in Schach zu halten. Nach eigenen Aussagen mit großem Erfolg.

Der frappierende Ost-West-Vergleich passt ebenfalls zur Hygienehypothese: Ostdeutscher Nachwuchs landete meist ziemlich fix in der Kita, und als der Osten des Landes sich nach der Wiedervereinigung den westdeutschen Lebensgewohnheiten anpasste, stieg auch dort die Zahl der Heuschnupfengeplagten.

Man sollte deshalb aber keinesfalls folgern, dass die Umweltverschmutzung keinen Einfluss auf Allergien hat. Im Gegenteil. Verschiedene Studien zeigen, dass Pollen ihre Allergiewirkung in Teamarbeit mit Stickstoffdioxid (das steckt in Autoabgasen) verstärken. Auch das Zusammenspiel von Feinstaub, Ozon und Pollen spielt eine wichtige Rolle, die aber gerade erst in ihren Einzelheiten untersucht wird. Ob Gewohnheiten, wie Netflix zu gucken (Bewegungsnotstand plus Hausstaubmilbenattacke) und Chips zu essen (Zusatzstoffalarm mit Transfettboost), einladend auf Allergien wirken, ist ebenfalls noch viel zu wenig erforscht.

Immerhin tüfteln Wissenschaftler bereits an Methoden, um mehr Land in Stadtwohnungen zu bringen: Da wäre das Kuhstallnasenspray mit Bauernhofbakterien oder Tests, bei denen Walderde vor Stadtwohnungen verteilt wird, damit ihre Bewohner wieder mehr natürlichem Schmutz im Haushalt begegnen. Ob diese Methoden wirklich gegen Heuschnupfen und Co. helfen, muss sich noch zeigen. Ein entspannter Umgang mit Dreck scheint jedenfalls nicht zu schaden.

Wenn das Hirn Heuschnupfen hat

Sicher ist, dass die Psyche bei Allergien ein ziemlich großes Mitspracherecht hat. Das bewiesen schon Beobachtungen zu Prousts
Zeiten, bei denen eine Frau bereits beim Anblick einer künstlichen
Rose einen allergischen Asthmaanfall erlitt. In modernen Placebostudien, bei denen Allergiker ein vermeintliches Allergen (das in
Wahrheit keines war) einatmeten, zeigten die Probanden ähnliche
Reaktionen.

Umgekehrt funktioniert das Ganze auch: In Versuchen an der
Uni Essen verabreichten Forscher ihren Testpersonen mehrfach
grüne Erdbeermilch mit einem Antiallergikum, später nur noch
die grüne Erdbeermilch ohne Medikament. Trotzdem berichteten
die Patienten, dass sie weniger Allergiesymptome gehabt hätten.
Das erinnert an die Rattenversuche von Robert Ader und Nicholas
Cohen aus den Siebzigerjahren, und es zeigt: Auch in Bezug auf
Allergien lässt sich das Immunsystem konditionieren.

Wissenschaftlich gut belegt ist außerdem der Zusammenhang
zwischen Pollenallergie und Depressionen sowie Angst- oder
Panikstörungen. Amerikanische Forscher glauben sogar, einen
Grund für die hohen Selbstmordraten im Frühling entdeckt zu
haben: Viele der Lebensmüden waren Allergiker.

Die Frage, was dabei Henne und was Ei ist, lässt sich allerdings
nicht so leicht beantworten. Bekommen ängstliche, traurige oder
besonders sensible Menschen eher Heuschnupfen oder sonstige
Allergien? Gibt es wirklich sogenannte Allergiepersönlichkeiten?
Oder leiden die Betroffenen so sehr unter ihren Symptomen, dass
sie deshalb Depressionen und Ängste entwickeln?

Rein medizinisch gesehen ist eine Allergie kein psychisches

Leiden. Die größte Wahrscheinlichkeit, Allergiker zu sein, haben Sie, wenn ihr IgE-Spiegel genetisch bedingt erhöht ist. Die Seele ist aber ein überaus einflussreicher sogenannter Co-Faktor: Stress und psychische Belastung können Heuschnupfen verschlimmern, das zeigt die Forschung, und vielleicht haben Sie es schon an sich selbst festgestellt. In manchen Jahren fliegen die Pollen wie wild, aber man ist gerade frisch verliebt, weshalb Bet v1 und Kollegen einen kaum jucken. Dann wieder signalisiert der Allergiekalender: alles im grünen Bereich – trotzdem kommt man vor lauter Schnupfen und Schwäche kaum auf die Beine, weil man gerade viel zu viel Arbeit hat oder eine heftige Ehekrise.

Schuld an diesem Effekt sind unsere Stressachsen und ihre Wirkung auf das Immunsystem. Auf der Mikroebene spielen dabei bestimmte Immunzellen unserer spezifischen Abwehr die entscheidende Rolle: die T-Helferzellen. Man kann sie in verschiedene Gruppen unterteilen; die in diesem Fall wichtigsten heißen TH1- und TH2-Zellen.

Die TH1-Zellen sind unter anderem für die Abwehr von Viren zuständig und veranlassen die Bildung von IgG, das ist ein Antikörper, der dafür sorgt, dass wir beispielsweise nach einer Maserninfektion lebenslang gegen die Krankheit immun sind. Die TH2-Zellen hingegen helfen, den Allergie-Bösewicht IgE herzustellen. (Ein Antikörper, der ja eigentlich gar nicht böse, sondern in Ermangelung von Würmern nur arbeitslos ist.)

Sind wir gesund, herrscht eine ungefähre Balance zwischen diesen Zellen. Man kann sich vorstellen, dass TH1 und TH2 auf einer Wippe sitzen, mal ist der eine oben, mal der andere. Haben wir Dauerstress, sorgt eine Horde Spielverderber-Botenstoffe wie Cortisol, Adrenalin und Noradrenalin dafür, dass die Wippe nicht mehr wippt. Entstehen dann zu viele TH1-Zellen, beginnt unser Immunsystem, sich selbst anzugreifen, und Autoimmunerkrankungen wie Rheuma oder kreisrunder Haarausfall können entstehen. Sind die TH2-Zellen in der Überzahl, reagieren wir besonders heftig auf Allergene, weil viel zu viele TH2-Zellen jetzt befehlen, IgE zu bilden.

Zum Thema Allergiepersönlichkeit: Es ist naheliegend, dass sich besonders sensible oder ängstliche Menschen leichter und öfter gestresst fühlen – und ihr Immunsystem entsprechend reagiert. Aber nur, weil Sie womöglich etwas feinfühliger sind als andere, müssen Sie sich noch lange nicht als Allergiepersönlichkeit abstempeln lassen, die es nach heutiger Auffassung der Wissenschaft gar nicht gibt. Die »Allergiepersönlichkeit« Proust mag durchaus ein kapriziöses Sensibelchen gewesen sein, vermutlich war er auch depressiv. Allerdings ist die Wahrscheinlichkeit recht hoch, dass jemand so wird, wenn er sich wegen seiner Allergie tagsüber nicht mehr aus dem Haus traut, alle möglichen Schlaf- und Aufputschmittel missbraucht und sich zu allem Überfluss auch noch mit Isolationskuren behandeln lässt.

Ich empfehle Ihnen deshalb in Betracht zu ziehen, dass es nicht zwingend Ihr Charakter ist, der Sie fertigmacht, sondern dass Ihre Symptome dafür verantwortlich sein könnten. Wer sich wegen seiner Allergie den Großteil des Jahres verschnupft und abgeschlagen fühlt, bei jeder Grillparty absagen muss, aber dafür nachts mit Atemnot wach liegt, dem kann die Lebenslust schon mal abhandenkommen. Es ist auch nicht absonderlich, Angst oder Panik vor solchen Situationen zu entwickeln. In gewisser Hinsicht ist das sogar sinnvoll: Unser Gehirn will uns damit vor dem Leid durch die Allergie bewahren.

Die gute Nachricht: Wenn Sie etwas gegen Ihre Allergie unternehmen, bessert sich mit hoher Wahrscheinlichkeit auch Ihr seelisches Befinden. (Das klingt jetzt logisch, die Erfahrung aus meiner Praxis ist allerdings, dass Allergiker ihren Beschwerden selten mit Logik begegnen.) Eine Untersuchung an mehr als 4000 Deutschen zwischen 18 und 65 Jahren hat gezeigt, dass Allergiker in allergologischer Behandlung wesentlich seltener psychische Probleme hatten als diejenigen ohne Behandlung. Der größte Gefallen, den Sie Ihrer Seele tun können, ist deshalb, etwas gegen das »bisschen Schnupfen« zu unternehmen.

Was tun? Ernst nehmen!

Im Frühjahr 2020 erlebten Heuschnupfengeplagte weltweit etwas völlig Neues: Man nahm ihre Krankheit ernst. Leider nicht, weil die restliche Menschheit plötzlich erkannt hatte, wie belastend ein überalarmiertes Immunsystem sein kann. Stattdessen hatte jeder Angst, dass hinter Schniefnase, Husten und Niesen das Corona-Virus stecken könnte, weshalb man von Allergikern vorsichtshalber noch etwas weiter als die empfohlenen anderthalb Meter wegrückte. T-Shirt-Hersteller machten bald gute Umsätze mit dem Spruch: »Keine Panik, ich hab nur Heuschnupfen«.

Allergikerwitze aller Art standen aber schon vor der Corona-Pandemie hoch im Kurs. Bei genauerem Nachdenken fallen mir nur wenige Krankheiten ein, über die man offensiv Witze macht. Im Fall von COVID-19 würde ich das als Verzweiflungstat einstufen. Im Fall von Allergikern bin ich ratlos. Es ist mir schleierhaft, warum Heuschnupfen und andere Allergien so wenig ernst genommen werden. Damit meine ich nicht nur diejenigen, die noch nie Allergieprobleme hatten und deswegen gut lachen haben. Ich denke dabei fast noch mehr an die Betroffenen selbst.

Sie lullen sich mit den gleichen Sprüchen ein, die auch Nicht-Allergiker von sich geben. Neben dem »bisschen Schnupfen« ist »geht schon wieder, wenn es regnet« besonders beliebt. (Was zwar stimmt, letztendlich aber keine Lösung ist.) Ständig sitzen Patienten mit harmlosem Viren-Schnupfen bei mir in der Praxis, um sich krankschreiben zu lassen. Allergiker hingegen schleppen sich zur Arbeit statt zum Arzt.

Dabei sind Konzentrations- und Arbeitsfähigkeit bei Heuschnupfen extrem eingeschränkt, Studien zufolge um zehn bis 30 Prozent. Britische Forscher haben gezeigt, dass viele Kinder mit Heuschnupfen schlechter in der Schule werden. Und bei ungefähr jedem dritten bis vierten unbehandelten Allergiker verlagern sich die Beschwerden irgendwann in die Lunge: Sie bekommen Asthma. Mediziner nennen das Etagenwechsel. Dennoch wird gegen 90 Prozent der Allergien nichts oder das Falsche unternommen.

Forscher der Charité haben zusammen mit internationalen Kollegen einmal ausgerechnet, was der laxe Umgang mit Allergien in der Europäischen Union so kostet. Sie zogen dabei verschiedene Szenarien heran und kamen im günstigsten Fall auf jährlich 55 Milliarden Euro, die der europäischen Wirtschaft durch Arbeitsausfälle und verminderte Leistungsfähigkeit flöten gehen. Im Worst-Case-Szenario waren es 151 Milliarden Euro. Eine sachgemäße Behandlung der Allergiker hätte dagegen nur einen Bruchteil der Kosten verursacht.

Auch die Allergiker in meiner Praxis kommen fast nie wegen ihrer Allergie. Sie kommen wegen der verstopften Nase, nervigem

Niesreiz, dem dauernden Ohrdruck oder Halsschmerzen. Wenn ich in ihre Hälse, Nasen und Ohren gucke, bekomme ich oft einen Schreck, versuche aber so beiläufig wie möglich zu fragen:

»Wie ist es eigentlich mit Allergien bei Ihnen?« Dann kommt meist ein tiefer Seufzer.

»Ja, alles, Gräser, Pollen, was Sie wollen, habe ich aber schon immer.«

»Und wird was dagegen gemacht?«

»Früher habe ich Tabletten genommen, jetzt nicht mehr, hilft alles nichts.«

»Und wie machen Sie das jetzt?«

»Einfach so halt.«

»Und das ist gut?«

»Was heißt gut, beschissen ist das. Aber ich hab mich dran gewöhnt.«

Der nächste tiefe Seufzer kommt von mir. Da sitzt ein Mensch, der sich seit Jahrzehnten quält, für den das Gros des Jahres eine Leidenszeit ist und der glaubt, da durchzumüssen. Etwas später sagt er auch noch: »November und Dezember sind wirklich okay.« Das ist ungefähr so, als würden Sie einen Wellness-Urlaub buchen, bei dem an zehn von zwölf Tagen der Zugang zu Pool und Sauna gesperrt ist. Würden Sie sich das bieten lassen?

Vermutlich nicht. Doch wenn es um ihre Allergien geht, sind die meisten Menschen ungeheuer duldsam. Sie wollen keine Tabletten schlucken und glauben nicht, dass eine Therapie, die mehrere Jahre dauert, etwas bringt. Manche wissen nicht mal, dass man überhaupt etwas tun kann.

Den Tabletten-Boykottierern möchte ich das Gleiche sagen wie in Sachen Schmerzmittel: Leiden wird nicht belohnt. Allerdings ist es mit den frei verkäuflichen Heuschnupfen-Medikamenten ähnlich wie mit Ibuprofen und Kollegen, sie bekämpfen zwar die Symptome, aber nicht die Ursache. Zu den gängigen Mitteln hierbei gehören sogenannte Antihistaminika wie Cetirizin oder Loratadin. Sie blockieren bestimmte Rezeptoren, an denen der Botenstoff Histamin andockt und damit für geschwollene Schleimhäute, Jucken und Naselaufen sorgt. Früher haben solche Tabletten sehr müde gemacht, weil Wirkstoffe wie Dimetinden oder Clemastin auch an Rezeptoren im zentralen Nervensystem angedockt haben. Die modernen Antihistaminika heften sich aber nur noch an die für sie vorgesehenen Rezeptoren und haben vergleichsweise geringe Nebenwirkungen.

Das Hauptproblem an den Tabletten ist, dass die allergische Reaktion trotzdem stattfindet, lediglich die Auswirkungen werden eingedämmt. So kann ein ausschließlich mit Antihistaminika behandelter Heuschnupfen langfristig trotzdem zu Asthma führen.

Wesentlich schlauer und nachhaltiger ist deshalb eine sogenannte spezifische Immuntherapie, die viele auch Hypo- oder Desensibilisierung nennen. Hierbei gibt man dem Körper so lange eine anfangs winzige und langsam gesteigerte Menge des Allergens, bis das Immunsystem merkt, dass es sich wegen ein paar Blütenpollen oder Katzenhaaren wirklich nicht aufregen muss. Leider kommt ihm diese Erkenntnis erst nach ungefähr drei bis fünf Jahren. Bis dahin müssen die Patienten anfangs wöchentlich, später alle ein bis zwei Monate zum Arzt, um sich ihre Allergendosis spritzen zu lassen. Je nach Allergie kann man auch seltener spritzen oder sich stattdessen täglich eine kleine Tablette unter die Zunge legen.

Diese »Allergie-Impfung« ist die beste und wirksamste Methode gegen Heuschnupfen, Hausstaub- oder Tierhaarallergie. Es ist allerdings wichtig, dass vorher das exakte Auslöser-Allergen bestimmt wird und Sie regelmäßig zum Spritzen kommen oder Ihre Tabletten nehmen. Sonst haben Sie leider nur viel Aufwand für wenig Wirkung.

Falls Ihnen Ihr Arzt anbietet, die Allergie mit elektromagnetischen Schwingungen einer Bioresonanztherapie zu diagnostizieren oder gar zu vertreiben (natürlich als Selbstzahlerleistung), sollten Sie schleunigst das Weite suchen. In Stichproben konnten die getesteten Geräte nicht mal zwischen einem Menschen und einem Leberkäse unterscheiden.

ZU VIEL UM DIE OHREN?
HÖRSTURZ, TINNITUS, SCHWINDEL

»Ich hab Hörsturz!« Als junge Krankenhausärztin habe ich diesen Satz sehr oft während meiner Nachtschichten in der Notaufnahme gehört. Gesagt wurde er von ordentlich zurechtgemachten Menschen mit Reisetasche, die sich bereits auf einen mehrtägigen Krankenhausaufenthalt vorbereitet hatten. Bei meinen Kollegen und mir lösten diese vier Worte in Kombination mit der Reisetasche meist genervtes Augenrollen aus.

Da glaubte mal wieder jemand, dass dieses dumpfe, wattige Gefühl im Ohr schneller behandelt werden müsse als ein Herzinfarkt und dass dies auf jeden Fall in einem Krankenhausbett unter

Aufsicht von mindestens fünf Ärzten geschehen sollte. Nach einer kurzen Untersuchung entpuppte sich der vermeintliche Hörsturz dann oft als zu viel Ohrenschmalz, eine zugeschwollene Ohrtrompete oder als im Gehörgang verlorene Q-tip-Watte.

Heute, älter und weiser, würde ich nicht mehr mit den Augen rollen. Wer plötzlich auf einem Ohr extrem schlecht oder gar nicht mehr hört, bekommt Angst, das ist doch klar. Man kann sich ja nicht selbst ins Ohr gucken, um festzustellen, dass der Grund für den Hörverlust vielleicht ein ganz harmloser ist. Außerdem vermittelt die beim Hörsturz gern verwendete Bezeichnung »Ohrinfarkt« den Eindruck, dass es um alles geht.

Früher haben das auch viele Ärzte geglaubt: Man muss sofort etwas tun, sonst wird das nichts mehr mit dem Hören. Heute gilt ein Hörsturz nicht mehr als Not-, sondern als sogenannter Eilfall, was bedeutet, dass es reicht, innerhalb von 48 Stunden zum Arzt zu gehen. Oft hat sich das Gehör bis dahin von selbst wieder erholt. Ob Sie diese Zeit in der Klinik oder zu Hause verbringen, ist ziemlich egal. Im Zweifel fühlen Sie sich zu Hause weniger krank, und das Essen schmeckt auch besser.

Klingt wie Watte im Ohr: idiopathischer Hörsturz

Falls Sie wirklich einen Hörsturz hatten, gibt es ohnehin kein Mittel, das erwiesenermaßen dagegen hilft. Das klingt hart, und ich würde es betroffenen Patienten gegenüber sicher anders formulieren. Doch eines der Definitionskriterien von Hörsturz ist leider, dass man sich nicht erklären kann, woher er kommt. Deshalb nennt man ihn auch idiopathischen Hörsturz. Idiopathisch steht für »ohne erkennbare Ursache«. Klar ist nur, dass etwas mit dem

Innenohr nicht stimmt. Hörverluste, die eine erkennbare Ursache haben, heißen anders, zum Beispiel Ohrenschmalzpfropf, Mittelohrentzündung oder Knalltrauma.

Was sich bei einem Hörsturz im Ohr genau abspielt, konnte die Wissenschaft bis heute nicht exakt ergründen. Und genau das macht es so unglaublich schwer, etwas dagegen zu unternehmen.

Behandelt werden Sie trotzdem. Und zwar in der Regel mit Cortison. Cortison ist der Alleskönner in der Medizin, und man versucht damit vorsorglich, mögliche Entzündungen oder sonstige Störungen in den Griff zu kriegen – sofern sie der Auslöser für den Hörverlust sein sollten. Wenn Sie dafür unbedingt ins Krankenhaus möchten oder bereits dort sind, dann bekommen Sie höchstwahrscheinlich über mehrere Tage täglich eine Infusion mit hochdosiertem Cortison, was dann nichts mehr mit den läppischen Mengen aus dem Nasenspray zu tun hat.

Man kann das machen. Vermutlich sind die Nebenwirkungen selbst einer heftigen Cortison-Dröhnung von 250 Milligramm täglich noch immer gering, sofern es sich dabei nur um einen kurzen Zeitraum handelt. Man kann es meiner Ansicht nach aber auch lassen. Bislang konnte keine Studie eindeutig belegen, dass Cortison dabei hilft, das Gehör wiederzuerlangen. In gewisser Hinsicht ist das sogar eine gute Nachricht: Denn in ungefähr zwei Dritteln der Fälle kommt die Hörfähigkeit von ganz alleine wieder zurück. Deshalb lässt sich einfach schlecht beurteilen, ob es nun wegen des Cortisons besser geworden ist oder sowieso besser geworden wäre.

Allerdings möchte kein Arzt einem hilflosen Menschen in der Notaufnahme sagen: »Da können wir eigentlich gar nichts machen, gehen Sie doch wieder nach Hause.« Glauben Sie mir, die Kollegen dort sind genauso verzweifelt wie die Betroffenen. Vermutlich ist das der Grund, weshalb Menschen mit Hörsturz nach wie vor mit Cortison-Infusionen in der Klinik liegen. Es gibt bislang einfach keine bessere Lösung. Außerdem haben alle Beteiligten den Eindruck: Da wird was gemacht! Tatsächlich hat die Sache oft einen positiven Effekt: Der Patient fühlt sich ernst genommen und hegt die Hoffnung, dass es seinem Gehör bald wieder besser geht, was ja – aus welchem Grund auch immer – wirklich oft der Fall ist.

Seit einiger Zeit gilt es als fortschrittlich, das Cortison direkt ins Ohr zu spritzen. Ob diese Variante in Anbetracht der ohnehin nicht bewiesenen Wirkung von Cortison viel besser ist, sei dahingestellt. (Vielleicht hat der Hype auch etwas damit zu tun, dass Praxen die Aktion privat abrechnen können.) Ein Vorteil wäre, dass das Mittel sofort am Bestimmungsort ankommt und daher geringer dosiert werden kann, also weniger Nebenwirkungen hat. Ich persönlich finde, wenn es schon Cortison sein muss, spricht nichts dagegen, sich das Zeug einfach als Tabletten für zu Hause verschreiben zu lassen. Man muss für eine Cortison-Behandlung nicht zwingend im Krankenhaus an einer Nadel liegen oder sich eine durchs Trommelfell stechen lassen.

Man muss nach einem Hörsturz auch nicht tage- oder wochenlang krankgeschrieben werden. Es kann hilfreich sein – oder aber genau das Gegenteil. Im Idealfall besprechen Sie gemeinsam mit Ihrem Arzt, was Sie in Ihrer ganz individuellen Situation brauchen. Eine Krankschreibung bringt wenig, wenn Sie gerne arbeiten, aber von Ihrem im Homeoffice sitzenden Ehepartner genervt sind. Umgekehrt kann sogar im Krankenhaus zu liegen Wunder wirken, sofern im Büro ein cholerischer

Chef und zu Hause vier Kinder und Ihre pflegebedürftigen Eltern auf Sie warten. Die Zeit in der Klinik könnten Sie dann nutzen, um auszuschlafen und sich Hilfe zu suchen, falls Sie das Gefühl haben, dass Sie gerade ein bisschen zu viel um die Ohren haben.

Was Sie sich auf keinen Fall andrehen lassen sollten, sind Infusionen mit durchblutungsfördernden Medikamenten. Es gibt keinerlei Beweis, dass so eine Behandlung hilft, aber eindeutige Hinweise auf Nebenwirkungen. Auch die Ökovariante in Form von teuren Ginkgotabletten können Sie sich sparen. Damit machen nur die Hersteller und Ihre Apotheke gute Geschäfte. Sofern Sie irgendwelche Probleme mit der Blutgerinnung haben, sollten Sie sogar unbedingt darauf verzichten.

Hörsturz – die wichtigsten Fakten

- In ungefähr zwei Dritteln der Fälle kommt die Hörfähigkeit zurück.
- Etwa ein Drittel der Patienten erleidet Rückfälle.
- Es gibt keine nachgewiesen wirksame Therapie.
- Auch der Nutzen von Cortison ist nicht ausreichend belegt.
- Es reicht, innerhalb von 48 Stunden einen Arzt aufzusuchen.

Womöglich haben Sie aber auch gar keinen richtigen Hörsturz, sondern einen sogenannten endolymphatischen Hydrops. Was so nett nach Lutschbonbon klingt, ist in Wirklichkeit eine Fehlverteilung der Innenohrflüssigkeiten. Zur Erinnerung: Das Innenohr ist mit Peri- und Endolymphe gefüllt, die sich nicht vermischen dürfen und in einem bestimmten Verhältnis zueinander stehen müssen, damit wir hören und das Gleichgewicht halten können. Beim Hydrops wird zu viel Endolymphe produziert, weshalb der sie umgebende Schlauch sich aufbläht und porös wird. Dann gibt es eine Art Kurzschluss: Man hört kaum noch etwas, oft wird einem auch schwindelig.

Die meisten Ärzte unterscheiden allerdings nicht zwischen Hydrops und Hörsturz. Um sicher zu wissen, dass es sich um einen Hydrops handelt, müsste man Kontrastmittel ins Ohr spritzen und am folgenden Tag eine Magnetresonanztomographie (MRT) machen, die zeigt, wie die Innenohrflüssigkeiten verteilt sind. Das ist unangenehm und aufwendig. Ich würde trotzdem dazu raten, sofern Sie öfter unter einem vorübergehenden Hörverlust leiden. Es kann entlastend sein zu wissen, dass man eben ab und an zu viel Endolymphe im Ohr hat. Meist beeinträchtigt ein Hydrops eher die nicht ganz so essenziellen tiefen Frequenzen, und oft erholt sich das Gehör auch schnell wieder davon.

Treten Hörstürze gepaart mit Schwindel und Tinnitus immer wieder auf, sprechen viele von der Menière-Krankheit. Sie ist, salopp gesagt, die Worst-Case-Kombination von Ohrenwahnsinn. Man vermutet, dass ein endolymphatischer Hydrops dahintersteckt, vielleicht aber auch ein Innenohrvirus, so richtig weiß es mal wieder keiner. Sicher ist nur, dass Morbus Menière sehr selten ist. Trotzdem werfen fachfremde Ärzte in letzter Zeit geradezu mit dieser Diagnose um sich. Bleiben Sie deshalb bitte erst mal gelassen, wenn jemand behauptet, dass Sie »Menière« hätten.

Ob chronischer Stress zu Hörstürzen führt, ist eine heikle Frage. Es gibt viele Studien, die das behaupten, aber genauso viele, die keinen ursächlichen Zusammenhang sehen. Die gängige These: Der erhöhte Spiegel von Stresshormonen verengt die Gefäße, weshalb das Innenohr nicht mehr richtig durchblutet wird. Man bekommt einen »Ohrinfarkt«. Klingt plausibel, ist aber wissenschaftlich nicht ausreichend belegt. Genauso gut könnten Entzündungen, Autoimmunerkrankungen oder Virusinfektionen einen Hörsturz auslösen.

Leider stagniert die Forschung beim Thema Hörsturz seit Jahren. Man kann eben nach wie vor nicht so ohne Weiteres in dieses empfindliche Innenohr hineingucken. Es gibt nicht einmal verlässliche Statistiken, wie häufig Hörstürze vorkommen. Die Angaben schwanken zwischen jährlich 20 und 400 Fällen pro 100 000 Personen. Es kann sein, dass nur einer von 5 000 Menschen einen Hörsturz bekommt oder bereits jeder Zweihundertfünfzigste.

Außer Frage steht jedoch, dass jeder Hörverlust eine enorme psychische Belastung mit sich bringt. Sofern sich das Gehör nicht rasch und vollständig wiederherstellt, sollten Sie sich möglichst bald nicht nur von einem HNO-Arzt, sondern auch vom Hörgeräteakustiker und einem Psychologen helfen lassen. Außerdem ist es ratsam, sich nicht in die Stille zurückzuziehen. Absolute Ruhe fördert vermutlich den Tinnitus, der den Hörsturz manchmal begleitet.

Bei dir piept's wohl: Tinnitus

Tinnituspatienten stellen oft fest, dass es in ihrem Ohr ausgerechnet in der Frequenz rauscht, piept oder surrt, die sie durch den Hörsturz eigentlich verloren haben. Ein gängiger Erklärungsansatz zur Tinnitusentstehung lautet daher: Unser Gehirn merkt, dass im Ohr etwas nicht stimmt, und versucht, die durch den Hörsturz fehlenden Frequenzen zu ersetzen, um uns wieder normal hören zu lassen. Wie bei fast allen seinen Ticks meint es unser Gehirn eigentlich gut mit uns, schießt dabei nur leider etwas über das Ziel hinaus. Für diese These spricht, dass der Tinnitus in der Regel schwächer wird, wenn sich das Gehör erholt. Und auch, dass schlecht hörende Menschen häufiger Ohrgeräusche haben.

Eine andere Theorie geht davon aus, dass es im Hirn, ähnlich wie unter einem Haufen Hochspannungsleitungen, ohnehin ständig sirrt und flirrt. Dieser Hirnsound wird aber normalerweise von unserem Hörzentrum herausgefiltert. Funktioniert das nicht mehr richtig, hören wir die dann ungefilterten Frequenzen als Tinnitus. Hierfür spricht, dass so gut wie jeder, der in einem stillen, schalldichten Raum sitzt, nach einer Weile irgendwelche Geräusche im Kopf hört.

Außerdem könnte das Ohrgeräusch durch nächtliches Zähneknirschen oder den sogenannten »Textneck« entstehen. (Das ist diese fürchterlich gekrümmte Nackenhaltung, mit der wir ständig auf unsere Smartphones und Laptops starren.) Schließlich gibt es eine sehr enge Verbindung zwischen Hörnerv und Hals- beziehungsweise Gesichtsmuskulatur. Vielleicht haben Sie sogar schon mal ein leises Piepen im Ohr bemerkt, wenn Sie mit aller Kraft zubeißen oder fest die Augen zukneifen. Für diese Muskulaturthese spricht, dass in einigen Fällen Physiotherapie gegen das Ohrgeräusch hilft.

Gut möglich, dass mehrere dieser Tinnitustheorien gleichzeitig zutreffen. Oder eine ganz andere. Ständig will jemand herausgefunden haben, woher dieser lärmende Geselle denn nun kommt. Doch wie bei so vielem in Sachen Innenohr, ist eben alles bloß Theorie. Fest steht nur: Der Tinnitus entsteht gar nicht im Ohr, sondern im Gehirn. Man kann ihn mit Phantomschmerzen vergleichen: Wenn im Gehirn keine Information mehr aus einem bestimmten Körperteil ankommt, macht es sie einfach selbst. Es gibt sogar Menschen, denen der Hörnerv durchtrennt wurde (also die Verbindung zwischen Ohr und Hirn), die das Geräusch aber weiterhin wahrnehmen.

In sehr, sehr wenigen Fällen kommt das Geräusch tatsächlich aus dem Ohr, beispielsweise wenn sich dort Blutgefäße verändert haben. Dann rauscht es bei jedem Herzschlag. Das nennt man objektiven Tinnitus. Er ist aber extrem selten.

In der Regel haben wir es mit einem sogenannten subjektiven Tinnitus zu tun – HNO-Psychosomatik par excellence: Ein vermutlich organisches Ausgangsproblem, beispielsweise ein Hörsturz, wird zu einem Phänomen, das sich irgendwann nur noch im Kopf abspielt. Das wiederum kann so belastend sein, dass es den ganzen Körper in Mitleidenschaft zieht. Mit dem Tinnitus kommen Schlafstörungen, Verspannungen, Kopfschmerzen, kurz: Stress. Der wiederum versetzt den ganzen Körper in Alarmbereitschaft und lässt die Betroffenen die Geräusche noch intensiver wahrnehmen, weshalb sie noch gestresster sind. Und so weiter.

Dass Tinnitus nicht nur Stress macht, sondern auch vom Stress kommt, glaubt immerhin jeder vierte Tinnitusbetroffene in Deutschland. Grundsätzlich finde ich es natürlich gut, den Blick auf die Ursachen ein wenig zu weiten. Man muss aber aufpassen, dass Stress nicht zum Universalsündenbock wird, wenn keiner mehr weiterweiß. Die Tinnitus-kommt-von-Stress-These ist zwar unglaublich populär, aber genau wie beim Hörsturz gibt es bislang kaum eindeutige wissenschaftliche Untersuchungen, die sie untermauern könnten.

Vielleicht haben Sie gemerkt, dass ich im Zusammenhang mit Tinnitus das Wort Krankheit bislang vermieden habe. Bewusst. Der Tinnitus an sich ist etwas Harmloses, er verursacht keine Schmerzen und richtet im Ohr nichts an. Er ist ja auch ein Gehirngeräusch – und das bedeutet, dass Sie mitbestimmen können, ob sich der Tinnitus wie ein tollwütiger Hund oder wie ein einigermaßen auskömmlicher Mitbewohner benimmt.

Niemand kennt Ihren Tinnitus so gut wie Sie. Sie sind schließlich der einzige Mensch auf der Welt, der ihn hören kann. Deshalb wissen auch nur Sie, wie sehr er Sie stresst. HNO-Ärzte können zwar ungefähr subjektive Frequenz und Lautstärke bestimmen, was aber nicht viel aussagt. Ich habe Patienten, die relativ unbeeindruckt mit einem vollbremsenden ICE im Ohr leben und andere, die am Zirpen einer Grille verzweifeln.

Nicht objektiv:
Wie schlimm ist der Tinnitus?

Wie schwerwiegend das Ohrgeräusch ist, misst man weniger in Hertz oder Dezibel, sondern vor allem daran, wie sehr der Patient darunter leidet.

- Grad 1: Der Ton wird kaum wahrgenommen, es besteht kein Leidensdruck. Man spricht von einem kompensierten Tinnitus.
- Grad 2: Der Betroffene kommt gut im Alltag zurecht. Das Geräusch ist aber in Stresssituationen belastend.
- Grad 3: Der Tinnitus macht erhebliche Schwierigkeiten im Privat- und Berufsleben. Der Leidende hat dadurch körperliche und psychische Probleme.
- Grad 4: Ein normales Leben ist wegen des Ohrgeräuschs nicht mehr möglich. Die Patienten sind berufsunfähig. Man spricht von einem dekompensierten Tinnitus.

Verantwortlich für diese enormen Unterschiede in der Wahrnehmung ist das limbische System. Wie stark jemand leidet, hängt davon ab, ob und wie sehr er das Geräusch als bedrohlich, nervend oder krankhaft einstuft. Auch die bewussten, für Bewertung zuständigen Areale in der Großhirnrinde spielen eine Rolle. Letztlich entscheidet Ihr ganz persönliches Nervennetzwerk mit seinen individuellen Verschaltungen, was der Tinnitus mit Ihnen macht – oder was Sie mit ihm machen.

Ausschlaggebend dafür ist oft der erste Besuch beim HNO-Arzt. In meiner Praxis erkläre ich meist erst einmal, dass Tinnitus einfach Hörempfindungen sind, die für uns keinen Informationsgehalt haben. Viele werden dann gleich etwas ruhiger, weil es schon mal eine Art Definition gibt, die nicht gleich lautet: »unerklärliches, womöglich bleibendes Gehirngeräusch vermutlich infolge eines Innenohrschadens«. (Das ist zwar keine offizielle Definition, aber kurz gesagt das, was Tinnitus ist.)

Danach sage ich, dass Tinnitus eine gute Spontanheilungsrate hat. So unvermittelt, wie er gekommen ist, geht er oft auch wieder. Ich sage aber auch, dass es, selbst wenn er bliebe, kein großes Problem wäre, sofern man die Sache richtig angeht. Das zu erwähnen ist wichtig, weil viele Betroffene völlig darauf fixiert sind, dass das Geräusch unbedingt verschwinden muss, selbst wenn sie es eigentlich gar nicht so schlimm finden.

Dass der Tinnitus nach drei Monaten als chronisch gilt, behalte ich für mich. Ich finde es in diesem Moment keine besonders wichtige Information. Es macht einfach nur mehr Druck: O Gott, innerhalb von drei Monaten muss alles wieder gut sein, sonst wird es »chronisch«. Dabei lässt sich sogar nach Jahren noch vieles verbessern. Ich sage stattdessen, dass alle möglichen Geräusche im Ohr sein dürfen, solange sie nicht stören, und dass Tinnitus ein dynamisches Phänomen ist. Es kann Zeiten geben, in denen man ihn etwas intensiver hört – aber auch solche, in denen man ihn fast vergisst.

Die Standardreaktion vieler HNO-Ärzte klingt aber leider oft so: »Da kann man nichts machen. Damit müssen Sie leben.« Das ist sogar gut gemeint, weil sie keine falschen Versprechungen machen wollen. Auch haben die Kollegen gar nicht so unrecht:

Bei ungefähr jedem Zweiten bleiben die Ohrgeräusche in irgend-einer Form. Und auf der »Ich-gebe-Ihnen-ein-Medikament-und-morgen-ist-alles-weg«-Ebene gibt es tatsächlich keine Therapie. Bislang wird Tinnitus meist wie ein Hörsturz mit Cortison behandelt – mit ähnlich vagen Erfolgsaussichten.

Aber man kann durchaus etwas machen. Es ist nur etwas komplexer und zeitaufwendiger, als Cortison zu nehmen. Es würde daher schon viel bringen »Damit *müssen* Sie leben« zu ersetzen durch: »Damit *können* Sie leben.« Und oft sogar ziemlich gut.

Der erste Eindruck zählt: Tinnitusaufklärung

Ein positives, aufklärendes Erstgespräch mit Tinnituspatienten ist entscheidend für den Umgang mit den Ohrgeräuschen. Man nennt es Psycho-Edukation. Falls Ihr HNO-Arzt davon noch nie etwas gehört hat, hier die wichtigsten Punkte:

- Tinnitus ist keine Einbildung.
- Er wird in der Regel nicht schlimmer.
- Wie sehr Sie unter ihm leiden, hängt davon ab, wie Sie ihn bewerten.
- Es gibt keine zuverlässige Methode, ihn zu beseitigen.
- Aber es gibt viele Methoden, mit ihm umzugehen.

Wer einen frischen Tinnitus hat, wacht morgens auf und lauscht als Erstes, ob das Geräusch noch da ist. Das ist menschlich, nur beginnt der Tinnitus auf diese Weise, das Leben zu bestimmen. Blöderweise hilft es auch nicht, krampfhaft zu versuchen, nicht daran zu denken. Das ist ungefähr so, also würde ich sagen: Bitte denken Sie jetzt nicht an einen rosa Elefanten! Woran denken Sie? Genau … Das Gehirn kann leider nicht *nicht* an etwas denken.

Aber es kann lernen, nicht in Panik zu verfallen, wodurch es dem Tinnitus automatisch weniger Aufmerksamkeit widmet. Zum Beispiel mithilfe einer sogenannten kognitiven Verhaltenstherapie. Bevor Sie jetzt aufstöhnen, lassen Sie mich noch sagen, dass sich diese Therapie im Vergleich zu allem, was man schlucken oder spritzen kann, durchaus bewährt hat. Schließlich setzt sie dort an, wo das Geräusch entsteht – im Kopf.

Der Nachteil ist, dass sie wirklich Arbeit bedeutet. Man sitzt eben nicht nur auf der Couch und tut sich leid, sondern man baut stattdessen das Gehirn um. Dabei geht es weniger um dramatische Kindheitsereignisse, als darum, wie man mit ganz konkreten Stresssituationen besser umgeht. Das langfristige Ziel der Sitzungen ist, Nervenverschaltungen umzulegen, die einem das Ohrgeräusch unerträglich scheinen lassen. Es ist im Grunde die Arbeit eines Elektrikers, und der Elektriker sind Sie.

Sie kennen sich mit den Stromleitungen im Gehirn ja schon ein bisschen aus und wissen, dass es Zentren für Gefühle und Regionen für rationales Denken gibt. Erstere befinden sich eher im limbischen System, Letztere im Stirnlappen der Großhirnrinde. Die durch Gefühle ausgelösten elektrischen Impulse sind wie Wildpferde, die uns überrennen, wenn sie nicht durch das rationale Denken im Zaum gehalten werden. Beim Tinnitus sind das

Gedanken wie: »Ich kann mich auf nichts mehr konzentrieren«, oder: »Ich halte das nicht aus.« Je länger diese Gefühle ungezähmt herumgaloppieren, desto mehr glaubt unser Gehirn, dass das so sein muss, und bildet entsprechende Nervenverknüpfungen. Das Ergebnis: Ohrgeräusch = Panik.

Die kognitive Verhaltenstherapie schaltet deshalb unseren analytischen Stirnlappen dazu. Er hat ein Lasso, um die Wildpferde wieder einzufangen, und fragt beispielsweise kritisch: »Moment, ist das jetzt wirklich so schlimm, wie du gerade glaubst?« Wenn das oft genug passiert, bildet das Hirn Nervenstränge, die das Geräusch etwas realistischer einordnen, nämlich als einen im Grunde ungefährlichen Sound, der keinen Informationswert besitzt, aber nun mal beschlossen hat, uns zu begleiten.

Der immense Vorteil dieser neuen Verschaltungen ist, dass sie erst mal bestehen bleiben, und nach der Therapie ein dauerhaft gutes Zusammenleben mit dem Tinnitus möglich ist. Hinzu kommt das, was Psychologen Selbstwirksamkeit nennen: Man liefert sich einer Sache nicht passiv aus, sondern nimmt sie selbst in die Hand. Wer nicht gleich zu einem Therapeuten gehen mag oder kann (Therapieplätze sind rar), dem helfen als Alternative oder zur Überbrückung auch entsprechend geschulte HNO-Ärzte, nämlich die mit der »psychosomatischen Grundversorgung« auf dem Praxisschild.

Was Sie noch tun können: Besprechen Sie mit Ihrem Arzt, ob Ihnen ein Hörgerät hilft. Vermutlich finden Sie diesen Vorschlag noch unvorstellbarer als den, zum Psychologen zu gehen. Doch gerade bei Ohrgeräuschen, die im Zusammenhang mit einem Hörschaden stehen, kann ein Hörgerät das Gehirn enorm entlasten. Wenn Sie wieder besser hören, sieht es sich womöglich nicht mehr genötigt, die fehlenden Frequenzen durch besonders engagiertes Piepen oder Pfeifen auszugleichen.

Sollten Sie festgestellt haben, dass Ihr Ohrgeräusch seinen Ursprung in nächtlichem Zähneknirschen hat, kann Ihr Zahnarzt Ihnen eine Schiene oder Physiotherapie verschreiben. Zahnärzte sind in Sachen Krankengymnastik oft großzügiger als Orthopäden, weil dort weniger Menschen nach einem solchen Rezept fragen. Einen Orthopäden sollten Sie aufsuchen, wenn Ihre Halswirbelsäule etwas mit dem Geräusch zu tun hat.

Darüber hinaus gibt es unzählige Verfahren, die man neutral als »komplementärmedizinisch« bezeichnen könnte – oder etwas böser als Humbug. Weil Tinnitus nicht lebensgefährlich ist, aber unglaublich viele Menschen betrifft, bietet er beste Bedingungen, um allerlei teure, aber meist wirkungslose Mittelchen dagegen zu verkaufen. Es beginnt bei Bachblüten und Globuli, geht weiter mit Akupunktur oder Neuraltherapie (dabei wird ein örtliches Betäubungsmittel gespritzt, um sogenannte Störfelder zu behandeln), und auch Wünschelrutengänger (vielleicht schläft man auf einer böswilligen Wasserader?) und Hersteller von Nahrungsergänzungsmitteln verdienen mit Tinnitus Geld.

Ich möchte einen Einfluss dieser Methoden auf den Tinnitus trotzdem nicht völlig in Abrede stellen. Das Ergebnis zählt: Wenn jemandem irgendetwas davon hilft, ist das zwar nicht wissenschaftlich, aber für den Betroffenen prima. Und man darf den Placeboeffekt nicht unterschätzen. Ich beispielsweise bin eine große Akupunktur-Anhängerin, weil mir das mal (aus welchen Gründen auch immer) geholfen hat, und ich finde, dass Balance im Leben wichtig ist. In der Akupunktur heißt das dann eben Yin und Yang. Ich weiß, dass es keine belastbaren Studien zur Wirkung von Akupunktur gibt und es vermutlich völlig egal ist, in welche Körperstellen man die Nadeln pikst. Dennoch ging es mir danach besser – und sei es auch nur, weil ich das glauben wollte.

Auch verschiedene Entspannungsmethoden können bei Tinnitus helfen und kosten in der Regel nicht mal was. Entspannen ist ohnehin gut für alle in diesem Teil des Buches vorgestellten Beschwerden und auch ganz grundsätzlich. Wie HNO-Entspannung konkret funktioniert, dürfen Sie gerne schon jetzt im dritten Teil nachschlagen.

Nicht mehr wissen, wo oben und wo unten ist: Schwindel

Meine Kinder haben ein neues Spiel. Es heißt »Karussell« und begann damit, dass mein Sohn beim Tanzen zur Kinderhitparade irgendwann feststellte, dass einem ja ganz komisch wird, wenn man sich nur lange genug um die eigene Achse dreht – was er daraufhin ununterbrochen tat. Seine ältere Schwester kannte den Spaß längst und machte einen Wettbewerb daraus: Wer kann sich länger und schneller drehen, ohne umzufallen? Dabei schien egal zu sein, wer gewinnt. Es geht wohl vor allem darum, benommen am Boden zu liegen und sich schlappzulachen.

Aus medizinischer Sicht ist »Karussell« die gezielte Überforderung des Gleichgewichtssystems, die dann einen sogenannten Drehschwindel auslöst. Drehschwindel fühlt sich an, wie er heißt, und ist eine von gefühlt tausend Schwindelarten, darunter Höhenschwindel, Reiseschwindel, Schwankschwindel, Lagerungsschwindel, Migräneschwindel, zervikaler oder phobischer Schwindel. Auf Schwindel spezialisierte Kollegen unterscheiden bis zu 386 Ursachen für Schwindel.

Auch deshalb habe ich lange überlegt, ob ich das Thema hier überhaupt ansprechen soll. Man könnte ein eigenes Buch über den Schwindel schreiben, und entgegen der landläufigen Meinung ist er auch kein klassisches HNO-Thema. Mein Mann, der Kardiologe ist, hat in seiner Praxis fast genauso viele »Schwindler« (sorry, so nennen Ärzte diese Menschen) wie ich. Und Schwindelpatienten, die in meiner Praxis landen, waren vorher oft schon beim Neurologen, Internisten, Augenarzt, Orthopäden oder bei allen.

Jeder verweist gerne an Kollegen aus der anderen Fachrichtung. Die Wahrheit ist nämlich: Keiner will die »Schwindler« haben. Schwindel ist so komplex und vielfältig, dass sich kaum einer die Mühe macht herauszufinden, was er für die Betroffenen tun kann, sondern lieber einen Grund sucht, warum er nichts tun kann. Dabei sollten gerade Schwindelpatienten nicht monatelang von Arzt zu Arzt taumeln, sondern möglichst schnell ein paar handfeste Fakten und Verhaltenstipps bekommen.

Mit dem Ohr hat Schwindel insofern zu tun, als hier unser Gleichgewichtsorgan, der sogenannte Vestibularapparat liegt. Neben dem Hören ist das Gleichgewicht die zweite große Aufgabe des Innenohrs. De facto ist aber der ganze Körper an unserem Gleichgewichtssinn beteiligt: Die Augen müssen mitspielen, aber auch der Tast- und Tiefsinn unserer Haut, der Muskeln, Sehnen und Gelenke. Das merkt man zum Beispiel an dem seltsamen Gefühl, wenn beim Treppensteigen plötzlich keine Stufe mehr da ist, obwohl man noch eine erwartet hat.

Klassischer Kurzzeitschwindel nach Achterbahn- oder Bootsfahrten entsteht, weil Augen und Ohren plötzlich unterschiedliche Informationen ans Gehirn schicken, worauf es sich erst mal keinen Reim machen kann. Das ist völlig normal und scheint bei Kindern sogar ein gewisses Grundbedürfnis nach Rausch zu befriedigen. Auch Schwindel bei zu niedrigem Blutdruck, nach zu viel Alkohol oder zu wenig Wasser lässt sich leicht beheben. Was aber, wenn man nicht mehr weiß, wo oben und wo unten ist – und es keinen naheliegenden Grund dafür gibt?

Betroffene haben dann meist eine lange und nervenaufreibende Arzt-Odyssee vor sich. Ein Teil davon ist unvermeidlich, um auszuschließen, dass der Schwindel Zeichen einer schweren Erkrankung wie multiple Sklerose oder eines Tumors ist (was selten vorkommt). Wenn das geklärt ist und Ihnen darüber hinaus keiner helfen kann oder will, kann es sinnvoll sein, in ein Schwindelzentrum zu gehen, das es in vielen größeren Städten gibt. Dort nehmen sich Experten verschiedener Fachrichtungen gemeinsam der Sache an, weshalb Sie höchstens noch innerhalb des Schwindelzentrums hin und her geschickt werden.

Eine der häufigsten Ursachen für anfangs unerklärlich scheinende Schwindelattacken ist ein sogenannter gutartiger Lagerungsschwindel. Da haben Sie keine Schraube locker, sondern nur ein paar Steinchen. Und zwar im Innenohr. Auf den Haarzellen des Vestibularapparats befinden sich nämlich in eine Art Pudding gebettete Calciumsteinchen, die unserem Gehirn signalisieren, was waagerecht und was senkrecht ist. Man nennt sie Otholithen, und manchmal lösen sie sich, zum Beispiel weil man einen Tennisschläger, Basketball oder sonst was an den Kopf bekommt. Die Steinchen kullern dann unkoordiniert in den sogenannten Bogengängen des Innenohrs herum und senden bei jeder Kopfbewegung irgendwelche Signale, die das Gehirn nicht deuten kann: Alles scheint sich zu drehen.

Lagerungsschwindel lässt sich sehr gut behandeln. Oft reicht es, mit dem HNO-Arzt ein paar gezielte Turnübungen zu machen, damit die Steine an einen Ort rollen, wo sie nicht mehr stören. Diese sogenannten Lagerungsmanöver können Sie leicht selbst erlernen und bei Bedarf anwenden.

Sollte Ihnen einmal so schwindelig werden, dass Sie nur noch mit geschlossenen Augen am Boden liegen und sich übergeben, ruft hoffentlich jemand einen Rettungswagen, der Sie ins Krankenhaus bringt. Dort gibt man Ihnen Medikamente gegen die Übelkeit und diagnostiziert vermutlich eine »Neuritis vestibularis«, einen einseitigen Komplettausfall des Gleichgewichtsapparats. Der Grund dafür ist in der Regel eine Entzündung. Nach einigen Tagen, manchmal auch Wochen, erholt sich das Ohr wieder, oder das Gehirn stellt sich darauf ein, künftig nur noch von einer Seite Gleichgewichtssignale zu bekommen, was in der Regel gut klappt.

Vor allem Frauen leiden häufig unter vergleichsweise harmlosem Migräneschwindel, der nur nicht immer zeitgleich mit den Kopfschmerzen auftritt und deshalb viel zu selten als solcher erkannt wird. Stattdessen entlässt man die armen Wesen lieber mit der schwammigen Gruseldiagnose: »Könnte Menière sein.« (Auch nicht sehr hilfreich.)

Erstaunlich oft sind die »Schwindler« aber einfach völlig gesund. Zu Patienten über 60 Jahren sagt der Arzt dann: »Das ist das Alter.« Patienten unter 60 hören: »Das ist psychisch.« Beide Diagnosen haben ihre Berechtigung. Sie helfen den Betroffenen nur nicht weiter, denn Alter und Psyche laufen bei den meisten Ärzten unter: »Kann man nichts machen.« Dennoch ist der Schwindel ja da.

Tatsächlich kommt er im Alter häufiger vor, bei Menschen über 75 ist er sogar die häufigste Folge von allem nur Erdenklichen:

Blutdruck, Medikamente, Verspannungen und so weiter. Weil das Gleichgewicht eine Ganzkörperfunktion ist, kann im Alter schlicht an unzähligen Stellen etwas nicht oder nicht mehr so gut funktionieren. Es sind meist winzige Störstellen, die für sich genommen niemandem auffallen würden, doch in dem komplizierten Zusammenspiel des Gleichgewichtssystems holpert es dann.

Wer deshalb einmal gestürzt ist, traut sich aus Angst vor dem nächsten Anfall oft kaum noch aus dem Haus – was den Gleichgewichtssinn weiter schwächt. Das Wichtigste in dieser Situation ist deshalb, dem Körper trotz des Schwindels noch etwas zuzutrauen. Einfache Gleichgewichtsübungen sind dafür ein gutes Mittel. Und überhaupt alles an Bewegung. Jeder Weg zum Bäcker oder Supermarkt hilft.

Zum Thema »Das ist psychisch«: Tatsächlich trifft das auf rund jede dritte Schwindelerkrankung zu. Fast die Hälfte hat zumindest eine psychische Komponente. Was aber nicht heißt, dass der Schwindel eingebildet ist. Er ist für die Betroffenen genauso real wie der Ton im Ohr eines Tinnituspatienten.

Ein Klassiker des »Psycho-Schwindels« ist der phobische Schwindel. Man sitzt im Meeting, überquert eine Brücke oder steht in einem überfüllten Kaufhaus an der Kasse, plötzlich schwankt der Boden, und es fühlt sich an, als stünde man auf einem wackeligen Floß. Oft beginnen solche Anfälle, wenn die Seele ohnehin schon ermattet ist: nach einer Trennung, wenn die Kinder Probleme machen oder der Job. Frauen trifft es besonders häufig im Alter zwischen 30 und 40 Jahren, also wenn sie im Spagat zwischen Kindern und Karriere alles geben. Auch leiden Menschen mit Angststörungen und Depressionen auffällig oft unter solchen Schwindelattacken. Wobei nicht ganz klar ist, was Ursache und was Wirkung ist.

Hinter phobischem Schwindel vermutet man eine ängstlich übersteigerte Selbstwahrnehmung. Betroffene reagieren, ohne es zu merken, übersensibel auf ganz normale unbewusste Gleichgewichtskorrekturen des Körpers, die das Gehirn dann als neu und bedrohlich einstuft. Weshalb es eine entsprechende Stressreaktion auslöst: Adrenalin, Schwitzen, Herzrasen.

Auch aus einem ursprünglich rein körperlichen Schwindel, an dem vielleicht ein Innenohrversagen schuld ist, kann ein psychogener Schwindel werden: Die Angst vor einem weiteren Anfall wird so groß, dass sie selbst den Schwindel auslöst. Erklären lässt sich das mit den Prinzipien der klassischen Konditionierung. Befindet sich der Betroffene erneut am Ort des Schwindelanfalls oder in einer ähnlichen Situation, bekommt er zwar keinen erneuten Innenohrkollaps, aber der Körper reagiert mit den gleichen unbewussten Angstmaßnahmen wie erhöhtem Blutdruck, Herzklopfen, Atemnot oder Übelkeit, die sich dann zu einem Gefühl von Schwindel vereinen.

Passiert das immer wieder, kann sogar die Angst vor etwas ganz anderem in einer ganz anderen Situation eine Schwindelattacke auslösen, schließlich hat das Gehirn gelernt, dass zu Herzklopfen und Co. auch der Schwindel gehört. Fachleute nennen das Reizgeneralisierung. Plötzlich fühlt man sich nirgends mehr vor dem Schwindel sicher. Ein Teufelskreis von Schwindelangst und Angstschwindel beginnt, und je früher man ihn durchbricht, desto besser.

Guckt man sich einmal an, was bei psychischem Schwindel in unserem Kopf genau passiert, stößt man auf sehr ausgeprägte neuronale Verknüpfungen zwischen dem Gleichgewichtszentrum in Stamm- und Kleinhirn, dem Angstzentrum der Amygdala sowie dem vegetativen Nervensystem, das Herzschlag und Atmung steuert. Außerdem ist das Gleichgewichtszentrum an den Insellappen der Großhirnrinde gekoppelt, der die subjektiven Empfindungen beeinflusst.

Diese Verbindungen sind so eng, dass sich Wissenschaftler inzwischen sogar damit beschäftigen, wie man sie auch andersherum nutzen könnte. Womöglich lassen sich neurologische oder psychische Krankheiten künftig durch eine Reizung des Gleichgewichtsapparats heilen. Schwindel könnte also nicht nur krank, sondern auch gesund machen.

Dieser Punkt ist mir besonders wichtig. Genau wie beim Tinnitus kommt es auch beim Schwindel darauf an, ihn nicht als Feind zu betrachten, der unbedingt vertrieben werden muss. Vielmehr sollte man versuchen, ihn als etwas zu sehen, das einfach zu einem gehört, genau wie rote Haare oder Schuhgröße 41. Er kann vielleicht sogar nützlich sein. Einer meiner Patienten sagte kürzlich, der Schwindel sei mittlerweile wie ein alter Kumpel, der ihn ab und an daran erinnere, im Leben mal wieder einen Gang runterzuschalten.

Manche brauchen eine Psychotherapie, um das so sehen zu können. Bei anderen wirkt Krankengymnastik oder Yoga. Einigen hilft auch das beruhigende Gefühl, stets ein Schwindelmedikament in der Tasche zu haben. (Diese Antivertiginosa lindern jedoch nur die Beschwerden, die Ursachen bekämpfen sie nicht.) Und für gar nicht so wenige reicht es bereits zu erkennen, dass hinter ihrem Schwindel keine schlimme Krankheit steckt, und sich dann auf die Bereiche zu fokussieren, die trotzdem gut funktionieren. Es gibt unzählige Dinge, die das Leben mit Schwindel erleichtern. Es braucht aber womöglich eine Weile, bis Sie wissen, was das in Ihrem Fall genau ist.

Fast alle meine Patienten fühlten sich in dieser Übergangszeit besser, nachdem sie einen Plan hatten. Selbst wenn klar ist, dass der Schwindel nicht aus dem Ohr kommt, kläre ich mit ihnen deshalb ein paar Grundlagen: Was brauche ich, um in dieser Situation meinen Alltag zu bewältigen? Möchte ich Medikamente einnehmen? Muss ich krankgeschrieben werden? Welche Ärzte sollte ich aufsuchen, um schlimmere Erkrankungen auszuschließen? Kann Physiotherapie mir helfen? In welchem Fall muss ein anderer Experte übernehmen? Und wenn ja, welcher? Ist es sinnvoll, in ein Schwindelzentrum zu gehen? Es sind nur einige von vielen Fragen, und für alle erarbeiten wir konkrete Wenn-dann-Vorgaben und verbindliche Termine.

Das klingt selbstverständlich, ist es oft aber nicht. Ich möchte Sie daher ermutigen, von Ihrem Arzt einen solchen Plan einzufordern, um Stück für Stück herauszufinden, was es mit Ihrem persönlichen Schwindel auf sich hat – und wie Sie ihn zu Ihrem Freund machen können.

WENN DIE NASE MELANCHOLISCH MACHT: CHRONISCHE NASENNEBENHÖHLEN-ENTZÜNDUNG

Frau S. ist so eine Art Stammgast in meiner Praxis. Sie kommt zwar erst seit gut zwei Jahren, dafür umso öfter, was ihr inzwischen selbst ein bisschen unangenehm ist. Beim letzten Mal begrüßte sie mich mit den Worten: »Ich wollte eigentlich gar nicht kommen.« Aber sie habe unerträgliche Kopfschmerzen, nichts helfe. Ich gucke in den Computer und überfliege die Diagnosen ihrer vorangegangenen Besuche.

30.05. – J01.2   akute Sinusitis frontalis (Stirnhöhlenentzündung)

21.06. – J32.0   chronische Sinusitis maxillaris (Kieferhöhlenentzündung)

07.09. – J32   chronische Sinusitis frontalis

04.11. – J01.8   sonstige akute Sinusitis

16.12. – J01.4   akute Pansinusitis (Entzündung aller Nebenhöhlen)

So geht es weiter. Fast alle Krankheitscodierungen, die mit J01 (alle Formen akuter Sinusitis) oder J32 (alle Formen chronischer Sinusitis) beginnen, habe ich schon einmal in Frau S. Patientenakte getippt. Viele mehrfach. Außerdem befinden sich darin mehrere absolut unauffällige Allergietests.

Frau S. hat keine Allergien, sie hat einfach dauernd irgendeine Entzündung in einer ihrer Nasennebenhöhlen oder in allen gleichzeitig. Sie sagt, es sei immer mal ein bisschen besser und dann wieder ein bisschen schlechter. Sie hat ständig Druck hinter den Wangenknochen, Schmerzen im Oberkiefer oder Kopfweh. Ihr Gesicht, sagt sie, fühle sich oft an, als würde sie eine viel zu enge Latexmaske tragen. Wenn es »wieder ein bisschen schlechter« ist, glaubt sie, dass ihr Kopf jeden Moment explodiere. Dann kommt sie zu mir.

Wie Frau S. geht es rund zehn Prozent der Deutschen: Sie leiden unter einer chronischen Nasennebenhöhlenentzündung, manche haben sie ein paar Monate oder Jahre, andere ihr halbes Leben lang.

Vier Höhlen, die nur Ärger machen

Die Nasennebenhöhlen: Vier Stück sind es auf jeder Seite, einge-
zwängt zwischen Gehirn und Oberkiefer. Sie können einem das
Leben zur Hölle machen, und keiner weiß, wofür sie eigentlich
gut sind. Leonardo da Vinci glaubte, in ihnen lagere Nährsubs-
tanz für die Zähne. Im 17. Jahrhundert dachte man, dass dort die
menschlichen Triebe wurzelten. Beides stellte sich als Quatsch
heraus. Selbst der plausibel klingende Nutzen, dass die Höhlen
den Schädel leichter machten, ist keiner: Der Gewichtsunterschied
beträgt gerade mal ein Prozent. Wahrscheinlich ist es der einzige
Zweck der Nebenhöhlen, HNO-Praxen zu füllen. Denn so viel ist
sicher: Krankheitserreger fühlen sich in ihnen wohl.

Meist beginnt es mit Viren in der Nase, also Schnupfen, weshalb die Sinusitis auch Rhinosinusitis genannt wird. Sind die Viren so zahlreich oder hartnäckig, dass der Nasenschleim nichts
mehr gegen sie ausrichten kann, ziehen sie weiter nach oben in
die Siebbeinhöhle, die ein wenig aussieht wie Luftschokolade oder
Leichtbeton. Später toben sie sich normalerweise in einer der drei
anderen Höhlen so richtig aus: in der winzigen, etwas weiter hinten im Kopf gelegenen Keilbeinhöhle, in der riesigen Kieferhöhle
oder ganz oben in der Stirnhöhle.

Damals im Krankhaus lief die Sinusitis bei uns meist unter der
Bezeichnung »Abfluss verstopft«. Denn das eigentliche Problem
entsteht, wenn die Schleimhaut so stark anschwillt, dass Eingänge
zu den Nebenhöhlen blockiert werden. Dann kann der ganze
gegen die Viren produzierte Schleim nicht mehr abfließen, und es
entsteht ein feucht-warmes Dampfbad, in dem nie einer die Tür

aufmacht, um mal frische Luft reinzulassen – beste Bedingungen für eine ordentliche Entzündung.

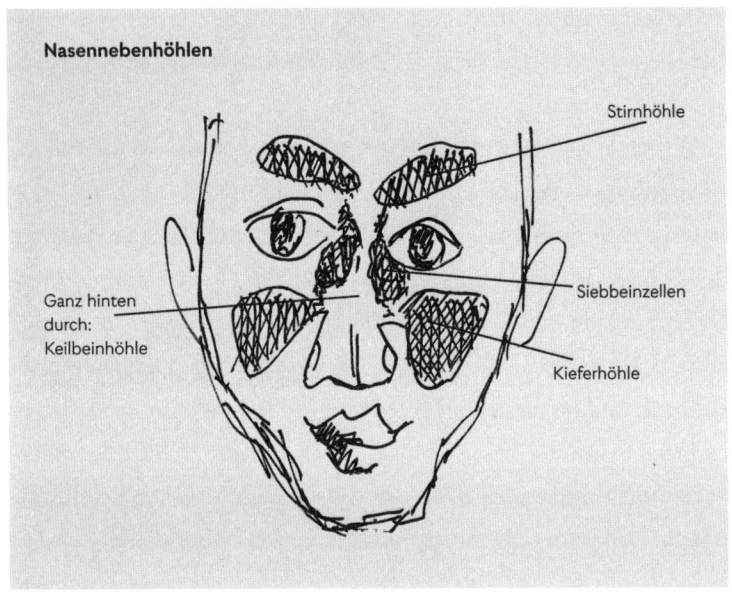

Eine akute Nebenhöhlenentzündung kann drei bis sechs Wochen dauern, und genau wie beim Schnupfen hilft ein Antibiotikum meist nicht, sondern vor allem Nasenspray (quasi das »Abflussfrei« der HNO-Medizin), Schmerzmittel und Ruhe. Es ist trotzdem gut, die Sinusitis einmal vom Arzt begutachten zu lassen, weil sie in sehr seltenen Fällen auf die Hirnhaut oder die Augenhöhlen überspringen kann, was dann sofort operiert werden müsste.

Die chronische Nebenhöhlenentzündung funktioniert nach dem gleichen Prinzip wie die akute. Nur ist sie nicht nach ein paar Wochen ausgestanden, sondern suppt und blubbert ununterbrochen vor sich hin, wenngleich etwas weniger heftig. Manchmal bildet die Schleimhaut mit der Zeit kleine wulstige Knubbel, sogenannte Nasenpolypen, die noch weniger Luft in die Nebenhöhlen lassen. Gar nicht so wenige Menschen merken allerdings überhaupt nichts von dieser Dauerentzündung. Sie fühlen sich einfach irgendwie schlapp, lust- und antriebslos und haben keine Ahnung, warum.

Wer das Gefühl hat, dass wirklich nichts gegen diese Dauerentzündung hilft, kann über eine Operation nachdenken. Dabei wird mithilfe eines Endoskops (also einigermaßen schonend) der verstopfte Abfluss wieder frei gemacht: Der Arzt vergrößert die Engstellen im Nebenhöhlensystem, entfernt die entzündete Schleimhaut und auch die Schleimhautwucherungen alias Polypen. Danach gelangt idealerweise wieder genug Luft in das Höhlensystem, weshalb es sich nicht mehr so häufig entzünden sollte. Schwere Komplikationen gibt es bei diesen Operationen sehr selten. Allerdings haben bislang nur wenige aussagekräftige Studien untersucht, ob sie die Beschwerden langfristig bessern und wie gut sie im Vergleich zu anderen Therapien helfen, beispielsweise Cortison. Ich halte mich daher an den Leitsatz meines ehemaligen Chefs aus dem Krankenhaus, der (mal wieder mit erhobenem Zeigefinger) gesagt hat: »Operiert wird erst, wenn der Patient wirklich keine Lust mehr hat.«

Nicht einfach nur traurig: Depression

Auch Frau S. sagt, dass sie schon alles probiert habe: Nasenspray mit und ohne Cortison, Nasendusche, Eukalyptuskapseln, Schmerzmittel, Inhalieren. »Ich wollte mich sogar schon operieren lassen, aber dann war so viel los …«

»Was war denn so los?«

»Na ja, mein Mann und ich haben uns getrennt. Ich bin jetzt mit den Kindern alleine, und der Große hat so viele Schwierigkeiten in der Schule. Dann ist meine Mutter noch krank geworden. Das war alles unglaublich anstrengend. Ich weiß auch nicht, war kein gutes Jahr.« Frau S. seufzt und starrt eine Weile auf ihre Füße. Dann sagt sie plötzlich: »Vielleicht ist das jetzt eine blöde Frage, aber hat das was mit der Psyche zu tun?«

Der Zusammenhang, den Frau S. herstellt, findet sich in der seit 2017 gültigen Leitlinie »Rhinosinusitis« der Deutschen HNO-Gesellschaft nicht. Dabei gibt es deutliche Hinweise darauf, dass die chronische Nebenhöhlenentzündung sich negativ auf die Stimmung auswirken kann: Eine aktuelle Studienübersicht aus den USA zeigt, dass bis zu 40 Prozent der Menschen mit chronischer Nasennebenhöhlenentzündung auch unter einer Depression leiden. Das sind ganz schön viele für eine Krankheit, die von manchen nur als ein etwas länger dauernder Schnupfen angesehen wird.

Frau S. erzählt, dass sie in den vergangenen Monaten immer schon um halb fünf aufgewacht sei, obwohl sie eigentlich erst um kurz nach sieben aufstehen müsse. Sie liege dann im Bett und grübele. Über den Job, die Trennung, ihre Familie und über so viele Dinge, die früher nie ein Problem gewesen seien. Ich bin keine Psychiaterin, aber ich habe den Zusammenhang zwischen gedrückter Stimmung und chronisch entzündeten Nebenhöhlen in meiner Praxis schon oft beobachtet. Ich frage Frau S., ob sie oft traurig sei. Sie verneint, ihr sei einfach alles egal.

Wenn es bei Twitter um Depressionen geht, gibt es den treffenden Hashtag #notjustsad, nicht einfach nur traurig. Eine Depression hat nichts damit zu tun, wie ein Teenie weinend in der

Ecke zu sitzen und melancholischem Gitarrenpop zu lauschen. Es ist vielmehr so, dass man oft nicht mal mehr traurig sein kann. Alle Emotionen sind einfach weg. Nichts ist mehr schlimm, nichts macht mehr Freude. Der Schlaf ist schlecht, und die Gedanken stecken fest in einem Kreisverkehr ohne Ausfahrt.

Um Depressionen zu diagnostizieren, nutzen viele Ärzte einen standardisierten Fragebogen, der sich PHQ-9 nennt, was für *Patient Health Questionnaire* und die neun darin enthaltenen Fragen steht. Patienten wie Frau S. frage ich, ob sie ihn ausfüllen möchten. Am Ende bekommt man eine Zahl, die oft mehr Klarheit schafft als tausend Worte. Der Test hilft auch Laien einzuschätzen, ob sie womöglich professionelle Hilfe brauchen.

Depressionen erkennen: Der Fragebogen (PHQ-9)

Die Ausgangsfrage lautet immer: »Wie oft fühlten Sie sich im Verlauf der vergangenen zwei Wochen durch die folgenden Beschwerden beeinträchtigt?« Es ist wichtig, wirklich nur die zurückliegenden 14 Tage zu betrachten. Schließlich hat so gut wie jeder die nun folgenden Probleme schon mal gehabt. Es kommt aber darauf an, ob sie aktuell und gemeinsam auftreten.

Für jede der vier möglichen Antworten gibt es Punkte:
- Überhaupt nicht: 0 Punkte
- An einzelnen Tagen: 1 Punkt
- An mehr als der Hälfte der Tage: 2 Punkte
- Beinahe jeden Tag: 3 Punkte

Hier die zu bewertenden Beschwerden:

1. Wenig Interesse oder Freude an Ihren Tätigkeiten

2. Niedergeschlagenheit, Schwermut oder Hoffnungslosigkeit

3. Schwierigkeiten ein- oder durchzuschlafen oder vermehrter Schlaf

4. Müdigkeit oder Gefühl, keine Energie zu haben

5. Verminderter Appetit oder übermäßiges Bedürfnis zu essen

6. Schlechte Meinung von sich selbst; Gefühl, ein Versager zu sein oder die Familie enttäuscht zu haben

7. Schwierigkeiten, sich auf etwas zu konzentrieren, z. B. beim Zeitunglesen oder Fernsehen

8. Waren Ihre Bewegungen oder Ihre Sprache so verlangsamt, dass es auch anderen auffallen würde? Oder waren Sie im Gegenteil »zappelig« oder ruhelos und hatten dadurch einen stärkeren Bewegungsdrang als sonst?

9. Gedanken, dass Sie lieber tot wären oder sich Leid zufügen möchten

Zählen Sie jetzt alle Punkte zusammen. Die unten stehende Auswertung gibt allerdings nur eine erste grobe Einschätzung. Sollten Sie mehr als zehn Punkte haben, rate ich Ihnen aber dringend, einen Arzt aufzusuchen.

- Bis 5 Punkte: gesund
- 5–10 Punkte: unauffällig
- 10–14 Punkte: leichte Depression
- 15–19 Punkte: mittelgradige Depression
- 20–27 Punkte: schwere Depression

Nach jüngsten Statistiken des Robert-Koch-Instituts leiden 9,2 Prozent der Deutschen an einer Depression, mehr als in fast allen anderen EU-Staaten. Nur die Luxemburger sind mit 10 Prozent noch etwas schwermütiger. Immer trifft es Frauen häufiger als Männer. Und obwohl die Depression ein weltweites Problem ist, das die Gesundheitssysteme Milliarden kostet, sind ihre Auslöser bis heute nicht völlig geklärt.

Als sicher gilt, dass Depressionen nicht nur eine einzelne Ursache haben, sondern unzählige, die sich auch noch gegenseitig beeinflussen. Dazu gehören die Gene, die Persönlichkeit, traumatische Erlebnisse, Schicksalsschläge, chronischer Stress, Nervenverschaltungen, Hormone, Neurotransmitter, das Immunsystem und, ja, auch die Nasennebenhöhlen.

Entzündete Seele: die Zytokin-Hypothese

Sie haben in diesem Buch mehrfach gesehen, wie sehr HNO-Leiden Menschen aus der Bahn werfen können. Wenn diese so grundlegende Abteilung streikt, bedeutet das Stress, und wer dauernd gestresst ist, wird anfälliger für Depressionen und schwächt sein Immunsystem noch mehr. So weit klingt der Zusammenhang zwischen chronisch entzündeten Nasennebenhöhlen und Depressionen logisch. Im Fall von Frau S. hatte vermutlich auch der Trennungsstress einen entscheidenden Anteil an ihrer nicht enden wollenden Sinusitis.

Was aber, wenn einen gar nicht die psychischen Belastungen schwermütig machen, sondern die Entzündung selbst? Neuropsychiater gehen inzwischen davon aus, dass hinter einem nicht unerheblichen Teil der Depressionen solche rein biologischen

Gründe stehen, die man eigentlich als eine spezielle Unterform der Depression anerkennen müsste. Immer wieder entdecken Ärzte bei Depressiven irgendwann eine bislang unerkannte chronische Sinusitis, mit deren Behandlung dann plötzlich auch die Depression verschwindet. Gleiches gilt beispielsweise für Harnwegs- oder Zahnwurzelinfektionen. Womöglich landen unzählige Menschen beim Psychiater, obwohl ein HNO-Arzt auch gereicht hätte.

Auf der Mikroebene ist eine Depression letztlich nur eine Veränderung der Gehirnchemie: Viele Untersuchungen deuten darauf hin, dass dabei bestimmte Botenstoffe im Gehirn, die Neurotransmitter, aus dem Gleichgewicht geraten sind. Einer der für unser Wohlbefinden wichtigsten ist Serotonin, häufig auch »Glückshormon« genannt. Es wird im Gehirn, aber auch im Magen-Darm-Trakt produziert, und depressive Menschen haben oft zu wenig davon. Hier setzen moderne Antidepressiva an: Sie erhöhen die Verfügbarkeit von Serotonin und anderen wichtigen Botenstoffen im Gehirn, damit es wieder wie vorgesehen arbeiten kann.

Dank der Erkenntnisse aus der Psychoneuroimmunologie weiß man inzwischen, dass bei Depressionen auch bestimmte Entzündungsbotenstoffe des Immunsystems eine Rolle spielen. Ich habe bereits von ihnen erzählt, es geht um die Zytokine. Zu den wichtigsten zählen: die Interleukine, die der Kommunikation zwischen den Abwehrzellen dienen; die Interferone, die für die Virenabwehr zuständig sind, und der sogenannte Tumornekrosefaktor, der beispielsweise entartete Zellen beseitigt.

Unser Körper produziert diese lebenswichtigen Stoffe, um Krankheitserreger abzuwehren. Sobald die Infektion ausgestanden ist, wird die Zytokin-Ausschüttung wieder gedrosselt. Wissenschaftler vermuten, dass dieser Ablauf bei depressiven Menschen gestört ist. Zum Beispiel, weil die Infektion gar nicht abklingt, sondern chronisch ist, also immer weiter Zytokine ausgeschüttet werden, was schließlich zu Depressionen führen kann.

Anfang der Neunzigerjahre entdeckten Forscher wie der niederländische Psychiater Michael Maes im Blut von depressiven Menschen eine erhöhte Menge an Zytokinen, allen voran den Tumornekrosefaktor und das Interleukin-6, das wir schon als einen Verursacher des *Sickness Behavior* kennen. Außerdem beobachtete man, dass künstliches Interferon, mit dem man beispielsweise Hepatitis-C-Patienten behandelt, häufig Depressionen auslöst, die wieder verschwinden, sobald das Interferon abgesetzt wird. Später erkannten die Wissenschaftler, dass Zytokine nicht nur im Blut auf die Immunzellen wirkten, sondern auch ins Gehirn gelangten.

Das ist insofern spektakulär, als unser Gehirn trotz aller Verbundenheit mit dem restlichen Körper gleichzeitig eine recht effektive Grenze zu ihm hat: die Blut-Hirn-Schranke. Die Grenzbeamten dort sollen eigentlich kontrollieren, dass nichts aus dem Blut ins Gehirn gelangt, was die empfindlichen Abläufe dort stören könnte. Allerdings lassen sich die Grenzer wohl mit Alkohol, Nikotin und einigen Drogen bestechen, denn diese schädlichen Substanzen werden merkwürdigerweise durchgelassen.

Die Zytokine nehmen wahrscheinlich die Schmugglerroute über das Nervenwasser. In dieser Flüssigkeit, die zwischen Gehirn und Rückenmark zirkuliert, fanden Wissenschaftler bei Depressiven nämlich ebenfalls erhöhte Zytokin-Konzentrationen. Einmal im Hirn angekommen, können die Zytokine die Neurotransmitter dort aus der Balance bringen und so Depressionen auslösen. Beispielsweise, indem sie die Produktion von Serotonin hemmen.

Solche und ähnliche Erkenntnisse fasst man heute unter der

Bezeichnung »Zytokin-Hypothese der Depression« zusammen. Eine über Jahre vor sich hin schwelende Nebenhöhlenentzündung kann also viel weitreichendere Folgen haben als nur Druckgefühl und Rotznase.

Einige Wissenschaftler gehen sogar noch weiter und vertreten eine Ansicht, die ein wenig an die Hygiene-Hypothese erinnert: In der modernen Zivilisation werde das Immunsystem zu wenig trainiert, weshalb es bereits auf zahlreiche harmlose Mikroorganismen reagiere. Dadurch steige das Zytokin-Level insgesamt und damit das Risiko, eine Depression zu bekommen. Zu viel Sauberkeit könnte also nicht nur Allergien fördern, sondern auch auf die Stimmung drücken.

Sollte die Zytokin-Hypothese stimmen, würde das nicht nur bedeuten, dass Entzündungen Depressionen auslösen. Es könnte auch heißen, dass sich Depressionen künftig mit Ibuprofen oder Antibiotika behandeln lassen. Tatsächlich haben chinesische Wissenschaftler erst vor Kurzem eine Übersicht aus 30 kontrollierten Studien erstellt, die zeigte, dass sich depressive Symptome signifikant verbessert hatten, wenn von den Betroffenen über einen Zeitraum von vier bis zwölf Wochen entzündungshemmende Substanzen eingenommen worden waren.

Als besonders wirksam erwiesen sich dabei Omega-3-Fettsäuren (die finden sich zum Beispiel in Seefisch), Statine (das ist der Wirkstoff in Cholesterinsenkern) und das Antibiotikum Minocyclin. Auch Aspirin, Ibuprofen oder Diclofenac zeigen depressionsmindernde Effekte, allerdings gibt es hierzu teils widersprüchliche Studienergebnisse. In Kombination mit gängigen Antidepressiva hatten die Mittel einen noch größeren Effekt.

Aspirin gegen Depressionen? Wenn etwas allzu fantastisch erscheint, gibt es natürlich auch noch das Kleingedruckte: Bislang existieren keine Langzeitstudien zu dieser Therapie. Außerdem greift die Zytokin-Hypothese längst nicht bei allen Depressiven, erhöhte Entzündungswerte finden sich nur bei rund 40 Prozent der Betroffenen. Hinzu kommt: Keiner weiß, ab welchen Zytokin-Werten ein Mensch nun depressiv beziehungsweise gesund sein soll.

Ich rate jedenfalls dringend von dem Versuch ab, schlechte Stimmung in Eigentherapie mit Kopfschmerztabletten oder Fischöl-Kapseln zu vertreiben. Was Sie aber tun sollten: Sprechen Sie das Thema bei Ihrem Arzt an. Denn so viel ist sicher: Der Zusammenhang zwischen Depressionen und chronischer Nebenhöhlenentzündung wird im hektischen Praxisalltag noch immer kaum gesehen.

STIMME IM STRESS: VON HEISERKEIT, FRÖSCHEN UND KLÖßEN

Ich spreche zu laut. Immer schon. Außerdem zu viel und zu schnell. (Und verdammt tief, aber das hatten wir ja schon.) Ich rede genau wie mein Vater, der wiederum behauptet, ich spräche wie seine Mutter. Kein Wunder, denn wie Menschen ihre Stimme einsetzen, schauen sie sich oft von den Eltern ab – was nicht immer gut ist. Doch als Krankenhausärztin hatte meine laute Stimme durchaus Vorteile, und meine Stimmbänder schienen mir das ständige Gebrüll nicht übel zu nehmen. Bis mir in einer Frühbesprechung nach einer dieser schlaflosen Nächte in der Klinik auffiel, dass mich das Sprechen plötzlich wahnsinnig anstrengte. Hals und Kiefer fühlten sich an wie in einer Schraubzwinge, und ich musste jeden Ton gegen einen enormen Widerstand herauspressen. Mit letzter Kraft las ich das Übergabeprotokoll vor (zwei Notfall-OPs, drei von der Station geflohene Verwirrte, fünf Neuaufnahmen), es fühlte sich an, wie mit Muskelkater für einen Hürdenlauf zu trainieren.

Ich fuhr nach Hause und schlief. Danach war alles wieder normal – bis zum nächsten Nachtdienst. So ging es monatelang, und mir grauste immer mehr vor den Frühbesprechungen, die mir bald anstrengender erschienen als die gesamte Schicht. Ich war damals noch in der Ausbildung, aber ich erinnerte mich, dass Kollegen mir mal von »Marktschreier-Stimmen« erzählt hatten. Es betreffe fast immer nette, stets bestens gelaunt wirkende Frauen, oft Grundschullehrerinnen, Verkäuferinnen oder Hotelangestellte. Sie sprächen zu hoch, zu laut, zu viel und machten sich damit ihren gesamten Stimmapparat kaputt. Blitzartig wurde mir klar: Ich war selbst eine Marktschreierin.

Wenn die Stimme streikt: Dysphonie

Das Fachwort für das Marktschreier-Problem heißt hyperfunktionelle Dysphonie. Wobei Dysphonie nur ein anderes Wort für Stimmstörung ist. Die Fachwelt teilt Stimmstörungen in organische und funktionelle Dysphonien ein. Erstere ist in der Regel gut definier- und erkennbar: Der Patient ist ständig heiser, woraufhin sich der Arzt Hals und Kehlkopf ansieht und dabei auch irgendetwas findet, sehr oft eine Kehlkopfentzündung. Man bekommt sie von Viren oder Bakterien und gern zusammen mit einer Erkältung. Auch von unten in den Hals blubbernde Magensäure kann auf die Stimme schlagen. Und natürlich: Zigaretten.

Tiefe, raue Raucherstimmen können entstehen, wenn sich durch das Nikotin (aber auch bei dauerhaft falscher Stimmnutzung) Flüssigkeit an den Stimmbändern einlagert, wodurch die Stimmlippen schwerer werden, weniger schnell schwingen können und deshalb einen tieferen Ton erzeugen. Diese Flüssigkeitseinlagerungen nennt man Reinke-Ödem und das erzeugt ziemlich oft Stimmstörungen, ist aber zum Glück nie bösartig. Wird die Schwellung allerdings zu groß, kann sie das Atmen schwer machen und muss operiert werden. Vor allem Frauen über 40 haben häufig Reinke-Ödeme, weshalb man vermutet, dass die Hormone ebenfalls eine Rolle spielen.

Oft machen auch Gewebewucherungen (Polypen) oder Knötchen an den Stimmlippen Probleme. Sie entstehen häufig durch eine zu hohe Belastung der Stimme, weshalb man auch von Schrei- oder Sängerknötchen spricht. In meiner Praxis finde ich sie oft bei Hobby-Rocksängerinnen, die sich den Gesangsunterricht sparen. Manche von ihnen haben sogar richtige blaue Flecken an den Stimmlippen. Wenn diese zarten Körperteile zu heftig aufeinanderklatschen, passiert nämlich das Gleiche, als würde man mit dem Schienbein gegen die Bettkante stoßen: Die Blutgefäße werden verletzt.

In der Regel kann man seinem Stimmapparat trotzdem ein durchgegröltes Konzert oder eine Nacht in der Karaokebar zumuten. Schwierig wird es, wie so oft, wenn man die Stimmbänder andauernd überfordert. Vor allem Lehrer, Erzieher oder Sänger haben deshalb mit organisch bedingten Stimmstörungen zu kämpfen. Wenn Adele und Co. auf Welttournee gehen, ist das selbst für geübte Stimmbänder wie ein Ironman, weshalb mittlerweile Stimmbandchirurgen die heimlichen Stars der Branche sind.

Eine Operation an diesen so winzigen und empfindlichen Organen sollte meiner Ansicht nach aber die letzte aller Möglichkeiten sein. Das Problem: Nach jedem noch so exzellenten Eingriff bleibt eine Narbe, die die Stimme verändern oder ihren Einsatz weiter erschweren kann. Wer danach genauso weitersingt, -brüllt oder -raucht, hat ohnehin nichts gewonnen. Die mit Abstand nachhaltigste Weise, solche Stimmstörungen zu beheben oder gar nicht erst aufkommen zu lassen, ist deshalb, mit Logopäden oder Gesangslehrern zu arbeiten. (Und sich zu überlegen, ob ein Leben ohne Zigaretten nicht nur möglich, sondern vielleicht doch nicht sinnlos ist.)

Der »Vorteil« einer organischen Dysphonie ist, dass man handfeste Beweise in Form von Ödemen, Polypen oder Knoten hat. Das entscheidende Merkmal sogenannter funktioneller Dysphonien dagegen ist, dass der Arzt in der Regel nichts findet, aber die Stimme trotzdem nicht klingt, wie sie soll.

Dahinter stecken oft kaum wahrnehmbare Fehler bei der komplexen Feinabstimmung zwischen den zahlreichen winzigen Muskeln und Nerven im Kehlkopf, die dann wiederum die Stimmlippen nicht mehr optimal koordinieren können. Was dabei im Einzelnen schiefläuft, lässt sich oft nicht exakt bestimmen. Allerdings scheint das mangelnde Feintuning auf Dauer wiederum die vorher genannten organischen Probleme zu verursachen. Weshalb aus der funktionellen Störung am Ende meist eine organische wird. (Meiner Ansicht nach lassen sich die äußerst vielfältigen Ursachen für Stimmprobleme ohnehin sehr selten in eine von zwei Kategorien quetschen.)

Im Alltag merkt man nur, dass etwas mit der Stimme nicht stimmt, womit wir wieder beim Marktschreier-Problem wären: Die hyperfunktionelle Dysphonie heißt auf Englisch *muscle tension dysphonia* (frei übersetzt: Muskelspannungsstimmstörung), was den Kern des Problems gut beschreibt. Die Atem- und Kehlkopf-muskulatur ist so stark angespannt, dass es extrem anstrengend wird, einen einigermaßen wohlklingenden Ton herauszubringen. Weil die Kehlkopfmuskeln aber so winzig sind, merken die meis-ten von dieser Anspannung gar nichts, nur für die Stimmbänder ist es ungefähr so, als würde man in einer 30 Kilo schweren Feuer-wehrmontur Walzer tanzen.

Wesentlich seltener ist das umgekehrte Problem: zu wenig Spannung im Stimmapparat, genannt hypofunktionelle Dyspho-nie. Der Sprecher klingt leise, kraftlos und monoton.

Kehlkopf unter Spannung: Was ist noch normal?

In den Fünfzigerjahren fand es eine ganze Generation von Frauen besonders sexy, beim Sprechen so zu hauchen wie Marilyn Monroe. Vermutlich ohne zu wissen, dass diese damit nur versuchte, ihr Stottern zu kaschieren. Heute dagegen gilt eine Reibeisenstimme als cool, obwohl sie eigentlich auf Stimmbandödeme hindeutet. Von Stimmmoden wie *Vocal Fry* (das war das Kardashian'sche Stimmbrutzeln) oder *Uptalk/Upspeak* (dabei klingt jeder Satz wie eine Frage) will ich hier gar nicht erst anfangen. Vermutlich spricht so gut wie niemand ideal. Das ist nicht schlimm, es hat ja auch fast niemand Idealgewicht.

Aber vielleicht gehen deshalb manche Untersuchungen davon aus, dass bis zu einem Drittel der Bevölkerung eine Stimmstö-rung hat, was erst mal ziemlich alarmierend klingt. Doch Fakt ist: Längst nicht jede Abweichung muss behandelt werden. Die Stimme hängt nun mal stark davon ab, was gesellschaftlich oder persönlich gerade angebracht und angesagt ist. Etwas unternehmen muss man eigentlich erst, wenn die Stimme die jeweiligen Alltagsanforderungen nicht mehr bewältigen kann, die bei einem Sportlehrer vermutlich höher sind als bei einem IT-Techniker.

Wer genauer wissen möchte, ob und wie stark die Stimme ihn einschränkt, kann im Netz den sogenannten *Voice-Handicap-Index (VHI)* suchen. Es ist mal wieder einer dieser eigentlich für Ärzte gedachten Fragebögen, die aber auch Nicht-Medizinern bei der Selbsteinschätzung helfen. Der VHI ist allerdings recht lang. Er umfasst insgesamt 30 Fragen zu physischen, funktionalen und emotionalen Aspekten der Stimme.

Als Faustregel gilt: Eine gesunde Stimme sollte beim Rufen mindestens einen Schalldruck von 90 Dezibel erreichen, das entspricht Türenknallen, Kindergeschrei oder einem vorbeifahrenden Lastwagen. Außerdem sollte man ohne Probleme anderthalb Stunden am Stück reden können, und das zur Not auch mehrfach am Tag. Das klappt meist nicht mehr, wenn sich bereits Knötchen, Ödeme oder Polypen an den Stimmlippen gebildet haben – oder Stress im Spiel ist.

Als ich damals begann, meine eigene Marktschreierei zu analysieren, stellte ich zum ersten Mal fest, dass 24-Stunden-Dienste für mich nicht nur rund um die Uhr Arbeit bedeuteten, sondern auch 24 Stunden Reden. Egal ob auf der Station, in der Notaufnahme, auf dem Flur oder im OP: Ständig musste oder wollte ich etwas sagen. Nach einem normalen Arbeitstag wäre das Dauergelaber um 18 Uhr beendet gewesen, doch mit der Nachtschicht ging es einfach so weiter.

Hinzu kamen die unendliche Müdigkeit, die pöbelnden Betrunkenen auf den Rettungsliegen, die entnervten Kollegen und die nach Luft röchelnden Intensivpatienten. Ich war das ganze

Spektakel zwar gewohnt, trotzdem konnte es ganz schön nervenaufreibend sein. Weshalb ich – ohne es zu merken – bei jedem Nachtdienst auch 24 Stunden angespannt war. Und mein Kehlkopf ebenfalls. Häufig ist der Zusammenhang zwischen Stress und Stimmstörungen, so wie bei mir, ein ziemlich eindeutiger: Stress bedeutet oft viel Arbeit, und viel Arbeit heißt in zahlreichen Berufen, dass die Stimme im Dauereinsatz ist. Außerdem geht Stress mit körperlicher Anspannung einher, weil unser Organismus ja bis heute nur in den Kategorien Kämpfen oder Fliehen denkt. Sind wir angespannt, dann ist es auch unser Kehlkopf. Oder besser: dann ist es *vor allem* unser Kehlkopf.

Im gesamten Rachen befinden sich unendlich viele Muskeln und Nerven, damit so komplizierte Dinge wie Schlucken, Sprechen oder Atmen überhaupt funktionieren können. Darunter sind auch zahlreiche Nervenstränge des vegetativen Nervensystems, das Herzschlag, Verdauung und Blutdruck steuert. Ist es in Alarmbereitschaft, spannt sich automatisch auch die feine Kehlkopfmuskulatur an.

Ist irgendeine Art von Stress schuld an der komischen Stimme, spricht man auch von einer psychogenen Dysphonie. Wobei ich es angesichts dieser Zusammenhänge nicht »psycho«, sondern völlig normal finde, dass bei Stress die Stimme streikt. Es war und ist sogar äußerst sinnvoll. Der Säbelzahntiger damals hatte sicher keine Lust auf lange Diskussionen. Und heute kann so eine Dysphonie ein zuverlässiges Frühwarnsystem sein: Wenn Ihre Stimme eine Pause braucht, dann brauchen vermutlich auch Sie eine.

Erstaunlicherweise reichte die Erkenntnis über angespannte Kehlkopfmuskeln bei mir bereits, um das Problem zu lösen. Ich spreche zwar bis heute viel zu laut, begann damals aber, meiner

Stimme sehr bewusst etwas Ruhe zu gönnen, was angesichts der vielen Wörter, die ich trotzdem noch loswurde, niemandem auffiel. Wenn keiner hinguckte, machte ich zusätzlich merkwürdig aussehende Gähn- und Kaubewegungen, um die Muskulatur in Hals und Kiefer zu lockern. Falls mal Zeit blieb, um aufs Klo zu gehen, verknüpfte ich das Pinkeln mit einer kurzen Atemübung (geht gleichzeitig), weshalb ich danach gleich doppelt entspannt weiterarbeiten konnte.

Vielen meiner heutigen Patienten geht es ähnlich. Das Wissen um den Zusammenhang zwischen Körper- und Kehlkopfspannung durchbricht schon mal die anfängliche Was-ist-nur-mit-meiner-Stimme-los-Panik. Und es eröffnet zahlreiche, oft sehr einfache Möglichkeiten, die Beschwerden eigenständig zu lindern. Menschen mit Stimmstörungen, die das Gefühl haben, ihr Problem durch eigenes Zutun beeinflussen zu können, leiden nämlich weniger unter Depressionen, Ängsten und Stress als diejenigen ohne dieses als »Selbstwirksamkeit« bezeichnete Gefühl. Das haben Wissenschaftler der University of Minnesota kürzlich gezeigt, ich erlebe es aber auch täglich in meiner Praxis.

Im Grunde gilt das mit der Selbstwirksamkeit für fast alle Krankheiten, die mit einer psychischen Komponente daherkommen. Bei Dysphonien ist es aber besonders leicht, sich dieses äußerst wichtige Gefühl zu erarbeiten. Manchmal reichen schon ein paar der Atem- oder Lockerungsübungen, die ich Ihnen im dritten Teil vorstellen werde. Außerdem kann man mit einem Logopäden sehr viel erreichen, was dann nicht nur der Stimme, sondern auch der Seele guttut. Bei sehr speziellen oder hartnäckigen Stimmproblemen kann sich zusätzlich ein Besuch beim Phoniater lohnen (das ist ein Facharzt speziell für die Stimme).

Unter sehr großer psychischer Belastung kann es manchen Menschen im wahrsten Wortsinn die Sprache verschlagen. Man nennt das dann eine psychogene Aphonie. Scheinbar von einer Sekunde auf die andere bringen die Betroffenen höchstens noch ein tonloses Flüstern heraus, obwohl der gesamte Stimmapparat völlig gesund ist und nie übermäßig belastet wurde.

Das Merkwürdigste daran: Die Patienten können sich nach wie vor geräuschvoll räuspern oder laut husten, die Stimmbänder funktionieren also, nur das Sprechen klappt nicht mehr. Vor ein paar Jahren diskutierte halb Deutschland nach einem Köln-*Tatort*, ob es die im Film bei einer jungen Mörderin diagnostizierte »dissoziative Aphonie« wirklich gibt. Ja, es gibt sie, obwohl Fachleute eben lieber psychogene Aphonie sagen. Sie tritt oft in extremen Stress- oder Konfliktsituationen auf, und meist trifft es junge Frauen. In der Realität ist dieses Phänomen aber sehr selten. Ich hatte in meinem gesamten Berufsleben noch keinen solchen Fall und kenne auch nur einen einzigen Kollegen, dem diese Störung einmal untergekommen ist. Sie zeigt allerdings, wie extrem sich Körper und Seele manchmal gegenseitig beeinflussen.

Ganz mechanisch betrachtet können Menschen mit Aphonie beim Sprechen einfach die Stimmlippen nicht mehr schließen und deshalb keinen Ton erzeugen. Warum das ausgerechnet in sehr belastenden Situationen passiert, ist nicht eindeutig geklärt. Vermutlich ist der Kehlkopf dann einfach zu stark angespannt. Einige Psychologen deuten die Stimmlosigkeit als ein Abwehr- und Verdrängungsverhalten, um bedrohlich wirkenden Gefühlen keinen Ausdruck verleihen zu müssen. Und Forscher aus Japan gehen davon aus, dass die Fähigkeit zu flüstern uns auch die Aphonie beschert. Ihre Hypothese: Unser Gehirn bedient sich bestimmter

Schaltmechanismen, um zwischen Flüstern und Sprechen hin- und herzuwechseln. Bei der psychogenen Aphonie wird dann ungewollt und unbewusst ein solcher Mechanismus ausgelöst.

Da ist was im Hals: Globusgefühl

Weniger krimitauglich – aber dafür extrem häufig – ist das Gefühl, einen Kloß im Hals zu haben. Ärzte nennen es Globusgefühl, wahrscheinlich, weil Kloß zu sehr nach Schweinebratenbeilage klingt. Es trifft Frauen und Männer ungefähr gleich häufig, und fast alle tragen den Kloß im Hals schon eine ganze Weile mit sich herum, bevor sie damit zum HNO-Arzt gehen. Viele haben einen ganzen Aktenordner voller Unterlagen dabei, weil Kollegen bereits alles Mögliche untersucht, aber nie etwas gefunden haben. Irgendwann schiebt man es dann auf die Psyche.

So war es auch bei Frau B., die kürzlich in meine Praxis kam und erzählte, dass sie seit vier Monaten das Gefühl habe, es stecke etwas in ihrem Hals. Der Stress sei schuld, das sei ihr schon klar, denn immer im Urlaub werde es besser. Ich solle aber zur Sicherheit doch mal nachgucken. Beim Blick in Frau B.s Rachen fand ich um den Kehlkopf herum eine glasige und gerötete Schleimhaut – ein typisches Zeichen für zu viel Magensäure, die durch die Speiseröhre nach oben in den Hals schwappt, Fachjargon: Reflux.

Patienten, deren Schleimhaut von der Magensäure stark angegriffen und geschwollen ist, haben dadurch tatsächlich ein Hindernis im Hals. Das Kloßgefühl bilden sie sich nicht ein. Oft allerdings merken sie wie Frau B. nicht, dass sie ein Problem mit der Magensäure haben. Das durch diesen »stillen Reflux« ausgelöste

Globusgefühl wird dann häufig als »psychisch« abgestempelt und deshalb viel zu spät erkannt. Erst wenn der Rachen bereits heftig entzündet ist, kommt mal einer auf die Idee, dass womöglich die Magensäure der Übeltäter ist.

Kloß im Hals: Echt oder eingebildet?

Das Globusgefühl hat fast immer einen eher harmlosen organischen Ausgangspunkt. Aber natürlich spielt auch hier die Seele mit: In Untersuchungen gaben 96 Prozent der Globuspatienten an, dass sich ihre Beschwerden in emotional belastenden Situationen verstärkten. Neuere Studien zeigen deutliche Zusammenhänge zwischen »Globus« und verschiedenen psychischen Störungen oder belastenden Lebensereignissen. Was vermutlich daran liegt, dass unter Stress ein normalerweise kaum störendes Gefühl plötzlich über Gebühr wahrgenommen wird. In dieser Hinsicht unterscheidet sich der Kloß im Hals kaum von Tinnitus oder Schwindel. Es wird immer dann schlimmer, wenn man es gerade wirklich nicht gebrauchen kann.

Leider ist Reflux nicht halb so funky wie ein unsichtbarer »Stresskloß« im Hals, weshalb auch Frau B. mit ihrem Befund nicht ganz glücklich war. (»Wie, das kommt nicht vom Stress?«) Sie nahm aber trotzdem die von mir verordneten Säureblocker. Das sind diese Tabletten, deren Namen auf -prazol enden und die verhindern, dass zu viel Magensäure produziert wird. Nach sechs

Wochen war Frau B. zwar immer noch gestresst, aber ansonsten beschwerdefrei.

Indirekt kann ein durch Reflux entstandenes Globusgefühl dennoch mit psychischer Belastung zusammenhängen – vermutlich war das auch bei Frau B. der Fall. Bei zu viel Anspannung legt das Stresshormon Cortisol die Verdauung lahm, weshalb der Magensaft leichter in die falsche Richtung fließt. Als ich Frau B. diesen Zusammenhang erklärte und ihr empfahl, Dauerstress zu meiden, war sie zufrieden. Manche brauchen eben eine ärztliche Anordnung, um mal kürzerzutreten.

Ein anderer Bösewicht in Sachen Globusgefühl ist ein kleiner Rachenmuskel namens Schlundschnürer. Er ist ein recht emotionaler Muskel und hat seinen Einsatz, wenn wir Trauer, Wut oder Angst nicht einfach hinausschreien oder weinen, sondern runterschlucken. Fast jeder hat den Schlundschnürer schon mal in sehr gefühlsgeladenen Situationen als »zugeschnürten Hals« oder eben »Kloß im Hals« gespürt. Wird er ständig unbewusst angespannt, bekommt er nicht mehr genug Erholung und man hat den Eindruck, irgendetwas stecke dauerhaft im Hals fest. Phoniater nennen das Globusgefühl deshalb auch den »Tennisarm des Halses«. Dass ein überlasteter Schlundschnürer schuld am Kloßgefühl ist, merkt man zum Beispiel daran, dass der Druck beim Essen oder Trinken in der Regel verschwindet. Kauen und Schlucken wirkt auf die gesamte Kehlkopfmuskulatur wie Yoga.

Vom Kaugummikauen gegen Stimmprobleme rate ich trotzdem eher ab. Die Kaubewegungen dabei sind zu klein und zu unspezifisch. Sie verspannen damit höchstens noch zusätzlich die Kiefermuskulatur, die ist nämlich dafür gemacht, für kurze Zeit enorme Kräfte zu mobilisieren, um beispielsweise ein rohes Rhinozeros zu verspeisen. Stundenlang auf einem Petrochemiewulst mit Mentholaroma herumzukauen ist in solchen Fällen deshalb eher kontraproduktiv, ansonsten aber natürlich total okay.

Manche Stimmkliniken oder Logopädiepraxen bieten an, die verspannten Muskeln im Hals nach einem bestimmten Verfahren zu dehnen und zu lockern, was einen Versuch wert ist, aber schmerzhaft sein kann. Die angesagteste Technik ist dabei die sogenannte laryngeale (von Larynx, lateinisch Kehlkopf) osteopathische Manipulation nach Jacob Lieberman. Wissenschaftlich betrachtet habe ich mit Osteopathie so meine Probleme, doch wer daran glaubt, hat mit der Lieberman'schen Massage womöglich das Richtige gefunden. Alle anderen erzielen auch mit ganz klassischen logopädischen Methoden gute Ergebnisse.

Hüstel, hüstel, äääähemm: Räuspern

Ich habe eine Bekannte, die ich sehr schätze. Sie ist ungemein zielstrebig, ziemlich erfolgreich, und sie nimmt sich immer Zeit, um mich in Karrierefragen zu beraten. Leider kann sie mich in manchen Situationen auch wirklich wahnsinnig machen: Wir sitzen im Café, tunken Schokokuchen in unsere Cappuccini, unterhalten uns, und alles ist herrlich – theoretisch. Praktisch muss sie sich nach jedem zweiten Satz räuspern, weshalb ich oft kurz davor bin, sie zu ohrfeigen. (Ich komme jetzt bestimmt fürchterlich intolerant rüber, aber es ist leider die Wahrheit.) Als es mal wieder besonders schlimm war, fragte ich möglichst beiläufig, ob sie Probleme mit dem Hals habe. Sie guckte mich verblüfft an: »Nein, wieso?«

»Na weil du dich immer so räuspern musst.«

»Ich räuspere mich doch nicht!«

»Doch, dauernd.«

Sie sagte entrüstet: »Nein!« – und räusperte sich.

Räuspern ist ein häufiger und oft unbewusster Nebeneffekt von gestressten Kehlköpfen. Die Betroffenen wollen damit den Frosch im Hals vertreiben, doch leider schlagen sie nur ihre Mitmenschen in die Flucht. Das Prinzip gleicht dem des Hustens: Man produziert einen heftigen Luftstrom, um echte oder gefühlte Fremdkörper wegzupusten, nur eben nicht auf Höhe der Lunge, sondern im Hals.

Wenn meine Patienten mir von Räusperproblemen erzählen, fällt meist rasch das Wort Schleim. Schleim ist wie Ohrenschmalz oder Popel kein besonders beliebter, aber unglaublich wichtiger Angestellter unserer HNO-Abteilung. Er arbeitet als Schutzfilm, Müllabfuhr oder auf Viren und Bakterien spezialisierter Kammerjäger. Um gesund zu bleiben, müssen wir immer genug davon parat haben, was in der Regel niemanden stört. Nur wenn irgendwo zu viel oder zu zäher Schleim hängt, registrieren wir ihn überhaupt. Das passiert, wenn die Schleimhaut gereizt wird oder ein sonstiges Problem wittert, dann produziert sie eine Extraportion besonders zähen Schleims.

Im Hals spürt man das besonders bei chronischer Nasennebenhöhlenentzündung, weil ständig entzündetes Nasensekret von hinten in den Rachen tropft (Fachjargon: Post-Nasal-Drip-Syndrom). Außerdem bei Allergien oder wenn die Stimmbänder überlastet sind. Und natürlich, wenn die Schleimhaut droht auszutrocknen, weil wir zu viel durch den Mund atmen oder Nasenspray missbrauchen. Auch Rauchen und die ätzenden Grüße der Magensäure lassen die Schleimproduktion auf Hochtouren laufen. Alte Menschen haben ebenfalls mehr Schleim im Rachen, weil die

Flimmerhärchen, die ihn normalerweise abtransportieren, nicht mehr in Bestform sind.

Wer zu viel von dem Zeug im Hals hat, will es natürlich loswerden und – räuspert sich. Das verschafft zwar kurzfristig ein besseres Gefühl, leitet aber einen Teufelskreis ein: Der Luftstoß beim Räuspern ist vergleichbar mit einem tropischen Wirbelsturm, der über Wellblechhütten hinwegfegt. Als Katastrophenschutz produziert die Schleimhaut dann, genau, noch mehr Schleim.

Eklig, aber wahr: Besser als Räuspern ist Runterschlucken und am allerbesten, keines von beidem. Lassen Sie den schleimigen Frosch, wo er ist, und versuchen Sie, möglichst bald zu klären, warum er in Ihrem Hals sitzt. Bis dahin hilft: viel trinken, um die Schleimhäute feucht zu halten, am besten lau- oder zimmerwarmes Wasser und idealerweise weder Kaffee noch Cola oder Milch. Vielen hilft es auch, irgendetwas zu lutschen, aber bitte nichts mit Eukalyptus oder Menthol, das versetzt die Schleimhaut nur noch mehr in Aufruhr. Entspannt reagiert sie auf Salbeibonbons oder milde Salzpastillen.

Neben den Schleimräusperern gibt es aber auch Menschen wie meine Bekannte: Sie hat weder Allergien noch Probleme mit Nebenhöhlen oder Magensäure. Sie ist nur unglaublich ehrgeizig, arbeitet so viel wie niemand sonst, den ich kenne (weshalb ich es ziemlich nett finde, dass sie sich überhaupt noch mit mir trifft), und steht ständig unter Strom. Mit der Zeit konnte ich an der Häufigkeit ihres Räusperns ablesen, ob sie mal wieder einen Karrieresprung gemacht hatte (alle 20 Sekunden) oder ob es im Job einigermaßen gemächlich vor sich hin plätscherte (alle 20 Minuten).

Ärzte haben zwar keinen Fachbegriff für das Räuspern bei mentalem Overload, es findet aber statt. Sehr oft sogar. Eine Ursache sind – mal wieder – die durch Stress verspannten Kehlkopfmuskeln. Muskelkater im Rachen fühlt sich nicht gut an, weshalb man mehr oder weniger bewusst versucht, das Problem durch Räuspern zu beheben. Dabei wäre beispielsweise ausgiebiges Gähnen viel besser, weil es die Muskulatur lockert. Hinzu kommt: Unser Hirn und das vegetative Nervensystem sorgen dafür, dass in Stresssituationen weniger Speichel fließt. Es ist einer dieser uralten Kampf-oder-Flucht-Mechanismen, genau wie Herzklopfen, Bluthochdruck und Schwitzen. Zu wenig Spucke trocknet den Rachen aus, und schon wieder hat man das dringende Bedürfnis, sich zu räuspern.

Aber nicht nur der Hals, auch das Gehirn versucht, sich mit der Räuspermethode zu entspannen. Dieser Psychotrick nennt sich Übersprungshandlung, und wir wenden ihn an, wenn wir zwischen zwei Gefühlen gefangen sind. Durch eine gewohnte Handlung wie Räuspern versucht das Gehirn, uns wieder auf sicheres Terrain zu bringen und Zeit zu gewinnen. Verhandlungsexperten glauben deshalb, dass Menschen, die sich räuspern, bluffen: Sie sind gestresst, weil sie sich einerseits durch die Lüge einen Vorteil erhoffen, aber andererseits Angst haben, enttarnt zu werden.

Das Tückische an allen Formen des »Psycho-Räusperns« ist, dass unser Gehirn es auf Dauer als automatische Reaktion auf bestimmte Situationen abspeichert. Irgendwann räuspert man sich nicht mehr aus Stress, sondern aus Gewohnheit. Es lohnt sich deshalb, einmal zu analysieren, ob Räuspern Bestandteil Ihres persönlichen Stressmanagements ist. Falls ja, können Sie versuchen, sich eine harmlose und unauffälligere Alternative anzugewöhnen, zum Beispiel Daumen und Zeigefinger aufeinanderzupressen oder den großen Zeh zu heben. Das ist oft leichter, als einfach nur das Räuspern sein zu lassen.

Übrigens: Bei unserem letzten Treffen (wir hatten uns fast ein Jahr lang nicht gesehen) musste sich meine Bekannte fast gar nicht mehr räuspern. Vielleicht hat sie diesen Trick entdeckt, vielleicht war es Zufall, vielleicht ist sie auch schlicht gelassener geworden. Ich wollte nicht nachfragen. Stattdessen habe ich einfach ganz entspannt mit ihr Kaffee und Kuchen genossen.

Teil III

Erste-Hilfe-Koffer

8. WELLNESS FÜR HNO UND SEELE

ATMEN – ANLEITUNGEN NICHT NUR FÜR ESOTERIKER

Dass ich mein Medizinstudium geschafft habe, ohne zwischenzeitlich in die Psychiatrie eingeliefert zu werden, habe ich vor allem Turban-Volker zu verdanken. Und auch, dass ich mich heute – egal wann oder wo – binnen kürzester Zeit entspannen kann und dafür nicht mal Rotwein trinken muss. (Letzteres funktioniert zwar auch sehr gut, ist aber auf Dauer keine Lösung.)

Ich habe Turban-Volker kurz vor dem Physikum kennengelernt, das ist diese grausame Zwischenprüfung, die fast alle angehenden Mediziner an den Rand eines Nervenzusammenbruchs bringt. Turban-Volker studierte irgendwas mit Computern, fuhr jeden noch so kurzen Weg mit dem Fahrrad und trug – wie sein Spitzname vermuten lässt – stets einen Turban. Außerdem war Volker Yogalehrer und bot im Hochschulsport einen Kurs an, zu dem mich eine Kommilitonin aus der Lerngruppe angemeldet hatte, nachdem sie Zeugin eines besonders heftigen Heulkrampfs von mir geworden war.

In der ersten Yogastunde (und auch in allen weiteren) saß Volker auf einem Schaffell vor einer Kerze und redete über die »Kraft des Atems«. Als er kurz darauf auch noch zu singen begann, wäre ich am liebsten geflohen. Aber ich blieb. Und ich kam wieder.

Schließlich wurden die montäglichen 90 Minuten mit Turban-Volker zum Highlight meiner damals ansonsten recht trübseligen Woche. Atmen wirkt!

Ich sage bewusst Atmen und nicht Yoga. Die Verrenkungen, die man heute in den meisten Yogastunden macht, dienen meiner Ansicht nach nur als Tarnung für das, was Yoga eigentlich ist, aber viel zu langweilig daherkommt: die Konzentration auf den Atem.

Turban-Volker hätte gesagt, Yoga ist, den Geist zur Ruhe zu bringen. Raffinierterweise geschieht beim bewussten Atmen genau das. Wer sich wirklich intensiv auf seinen Atem konzentriert, hat schlicht keine Gehirnkapazität mehr frei, um über hinterhältige Chefs, unbrauchbare Partner oder all das Übel in der Welt im Allgemeinen nachzugrübeln. Auch für die eingehende Analyse von Ohrgeräuschen, verstopften Nasen und Klößen im Hals bleibt während einer Atemübung kaum Zeit. Der Effekt: Man kommt endlich mal runter.

Ich war seitdem übrigens nie wieder in einem Yogakurs. Zum einen, weil ich es mag (aber nicht empfehle), wenn Sport wehtut. Zum anderen hatte ich das für mich Wichtigste verstanden: Man kann bei Kerzenschein auf einem Schaffell sitzen und Sanskritverse rezitieren. Man kann zu Hiphop-Musik einen Handstand machen und dabei Om singen. Man kann aber auch einfach öfter mal tief Luft holen und sich in der Warteschlange der Kantine, auf dem Klo oder sonst wo mit einer kleinen Atemübung in die Entspannung beamen.

Verstehen Sie mich bitte nicht falsch, ich finde Yoga großartig. (Auch wenn ich es so gut wie nie mache.) Aber allen, denen es nicht so geht, möchte ich sagen: Gelassenheit klappt auch ohne Kopfstand.

Zu entspannen zählt zu den besten Strategien, die Sie selbst vergleichsweise unkompliziert bei jedwedem HNO-Terror anwenden können und sollten. Schon klar, natürlich würde jeder gerne den ganzen Tag so lässig wie Buddha durch die Gegend laufen – wenn das mal nur so einfach wäre. Der Stress scheint hinter jeder Ecke zu lauern. Nicht umsonst war in diesem Buch schon so viel die Rede davon.

Das Gute ist, man muss ihm gar nicht entkommen, sondern lediglich mit etwas Selbstbewusstsein begegnen. Das meine ich im Wortsinn: (sich-)selbst-bewusst-sein. Es geht darum zu bemerken, wenn sich die Gefühle verselbstständigen – wodurch Stress oft überhaupt erst entsteht. Das sind zum Beispiel diese Momente, in denen man glaubt, ausschließlich von Vollidioten umgeben zu sein. Oder wenn man denkt, dass dieses oder jenes einfach nicht sein darf (Allergien, schnarchende Ehemänner, die AfD). Ein anderer Klassiker: »Ich werde ungerecht behandelt!«

Spätestens dann ist es an der Zeit, einmal tief durchzuatmen und idealerweise eine der hier folgenden Übungen zu machen. Danach analysieren Sie ganz kühl, welche Vorteile es bringt, sich so aufzuregen, und ob es womöglich eine Alternative dazu gibt (Immuntherapie, getrennte Schlafzimmer, wählen gehen). Falls nicht, regen Sie sich ruhig auf, vielleicht gibt es außer Ihnen ja wirklich nur Vollidioten auf der Welt. Hauptsache, Sie entscheiden sich dann ganz bewusst dafür.

Leider ist es anfangs verdammt schwer, Situationen dieser Art rechtzeitig als solche zu erkennen. Deshalb empfehle ich, sich eine der Atemübungen auszusuchen und sie stumpf mindestens einmal täglich abzuarbeiten, genau wie Haarekämmen oder Abspülen. Am besten verbindet man das Üben mit genau so einer schnöden

Alltagsroutine, um es nicht zu vergessen. Das Ganze muss auch keinen Spaß bringen, Sie müssen es nur machen. Irgendwann werden Sie feststellen, dass Atmen Sie nicht nur runterbringt, sondern Sie danach auch in der Lage sind, über Lösungen und nicht nur über das Problem nachzudenken.

Basisübung: Was macht mein Atem?

Der wirklich einfachste, aber deshalb nicht weniger wirksame Trick, um locker zu werden oder zu bleiben, ist, seinen Atem zu beobachten. Nicht mehr und nicht weniger. Halten Sie regelmäßig kurz inne und fragen Sie sich: Was macht mein Atem gerade? Ist er schnell und flach? Tief und ruhig? Fühlt er sich frei an oder eng? Versuchen Sie, nichts davon als gut oder schlecht zu bewerten oder es zu verändern. Registrieren Sie es einfach nur. Das war's schon.

Als kleine Erweiterung können Sie die Hände während der Übung erst auf den Bauch und danach an die Rippen legen. Welche Bewegungen spüren Sie? Kleine? Große? Langsame? Hektische? Mir hilft es außerdem, beim Einatmen »ein« zu denken und beim Ausatmen »aus«. Das verhindert, dass ich während der Übung im Kopf die Einkaufliste durchgehe.

Das Ganze ist so simpel, dass sich bei Ihnen dagegen wahrscheinlich erst mal Widerstand regt. Etwas zu üben, muss doch irgendwie herausfordernd sein! Betrachten Sie es als Ihre Herausforderung, genau diesen Widerstand zu überwinden. Es darf ruhig auch mal leicht sein.

Verpönt, aber wirksam: Gähnen

Ausgiebiges Gähnen gilt als nicht besonders höflich, dabei ist es eine der natürlichsten Formen, sich zu entspannen. Abgesehen davon wissen Forscher aber noch immer nicht so genau, weshalb wir es tun und warum es so ansteckend ist. Immer wenn sie glaubten, die ultimative Erklärung für das Gähnen gefunden zu haben, bewies irgendein Kollege das Gegenteil: Gähnen macht weder wach noch ist es ein Zeichen von Sauerstoffmangel, wie man lange dachte. Bislang nicht widerlegt ist die schräge These, dass Gähnen das Gehirn kühlt.

Sicher ist, dass man beim Gähnen einmal intensiv ein- und ausatmet. Außerdem wird dabei die Kiefer- und Kehlkopfmuskulatur gedehnt. Beides löst Anspannung und ist besonders geeignet für Menschen, die bei Stress schnell verkrampfen und deshalb nur noch kurz und flach atmen oder unbewusst die Zähne aufeinanderpressen.

Zwecks Entspannung auf Kommando zu gähnen, ist übrigens relativ einfach. Womöglich reicht es schon, diese Zeilen hier zu lesen oder sich einen gähnenden Menschen vorzustellen. Fast sicher klappt es, wenn Sie in Ihrem geschlossenen Mund die Zunge intensiv umherbewegen. Von innen und außen über die Zähne streichen, über den Gaumen und vor allem den Mundboden. Gähnen Sie dann drei- bis fünfmal so intensiv wie möglich.

Für alle Fälle: die Lippenbremse

Ich habe mir den dämlichen Namen dieser Übung nicht ausgedacht, mir fiel aber auch kein besserer ein. Außer vielleicht »Seifenblasen« oder »Heiße Suppe«. Es geht schließlich darum, so durch den Mund auszuatmen, als wollte man besonders schöne Seifenblasen formen oder vorsichtig einen Löffel mit heißer Suppe kühler pusten. Atmen Sie also kontrolliert durch Ihre leicht gespitzten Lippen aus. Sie können dabei zusätzlich einen Ffff-Laut von sich geben.

Experten empfehlen diese Übung bei akuter Atemnot. Die hat man nämlich meist nicht, weil man zu wenig ein-, sondern weil man zu wenig ausatmet. Durch das langsame, bewusste Ausatmen wird die Lunge besser entleert, weshalb wieder mehr frische, sauerstoffreiche Luft hineingelangt. Die Lippenbremse hilft Menschen mit Bronchitis, Allergien und Asthma. Sie ist außerdem ein sehr effizienter Stresskiller. (Bei zu viel Stress bleibt einem ja auch manchmal die Luft weg.) Und sie hilft gegen bestialischen Kurzzeitschmerz, zum Beispiel im Waxingstudio. Seitenstechen kuriert sie ebenfalls ganz hervorragend.

Damit Sie die Übung, wenn es darauf ankommt, schnell abrufen können, sollten Sie sie regelmäßig machen und nicht erst, wenn Sie kurz vor dem Ersticken sind.

Atmen in Etappen: der Aufzug

Am besten klappt diese Übung im Liegen, zum Beispiel gleich nach dem Aufwachen oder kurz vor dem Einschlafen. Es funktioniert aber auch im Stehen oder in einem aufrechten Sitz. Sie werden dabei auf jeweils drei Etappen durch die Nase ein- und ausatmen. Achten Sie also darauf, sich den Atem gut einzuteilen.

1. Atmen Sie durch die Nase ein. Folgen Sie Ihrem Atem, bis Sie das Gefühl haben, er sei ungefähr auf Höhe Ihrer Schlüsselbeine angelangt. Hier halten Sie ihn kurz an.

2. Atmen Sie weiter ein, bis Sie glauben, dass die Luft die unteren Rippenbögen erreicht hat. Fühlen Sie, wie Ihr Brustkorb sich weitet. Halten Sie den Atem kurz an.

3. Atmen Sie weiter ein, bis die Atemluft gefühlt unterhalb des Bauchnabels angekommen ist. Beobachten Sie, wie sich Ihre Bauchdecke hebt. Atem kurz anhalten.

4. Erst jetzt atmen Sie zum ersten Mal aus – und zwar nur bis zu den unteren Rippen. Die Bauchdecke senkt sich, halten Sie den Atem wieder kurz an. Das ganze Spiel geht jetzt rückwärts.

5. Weiter ausatmen bis unter die Schlüsselbeine, der Brustkorb zieht sich zusammen. Atem anhalten.

6. Zum Schluss die restliche Atemluft ausatmen.

Danach atmen Sie ein paarmal ohne Unterbrechung tief durch die Nase ein und durch den Mund wieder aus. Wiederholen Sie das Ganze idealerweise drei- bis fünfmal oder solange Sie Lust haben. Ich stelle mir bei der Übung den Atem immer als einen Aufzug vor, der in den Stockwerken Schlüsselbein, untere Rippenbögen und Bauch jeweils kurz anhält.

Für etwas Geübte: die Wechselatmung

Von allem, was uns Volker beigebracht hat, ist dies eine meiner absoluten Lieblingsübungen. Ich habe mir sogar den exotisch klingenden Originalnamen gemerkt: *Nadi Shodhana*. Weil man sich dabei wirklich ganz schön konzentrieren muss, wirkt die Übung fast wie eine kleine Meditation. In jedem Fall ist es so gut wie unmöglich, dabei noch an die Steuererklärung zu denken.

1. Idealerweise aufrecht sitzen, alles andere ist aber auch okay. Mit geschlossenen Augen fällt die Übung leichter.

2. Tief durch beide Nasenlöcher einatmen, dann mit dem Daumen das rechte Nasenloch verschließen und nur durch das linke Nasenloch wieder ausatmen. Dabei bis vier zählen.

3. Jetzt nur durch das linke Nasenloch einatmen und bis vier zählen.

4. Mit dem Zeigefinger dann auch das linke Nasenloch verschließen. Sie halten Sich jetzt quasi die Nase zu – und die Luft an. Wieder bis vier zählen.

5. Nun den Daumen lösen und ausschließlich über das rechte Nasenloch ausatmen, bis vier zählen. Nur rechts wieder einatmen, ebenfalls auf vier.

6. Dann erneut beide Nasenlöcher zuhalten und nur links ausatmen, jeweils dabei bis vier zählen. Und so weiter.

In der Kurzfassung: links ausatmen, links einatmen, anhalten, rechts ausatmen, rechts einatmen, anhalten, links ausatmen, links einatmen, anhalten … immer auf vier.

Bis vier zu zählen empfinden die meisten als angenehm. Sie können auch erst mit drei beginnen oder schon mit sechs starten.

Sobald Ihnen das leichtfällt, dürfen Sie die Ausatemzeit Stück für Stück steigern. Idealerweise atmen Sie am Ende doppelt so lange aus wie ein, zählen also beim Ausatmen immer bis acht und beim Einatmen nur bis vier. Später können Sie schrittweise auch die Luftanhaltezeit verdoppeln.

MEIN LIEBER HERR GESANGSVEREIN: FITNESS FÜR DIE STIMME

Wenn Sie nach der ganzen Atmerei so richtig schön tiefenentspannt sind, wäre das der beste Zeitpunkt, um noch ein kleines Work-out für die Stimme einzuschieben. Nicht weil Sie Ihre Stimme irgendwie verändern müssten. Vielmehr geht es darum, das Bewusstsein für die Stimme zu schulen und so Stimmstörungen vorzubeugen.

Stimmtraining ist wie die Vorbereitung auf einen Marathon. Zum Ziel kommt, wer regelmäßig moderate Einheiten absolviert, anstatt sich alle drei Wochen völlig zu verausgaben. Das ist besonders wichtig, wenn Sie als Vielsprecher arbeiten oder mit zunehmendem Alter feststellen, dass Ihrer Stimme irgendwie die Kraft fehlt. Denn leider erschlaffen mit den Jahren nicht nur Po und Oberschenkel, sondern auch die Muskeln und das Bindegewebe unseres Stimmapparats. Die Stimme wird schwächer, manchmal brüchig. Das ist eine völlig normale Entwicklung, der Sie dennoch nicht tatenlos zusehen müssen. Die folgenden Übungen sind deshalb auch eine Art Antifaltencreme für Ihre Stimme.

Warm-up: Haltung, Summen, Seufzen

Jede der Atem- und Entspannungsübungen aus dem vorangegangenen Kapitel ist indirekt auch eine Aufwärmübung für die Stimme. Wir hatten das ja schon: Stimmung kommt von Stimme. Umgekehrt gilt das Gleiche. Wer gestresst, wütend oder angespannt ist, kann weder ordentlich sprechen noch singen. Ziehen Sie einmal bewusst Ihre Stirn in Falten und versuchen Sie dann, Ihren Lieblingssong anzustimmen oder sich einem imaginären neuen Kollegen vorzustellen, auf den Sie sympathisch wirken wollen. Wird schwierig, oder?

Das beste Warm-up ist also, sich locker zu machen. Atmen Sie tief in den Bauch, kreisen Sie Schultern, Kopf und wenn Sie mögen, auch das Becken. Danach nehmen Sie Haltung an. Das ist nicht nur gut für die Stimme, sondern hebt auch sofort die Laune. Beobachten Sie einmal, wie Sie sich fühlen, wenn Sie vorgebeugt mit hochgezogenen Schultern und gesenktem Kopf auf Ihren Laptop starren, und was sich verändert, sobald Sie den Rücken aufrichten, das Kinn leicht heben und die Schultern nach hinten unten ziehen. In gerader Haltung ist es fast unmöglich, so richtig schlecht drauf zu sein.

Zwei innere Bilder helfen dabei: Entweder denken Sie sich an Ihrem Scheitel einen unsichtbaren Faden, der Sie wie eine Marionette nach oben aufrichtet, oder Sie stellen sich vor, dass alle Wände, die Decke und der Fußboden magnetisch sind und Ihren Körper in alle Richtungen auseinanderziehen. Von der Haltungsanweisung »Bauch rein, Brust raus!« rate ich dagegen dringend ab. Ein entspannter Bauch ist für die Atmung und damit für die Stimme unglaublich wichtig. Wer aus Eitelkeit ständig den Bauch anspannt oder einzieht, macht seine Stimme damit nur matt und kraftlos.

Um die Stimmlippen aufzuwärmen, bietet sich Summen in

Ihrer natürlichen Tonlage an, also die Stimmlage, die sie bei einem ganz entspannten Gespräch oder einer monotonen Aufzählung automatisch haben. Das Summen wirkt wie eine Massage auf die Stimmlippen und ist übrigens auch das Geheimnis eines klangvollen »Om« in der Yogastunde. Man singt es nicht, man summt es.

Leider weiß das ein normaler Mensch nicht, weshalb mir die Om-Momente immer unglaublich peinlich waren. Obwohl meine Yogazeit schon so lange zurückliegt, kann ich mich noch besser, als mir lieb ist, an dieses schlimme Gefühl von Selbst- und Fremdscham erinnern: Da bemühten sich zwanzig Menschen krampfhaft, einen spirituellen Gesang anzustimmen, und klangen dabei wie Regenwürmer im Stimmbruch. Nur Volker sang wie ein tibetischer Mönch. Irgendwann hielt er es wohl selbst nicht mehr aus und erklärte uns, wie man das mit dem Om eigentlich macht.

Nicht nur für Yogis: Om singen ohne Scham

Beginnen Sie in Ihrer natürlichen Stimmlage erst leise, dann etwas lauter zu summen. Wenn das, ohne zu »wackeln«, klappt, versuchen Sie, die Vibrationen in Ihrer Vorstellung vom Hals in den Brustkorb zu lenken, so ungefähr zwischen Herz und Schlüsselbein. Sobald Sie auch hier »stabil« summen, öffnen Sie – weitersummend und ohne sonst irgendetwas zu verändern – einfach den Mund und formen mit den Lippen langsam ineinanderfließend die Vokale A-U-M. Das klingt am Ende wie Om, funktioniert aber wesentlich besser, als tatsächlich O-M zu singen.

Neben (Om-)Summen ist ausgiebiges Gähnen und Seufzen ein perfektes Aufwärmtraining für die Stimme. Beides entspannt und lockert die Atem- und Kehlkopfmuskulatur. Beim Seufzen übt man außerdem schon eine kleine Tonfolge von hoch nach tief. Achten Sie einmal darauf, wie sich die Tonhöhe beim Seufzen verändert. Eine Variante ist das »Seufzen auf W«. Spüren Sie, wie die Lippen unter Ihren Schneidezähnen vibrieren.

Die »innere« Stimme trainieren: Atemstütze und Zwerchfell

Im Prinzip gibt es zwei Wege, Ihre Stimme bestmöglich zu unterstützen. Einen von oben über die Resonanzräume von Mund und Kiefer und einen von unten über den Bauchraum und die Atmung. Bei letzterem sprechen Stimmtrainer und Gesangslehrer oft von der sogenannten Atemstütze. Allerdings finde ich den Begriff ziemlich irreführend. Als ich zum ersten Mal davon hörte, stellte ich mir eine Art Brett im Brustkorb vor und hatte dann auch eines vorm Kopf. Plötzlich ging beim Singen gar nichts mehr, dabei soll der Gedanke an die Atemstütze ja eigentlich das Gegenteil bewirken.

Ein wesentlich einleuchtenderes Bild fand ich leider erst Jahre später, als ich meine Tochter von einem Kindergeburtstag abholte. Dort hatte eine Horde Kleinkinder gerade entdeckt, dass es viel lustiger ist, einen aufgeblasenen Luftballon nicht zuzuknoten, sondern stattdessen die Öffnung breit und schmal zu ziehen, sodass die Luft langsam und unter ohrenbetäubendem Quietschen entweicht.

Die Atemstütze funktioniert genauso: Man atmet beim Sprechen oder Singen sehr sparsam aus. So wie der winzige Spalt an der Luftballonöffnung verhindert, dass die gesamte Luft mit einem Mal leise furzend entweicht, bremst die Atemstütze vorsichtig das Ausatmen, wodurch man einen volleren Ton erzeugt. Diese Brems- oder Stützkraft kommt aber nicht aus dem Hals, sie entsteht vielmehr in Ihrem tiefsten Inneren, in Brust und Bauch.

Beteiligt daran sind alle Muskeln, die man im Fitnessjargon als »Core« oder »Powerhouse« bezeichnet, also die großen und kleinen Muskeln der Körpermitte – insofern trainieren Sie während der Pilatesstunde eigentlich auch Ihre Stimme. Außerdem entscheidet das Zwerchfell maßgeblich über Ihre Stimmkraft. Es handelt sich dabei um eine querliegende Muskelschicht direkt unter der Lunge, die immens wichtig für die Atmung ist, aber im Alltag sehr oft vernachlässigt wird. Lediglich Yoga- oder Gesangslehrer widmen sich diesem »Stütz«-Muskel etwas eingehender. Dabei sind Übungen für das Zwerchfell gleich doppelt sinnvoll: Sie helfen bei der richtigen Atmung und können aufgrund enger Nervenverbindungen auch Verspannungen im Kehlkopf lösen.

Eine hervorragende Übung für das Zwerchfell ist bei Stimmtrainern unter dem Namen »Atemwurf« bekannt. Platzieren Sie eine Hand oberhalb des Bauchnabels und atmen Sie in kurzen schnellen Stößen durch den Mund aus, und zwar so, dass sich die Bauchdecke dabei deutlich nach innen zieht, was Sie mit der Hand am Bauch spüren sollten. Hilfreich ist es, dabei an einen Blasebalg zu denken, der beim Ausatmen flach gedrückt wird. Über die Einatmung brauchen Sie sich keinerlei Gedanken zu machen, die funktioniert bei dieser Übung ganz von selbst.

Wenn das gut klappt, können Sie als Varianten das »Sch-Sch« einer Dampflok nachahmen oder das »Wwwwuff-Wwwwuff«

eines Hundes, und zwar mit einem lang gezogenen W sowie einem kurzen, harten uff. Diese »explosiven« Laute trainieren das Zwerchfell besonders effektiv. Testen Sie auch »Ksch-Ksch«, mit dem Sie in Gedanken ein paar Tauben verscheuchen, oder finden Sie selbstständig ähnliche Laute und Bilder. Wichtig ist, dass Ihr Bauch sich jedes Mal ruckartig nach innen zieht und der Halsbereich locker bleibt. Machen Sie zwischendurch kleine Pausen, sonst wird Ihnen von dem ungewohnten Luftaustausch womöglich schwindelig.

Klang statt Geschrei: Übungen für mehr Resonanz

Die zweite Möglichkeit, Ihre Stimme gesund zu erhalten, besteht darin, ihr mehr Resonanz zu verleihen. Wer gehört werden will, macht oft den Fehler, einfach nur laut zu sprechen oder gar zu schreien – was sich mit Heiserkeit, Knötchen und Polypen rächt. Das Geheimnis einer kräftigen Stimme liegt nämlich nicht nur in der Dezibelzahl, die man aus sich herauspresst, sondern vor allem darin, möglichst klangvoll zu sprechen. Dazu nutzt man die natürlichen Resonanzräume des Körpers, insbesondere den Mund und Rachen. Dabei gilt: Je größer der Resonanzraum, desto kräftiger wirkt die Stimme. Deshalb klingt ein Kontrabass auch anders als eine Geige.

Sie können den Resonanzraum Ihrer Stimme vergrößern, indem Sie sich angewöhnen, übertrieben deutlich zu sprechen, wobei es in der Regel nur dem Sprecher selbst übertrieben erscheint. Alle anderen sind einfach froh, dass endlich mal jemand die Zähne auseinanderbekommt.

Die Grundlage dafür ist ein lockeres Kiefergelenk. Dazu können Sie Ihre Kiefermuskulatur leicht massieren, indem Sie sie, beginnend an den Schläfen, sanft nach unten ausstreichen. Lassen Sie dabei den Unterkiefer locker fallen. Außerdem sollten Sie die **Ja-Übung** probieren: Nehmen Sie einen Spiegel in die Hand und beobachten Sie sich beim Ja-Sagen. Bei den meisten Menschen verzieht sich der Mund dabei zu einer Art breitem Grinsen. Sollten auch Sie dazugehören, merken Sie vielleicht, dass Ihr Kiefer jetzt noch verspannter ist als sowieso schon. Versuchen Sie nun und auch in Zukunft, beim Ja-Sagen den Kiefer weit nach unten zu ziehen, so als müssten Sie beim Arzt einmal (J)Aaahh sagen.

Die **Kau-Übung** dagegen sollten Sie besser ohne Spiegel und in jedem Fall allein machen. Nehmen Sie ein Stück Brot oder sonstiges Gebäck und beginnen Sie, langsam, mit weiten Bewegungen und offenem! Mund zu kauen. Versuchen Sie dabei nicht, fest zuzubeißen, sondern eher das Essen im Mund hin und her zu schieben. Je ausladender sich der Kiefer dabei bewegt, desto besser. In einem zweiten Schritt machen Sie beim Kauen Geräusche wie mjom, mjaum, njom, mjum, was auch immer Ihnen spontan in dieser Richtung einfällt. Sie dürfen dabei gerne tief, monoton und auch nasal klingen. Letzteres zeigt an, dass Ihr Kiefer gut gelockert ist. Anfangs hilft es sehr, wirklich auf etwas Essbarem herumzukauen, später reicht es, sich das Essen nur vorzustellen.

Vom **Korkensprechen** haben Sie womöglich schon mal gehört. Es ist eine der ersten Hausaufgaben für junge Fernseh- oder Radiomoderatoren, auch Sänger arbeiten häufig damit. Sie trainieren dabei vor allem eine deutliche Aussprache, wodurch Sie automatisch die Stimme entlasten, weil andere Sie besser verstehen, ohne dass Sie dafür lauter sprechen müssten.

Nehmen Sie einen nicht allzu langen Text, zum Beispiel eine

Seite dieses Buches, und lesen Sie ihn einmal laut vor. Stecken Sie dann einen Naturkorken (Plastikkorken sind zu hart) zwischen die Schneidezähne und lesen Sie den gleichen Text noch einmal. Stellen Sie sich vor, dass der Zuhörer nicht merken darf, dass Sie einen Korken im Mund haben. Danach lesen Sie den Text ein drittes Mal, diesmal wieder ohne Korken. Beobachten Sie die Unterschiede, am besten, indem Sie sich selbst aufnehmen.

Der direkte Vorher-nachher-Vergleich schärft das Bewusstsein für die Aussprache. Für weitere Übungsrunden reicht es, die Texte lediglich einmal mit Korken zu lesen. Wer keinen Korken parat hat, kann sich auch zwei Finger zwischen die Zähne schieben. Irgendwann müssen Sie sich den Korken nur noch vorstellen, um Ihrer Stimme mehr Fülle zu geben.

Die Korken-Übung ist übrigens die moderne Variante der Kieselsteine, die sich der griechische Redner Demosthenes als Stimmtraining in den Mund gesteckt haben soll. Statt wie der Grieche außerdem vor tosender Brandung zu sprechen, empfehle ich die »Mach-mal-lauter«-Übung. So trainieren Sie, Ihre natürliche Tonhöhe zu halten und gleichzeitig die Lautstärke »aufzudrehen«. Viele Menschen, die ihrer Stimme Nachdruck verleihen möchten, werden dabei nämlich nicht lauter, sondern nur schriller. Das stresst die Stimmbänder – und die Zuhörer.

Stellen Sie sich locker hin, strecken Sie die Arme aus und legen Sie die rechte Handfläche von oben auf die linke. Beginnen Sie jetzt, in Ihrer Wohlfühltonlage zu summen. Dann heben Sie langsam den oberen Arm und werden gleichzeitig immer lauter, so als würden Sie den Lautstärkeregler eines Mischpults nach oben schieben. Die Tonlage bleibt dabei gleich. Dann machen Sie wieder leiser, der Arm geht nach unten. Auch jetzt verändert sich die

Tonlage nicht. Wiederholen Sie die Übung und probieren Sie das Gleiche auf »W« und auf »Moooh«.

Fast alle meine Testpersonen für diese Übung steigerten mit der Lautstärke automatisch auch die Tonhöhe. Man muss sich schon sehr konzentrieren, um dabei die natürliche Stimmlage zu bewahren. Wenn Sie aber regelmäßig üben, werden Sie irgendwann gar nicht mehr darüber nachdenken.

Cool-down: Stimmhygiene

Stimmhygiene ist wie das Dehnen nach dem Sport: Jeder weiß, wie es geht, jeder weiß, dass man es machen sollte – kaum einer macht es. Für den unwahrscheinlichen Fall, dass Sie keine Ahnung haben, was Ihrer Stimme im Allgemeinen guttut, hier die zehn wichtigsten Regeln:

1. Mit dem Rauchen aufhören.
2. Viel trinken. Nein, keinen Alkohol.
3. Öfter mal ein Bonbon lutschen. Ja, ohne Zucker.
4. Nicht ständig sauscharf oder -heiß essen.
5. Nach Kaffee, Tee oder Cola mit einem Schluck Wasser nachspülen.
6. Morgens die Stimme mit Summen aufwärmen.
7. Das Räuspern sein lassen.
8. Das Flüstern auch.
9. Locker bleiben – in jedem Wortsinn.
10. Diese Regeln nicht nur lesen, sondern sich auch daran halten.

WIE BITTE? ANTI-AGING FÜR DIE OHREN

Lärm macht krank und lässt das Gehör altern. So ungefähr hat das jeder schon mal gehört. Was es ganz konkret bedeutet, wissen allerdings die wenigsten. Auch deshalb haben deutsche Wissenschaftler vor einigen Jahren eine höchst aufwendige, knapp zehn Millionen Euro teure Studie zu den gesundheitlichen Auswirkungen von Lärm durchgeführt. Es geht dabei um drei der heutigen Top-Lärmmacher: Straßen, Schienen und Flughäfen.

Bis dahin hatte keine andere Untersuchung so viele unterschiedliche Parameter einbezogen und konnte auf so viele präzise Daten zugreifen. Die interessanten, aber auch sehr umfangreichen Resultate findet man im Netz unter dem Schlagwort *NORAH*-Studie, was für *Noise-related Annoyance, Cognition and Health* steht.

Vorstellen möchte ich Ihnen nur ein Ergebnis, weil es sogar die Forscher selbst verblüffte: Keiner von ihnen hatte einen derart starken Zusammenhang zwischen Verkehrslärm und Depressionen erwartet. Im Fall von Fluglärm stieg das Depressionsrisiko um 8,9 Prozent pro Erhöhung des Geräuschpegels um zehn Dezibel. Bei Straßenlärm waren es 4,1 Prozent pro zehn Dezibel und bei Schienenlärm 3,9 Prozent. Bei allen drei Lärmarten waren die Depressionsrisiken weitaus höher als beispielsweise die Gefahr, einen Schlaganfall oder Herzinfarkt zu bekommen. Kurz: Wer sein Gehör schont, tut vor allem seiner Seele etwas Gutes.

Sind Kopfhörer schlecht für die Ohren?

Leider sind unzählige Menschen schon berufsbedingt einem ständigen schädlichen Lärmpegel ausgesetzt: Flugbegleiter, Erzieher, Barkeeper oder Bauarbeiter. Lärmschwerhörigkeit gehört heute zu den häufigsten Berufskrankheiten überhaupt. Wer einen gehörschonenden Job hat, wohnt womöglich an einer Hauptverkehrsstraße oder in der Einflugschneise eines Flughafens. Und der Rest macht sich, ohne es zu merken, auf dem täglichen Weg zur Arbeit oder beim Joggen die Ohren kaputt, weil zu Bahnfahren oder Sport für viele auch die Kopfhörer gehören.

Ständig Stöpsel im Ohr zu haben, war früher ein untrügliches Zeichen von Pubertät. Während meiner Schulzeit gab es sogar Elternabende zum Kopfhörer-Thema. Seit Podcasts modern sind und Menschen Angst vor Handystrahlung in Gehirnnähe haben, läuft so ziemlich jeder mit den Dingern herum. Fragt sich nur, wie unsere Ohren das eigentlich finden.

Anders als viele glauben, ist es nicht schädlicher, Musik mit Ohrhörern als über Lautsprecherboxen zu hören. Unterm Strich kommt es nur auf die Dauer und die Lautstärke an. Als schädlich gilt ein Geräuschpegel ab 85 Dezibel, das entspricht ungefähr dem Lärm einer viel befahrenen Straße oder eines Staubsaugers. Je länger man diesem Lärm ausgesetzt ist, desto schlechter. Dabei ist es übrigens egal, ob der Lärm über sogenannte In-Ear-Hörer oder die guten alten Bügelkopfhörer ins Ohr gelangt.

Beide verführen allerdings dazu, die Lautstärke mehr aufzudrehen, als es gut ist. Erstens beschwert sich so schnell keiner, und zweitens gewöhnt sich das Ohr an den Pegel, weshalb es nach einer Weile mehr will. Wie ein Junkie muss man die Dosis immer weiter steigern, um noch seinen Hörkick zu bekommen. Außerdem nutzt man Ohrstöpsel meist an Orten, an denen es ohnehin schon laut ist. Der Sound muss also erst mal Straßen- oder sonstigen Lärm übertönen. In einer Stadt wie Hamburg ist es jedenfalls so gut wie unmöglich, beim Joggen einen Podcast zu hören, ohne dass einem das Smartphone per gelbrotem Lautstärkebalken dauernd einen Hörschaden ankündigt.

Was bei zu viel Lärm im Ohr passiert, kann man sich vorstellen wie einen Sturm, der über ein Weizenfeld fegt und die Halme flach drückt. Das Gleiche passiert mit den Haarzellen im Innenohr. Nach dem Lärmsturm können sich die Härchen zwar meist wieder aufrichten, aber manchmal bleiben einige für immer zerstört – man hört schlechter.

Fünf Gebote für ein gutes Gehör

Die Quittung für zu viel Lärm kriegt man nicht sofort. Aber sie kommt, und dann ist es zu spät. Das ist wie mit dem Zähneputzen: Wer es mal vergisst, bekommt nicht gleich Karies, wer es aber regelmäßig ausfallen lässt, eben doch. Ich rate deshalb jedem, sein Gehör von Anfang an mit der gleichen Selbstverständlichkeit zu pflegen wie die Zähne. Hier die wichtigsten Regeln:

1. **Kopfhörerlautstärke im grünen Bereich:** Die Warnhinweise der Hersteller haben einen Sinn. Halten Sie sich daran. Wenn Ihnen das schwerfällt, werden Sie womöglich ein Fan von Noise-Cancelling-Kopfhörern. Diese Hightech-Geräte dimmen den Umgebungslärm, indem sie selbst eine Art Anti-Geräusch erzeugen, das den eintreffenden Schall aufhebt. Man nennt diese

Systeme auch *Active Noise Cancellation (ANC)* oder *Active Noise Reduction (ANR)*. Sie sind besonders gut auf tiefe Frequenzen eingestellt, helfen also vor allem gegen den Geräuschpegel im Flugzeug, im Zug oder an großen Straßen. Viele Modelle funktionieren sogar, ohne dass man Musik hören muss, man fühlt sich dann ein bisschen wie in Watte gepackt. Leider hört man den dauertelefonierenden Büronachbarn oft weiterhin, und einigermaßen taugliche Modelle kosten mehrere Hundert Euro. Alte oder sehr günstige Varianten kommen manchmal mit einem Rauschen daher, das einen noch verrückter machen kann als der eigentliche Lärm. Sie sollten die Geräte unbedingt vor dem Kaufen ausprobieren.

2. Lärmschutz im Alltag: Wer wenig Geld hat, ist mit einem sogenannten Kapselgehörschutz vielleicht sogar besser bedient. Das sind im Prinzip ganz profane Baustellenkopfhörer, die Presslufthammersound, aber auch nervige Kollegen verstummen lassen. Man braucht weder einen Akku noch eine App, und inzwischen gibt es die Teile sogar in hübsch. Darunter kann man dann auch kabellose Ohrhörer verwenden. Kostenpunkt: 15 bis 50 Euro. Einziger Nachteil: Weil ein Kapselgehörschutz die Ohren höchst analog gegen Lärm abdichtet, presst er mit entsprechendem Druck gegen die Schläfen, was vor allem für Brillenträger unangenehm sein kann.

3. Lärmschutz gegen inneren Widerstand: In diese Kategorie fällt zum Beispiel, sich bei lauter Musik einen Schalldämpfer ins Ohr zu stecken, und sei es nur ein zusammengeknüllter Klopapierfetzen. Ja, verstopfte Ohren bei einem Rockkonzert kommen etwas uncool rüber. Schwerhörigkeit ist allerdings noch viel uncooler. Man kann speziell für diesen Zweck konzipierte Ohrstöpsel kaufen, die den Musikgenuss nur wenig schmälern. Die entsprechende Hardware bekommt man beim Hörgeräteakustiker ab ungefähr zehn Euro, Maßanfertigungen ab 100 Euro.

4. Kleinvieh macht auch Mist: Lassen Sie zu Hause nicht Spülmaschine, Trockner und Radio gleichzeitig laufen. Es lohnt sich, ein paar Euro mehr für leise Geräte auszugeben, die oft auch stromsparender sind. (Anscheinend glauben Hersteller, dass Umweltfreunde auch ein Herz für ihre Ohren haben.) Rasenmähen macht mit Ohropax oder einem schicken Kapselgehörschutz mehr Spaß. Gleiches gilt für die Benutzung von Bohrmaschinen, Kreissägen oder elektrischen Heckenscheren.

5. In der Ruhe liegt die Kraft: Das gilt für die Ohren ganz wörtlich. So wie sich die Beinmuskeln nach einer Bergtour erholen müssen, braucht auch das Gehör nach großen Belastungen Pausen, um wieder fit zu werden. Sorgen Sie nach einem Langstreckenflug oder einer Nacht im Club deshalb am besten acht bis zehn Stunden für Ruhe: Dazu eignet sich ganz simpel Schlaf, ein Leseabend oder Wohnzimmer-Sport. In der Stille können sich die Haarzellen regenerieren, um auch weiterhin alle Geräusche an das Gehirn zu übermitteln. Im Alltag dagegen müssen Sie Ihre Ohren nicht vor irgendwelchen (normal lauten) Geräuschen schonen. Selbst das ununterbrochene Gemurmel des Fernsehers aus der Nachbarwohnung schadet Ihren Ohren in der Regel nicht – höchstens Ihren Nerven.

Falls Sie sich diese Ratschläge zu Herzen nehmen, stehen Sie vermutlich bald in der Drogerie oder Apotheke – und vor einem Problem. Sie müssen, wenn es dumm läuft, aus einem Dutzend, in der Regel aber mindestens aus einem halben Dutzend verschiedener Ohrstöpsel den für Sie »richtigen« auswählen. Sie werden auf Stöpsel aus Silikon, Wachs, Plastik oder Spezialschaumstoff stoßen. Auf ganz schlichte oder auf neonfarbene mit Lamellen, Spezialfiltern und Umhängeband.

Leider konnte ich für dieses Buch keine einzige wissenschaftliche Studie auftun, die erforscht hätte, welcher Lärmschutz denn nun der Porsche unter den Ohrstöpseln ist. Das liegt vermutlich daran, dass jedes Ohr so individuell ist wie sein Besitzer. Sie kommen also nicht darum herum, es selbst herauszufinden. An dieser Stelle dennoch eine kleine, durchaus subjektive Ohrstöpselkunde.

Profis unterscheiden zwischen Vor-Ohr-Stöpseln und In-Ohr-Stöpseln. Zu ersteren zählen die klassischen, hautfarbenen Wachskugeln mit Watte drum und die kleinen, oft quietschbunten Silicon-Kügelchen, die ein bisschen an Knetgummi erinnern. Der Name ist Programm: Vor-Ohr-Stöpsel rollt man zu einer Kugel zusammen und platziert diese *vor* dem Gehörgang, wo sie eine Art Schallschutztür bilden. In-Ohr-Stöpsel dagegen werden direkt *in* den Gehörgang geschoben, weshalb sie meist kegelförmig und aus einer Art Schaumstoff sind, den man vorher zusammendrückt, damit er sich im Ohr wieder aufplustert und alles ordentlich abdichtet. In-Ohr-Stöpsel mit Lamellen sind meist aus weichem Kunststoff, und man steckt sie ohne große Vorbereitung direkt ins Ohr.

Der Theorie nach müssten Vor-Ohr-Stöpsel die bessere Wahl sein, schließlich bleibt der empfindliche Gehörgang von Fremdkörpern verschont und das Ohrenschmalz, wo es ist. In der Praxis allerdings kenne ich nur sehr wenige Menschen, die wegen In-Ohr-Stöpseln tatsächlich Probleme bekommen haben. Am ehesten noch die, die sich mit einem zu harten oder scharfkantigen Lamellenstöpsel die Haut im Gehörgang aufgeritzt haben. Der unschlagbare Vorteil von diesen Lamellenstöpseln ist allerdings, dass sie das Ohr wirklich »zu« machen und bombenfest sitzen. Durch Wachs- oder Silikonkugeln vor dem Gehörgang kriegt man dagegen oft noch mehr von der Welt mit, als einem lieb ist, und sie fallen auch gerne mal aus dem Ohr heraus. (Es sei denn, man drückt die Kugel so tief ins Ohr, dass ein In-Ohr-Stöpsel daraus wird.)

Für mich persönlich sind die Schaumstoffkegel im Ohr ein guter Mittelweg. Grundsätzlich können Sie aber mit jedweder Art von Ohrstöpseln nicht viel falsch machen. Die Vorteile überwiegen die möglichen Nachteile bei Weitem. Nichts hilft unkomplizierter gegen Dampfplauderer, Schnarcher und sonstigen Ohren- oder Nervenstress.

Schleichender Hörverlust und was man dagegen tun kann

Das Dramatische an gestressten Ohren ist, dass sie zunächst ganz heimlich, still und leise ihren Dienst verweigern. Da fehlt mal hier eine Frequenz, dann versteht man dort nicht alles. Trotzdem hört man weiterhin ziemlich viel, auch, weil das Gehirn die fehlenden Informationen ausgleicht. Anfangs fällt den Betroffenen höchstens auf, dass sie ihre Gesprächspartner in lauten Umgebungen schwer verstehen. Doch die Empfindlichkeit der entsprechenden Haarzellen nimmt immer weiter ab, und je weiter dieser schleichende

Hörverlust geht, desto mehr sind dann auch benachbarte Frequenzen betroffen.

Unternimmt man zu lange nichts gegen eine beginnende Schwerhörigkeit, werden die zuständigen Nervenzellen im Gehirn nicht mehr genug gefordert. Diese unterbeschäftigten Neuronen lösen dann Stück für Stück ihre Verbindungen zu den benachbarten Zellen, und das Hörvermögen baut sich weiter ab. Das Gehirn bekommt noch weniger Input. Irgendwann weiß es einfach nicht mehr, wie es nützliche Geräusche von schnödem Umgebungslärm unterscheiden soll. Es versucht verzweifelt, einen Sinn in dieser diffusen Geräuschkulisse zu erkennen und gerät dabei immer öfter an seine Leistungsgrenze. Wer schlecht hört, kann sich deshalb meist nicht mehr so gut konzentrieren, wird schneller müde oder zieht sich zurück. Kurz: Die Lebensqualität sinkt enorm.

Leider ist die gängige Reaktion darauf nicht etwa, sich beim Hören helfen zu lassen, sondern einfach nichts zu tun. Nach Berechnungen des Deutschen Schwerhörigenbundes war Ende 2018 mehr als jeder fünfte Deutsche über 14 Jahren zumindest etwas schwerhörig. Das sind knapp 16 Millionen Menschen. Ein Hörgerät nutzen hierzulande aber nur gut zwei Millionen Menschen. Das bedeutet, dass weit mehr als zehn Millionen Deutsche ihr Hirnschmalz damit verschwenden, Geräuschfragmente zu enträtseln, statt an Wasserstoffantrieben oder dem nächsten Google zu tüfteln.

Wer seinem Gehirn auf Dauer ein normales Hörerlebnis verweigert, der lässt es auf qualvolle Art verhungern: Die geistigen Fähigkeiten können bis hin zur Demenz nachlassen. Zahlreiche Studien zeigen, dass die kognitiven Leistungen Schwerhöriger ohne Hörgerät signifikant abnehmen. Bei Probanden mit Hörgerät dagegen ist kein Unterschied zu Normalhörenden feststellbar. Ich kann es daher gar nicht genug betonen: Ein Hörgerät macht Sie nicht alt, sondern es hält Sie jung. Und schlau!

Trotzdem sprechen mich viele Patienten erst auf dieses Thema an, wenn sie wirklich nicht mehr darum herumkommen – und es eigentlich schon zu spät ist. Sie haben Angst, durch einen solchen Apparat stigmatisiert oder entstellt zu werden. Menschen mit Hörgerät gelten noch immer als »senil« oder »behindert«. Nichts davon ist wahr. Außerdem haben die meisten Hörgeräte heute nichts mehr mit hautfarbenen, dicken Balken am Ohr zu tun, sondern sind teils nur erdnussgroße technische Wunderwerke, die sich mit Fernsehern, Telefonen oder Stereoanlagen verbinden können. Moderne Hörhilfen wissen, ob Sie gerade in einer lauten Kneipe oder in einem Konzertsaal sitzen, und passen ihre Funktion entsprechend an. In Zukunft werden sie vermutlich noch viel mehr draufhaben. Sind sie erst einmal mit dem Internet verbunden, könnten sie Fremdsprachen übersetzen, die Bundesligaergebnisse abfragen oder ein Taxi rufen.

Ich wünsche mir sehr, dass Hörgeräte eines Tages so selbstverständlich werden wie Brillen: ein cooles Accessoire, das man mit Stolz statt mit Scham trägt. Sie könnten dabei helfen, indem Sie sich mal ganz ehrlich fragen, ob Sie nicht vielleicht auch eines bräuchten.

Schnelltest: Wie gut hören Sie?

1. Haben Sie das Gefühl, dass viele Menschen in Ihrem Umfeld nuscheln oder undeutlich sprechen?
2. Fällt es Ihnen schwer, Unterhaltungen in lauten Umgebungen zu folgen?
3. Kommt es vor, dass Sie die Türklingel oder das Telefon überhören?
4. Müssen Sie Ihre Gesprächspartner öfter bitten, das Gesagte zu wiederholen?
5. Empfinden Sie längere Gespräche als anstrengend?
6. Beschweren sich Ihre Mitmenschen häufiger darüber, dass Sie das Radio oder den Fernseher zu laut eingestellt haben?
7. Müssen Sie Ihren Telefonhörer immer auf volle Lautstärke stellen?

Haben Sie mindestens vier Fragen mit Ja beantwortet, sollten Sie das mit Ihrem HNO-Arzt besprechen. Womöglich brauchen Sie ein Hörgerät, vielleicht haben Sie aber auch nur zu viel Ohrenschmalz im Gehörgang.

Es gibt übrigens auch spezielle Hörgeräte für Tinnituspatienten. Sie verfügen über sogenannte Masker oder Noiser. Ein Masker versucht, das Ohrgeräusch durch ein lauteres Zweitgeräusch zu überdecken, ein Noiser produziert eine Art Grundrauschen, wodurch das Tinnitusgeräusch weniger stören soll. Manchen Patienten helfen diese Techniken, wissenschaftlich ist ihre Wirksamkeit allerdings nicht ausreichend belegt.

Eine Notfallübung für Tinnitus-Neulinge

Für Menschen mit einem frischen Tinnitus möchte ich hier noch eine kleine Übung vorstellen, die das Geräusch zwar nicht vertreibt, aber hilft, den ersten damit verbundenen Schock zu überstehen. Es geht darum, den Tinnitus kennenzulernen und einzuordnen. Am besten machen Sie sie in einer ruhigen Naturumgebung, im Garten, Park oder Wald.

Schließen Sie die Augen und tun Sie etwas, wovon man Tinnituspatienten eigentlich immer abrät: Hören Sie einmal ganz genau hin. Wie klingt dieses Geräusch in Ihrem Ohr eigentlich? Ist es ein Pfeifen, Piepen, Surren, Rauschen oder Brummen? Suchen Sie nach Worten, um es möglichst genau zu beschreiben. Am besten finden Sie ein griffiges inneres Bild für diesen Klang: »Mein Tinnitus hört sich an wie… ein Wasserfall, alter Fernseher, pfeifender Teekessel…« Wenn Sie das Geräusch einmal auf diese Weise beschrieben und einsortiert haben, lassen Sie es einfach wieder in Ruhe.

Nun widmen Sie sich mit der gleichen Intensität nacheinander verschiedenen Geräuschen in der Umgebung: Hören Sie vielleicht… eine entfernte Autobahn? … den Wind in den Bäumen? … spielende Kinder? Wonach klingt das? Wie könnte man diese Geräusche genau definieren? Hören Sie womöglich etwas, was Sie an diesem Ort noch nie gehört haben? Was könnte es sein? Von woher kommt es? Das Ziel dieser Übung ist, dem Verstand klarzumachen, dass der Tinnitus nur eines von unzähligen Geräuschen ist, die man selbst in vermeintlicher Stille hört: Je aufmerksamer man sich einem Geräusch widmet, desto intensiver nimmt man es wahr.

Als weitere Sofortmaßnahme hat vielen meiner Patienten die sogenannte progressive Muskelentspannung geholfen. Die vor ungefähr 100 Jahren von dem US-Arzt Edmund Jacobson entwickelte Technik hilft nachweislich gegen Angst- und Spannungszustände. Das Beste daran: Sie lässt sich ganz leicht eigenständig erlernen und anwenden. Im Netz finden Sie unter dem Stichwort »Progressive Muskelentspannung nach Jacobson« zahlreiche einfache Anleitungen, mit denen man gleich loslegen kann. Selbst wenn Sie keinen Tinnitus haben, ist es klug, sich dieses Verfahren anzueignen – es kann in so ziemlich jeder Lebenslage nützlich sein.

9. GIBT'S DAFÜR AUCH 'NE APP?

VON TINNITUS BIS SCHNARCHEN:
DIE WICHTIGSTEN HNO-ANWENDUNGEN

Als ich bei der Recherche für dieses Kapitel im App-Store stöberte, stieß ich aus einem mir unerklärlichen Grund auf die App *Is it dark outside?* Der Name ist Programm. Die Anwendung liefert die Antwort (yes/no) auf genau diese Frage – sonst nichts. Das kann man beknackt finden, andererseits zeigt das Programm auf sehr anschauliche Weise, was Apps auf jeden Fall sein sollten (einfach) und was sie auf keinen Fall sein sollten (sinnlos). Zwischen diesen beiden Extremen bewegt sich auch so ziemlich alles, was heute in Sachen digitale HNO-Helferlein unterwegs ist. An dieser Stelle deshalb ein paar Tipps für die nächsten Downloads.

Lieblingsmusik gegen Ohrgeräusche?

Der App *Tinnitracks* soll gelingen, was noch kein Arzneimittel fertiggebracht hat: Tinnitus lindern. Das ist ein großes Versprechen für so ein kleines Programm. Mehr noch, weil die Therapie lediglich darin besteht, täglich anderthalb Stunden lang über Kopfhörer seine Lieblingsmusik zu hören.

Das dann doch nicht so banale Prinzip dahinter ist ein sogenannter Notch-Filter. Der englische Begriff *notch* bedeutet Kerbe, weil die App die Frequenz des eigenen Tinnitus aus der Musik herausrechnet und im Frequenzspektrum der Musik an dieser Stelle eine Art Kerbe entsteht. Durch die so bearbeitete Musik werden im Gehirn die »gesunden« Nervenzellen verstärkt angeregt. Gleichzeitig werden die den Tinnitus erzeugenden Nervenzellen gehemmt.

Bevor man die App nutzt, muss man die exakte Frequenz seines Ohrgeräuschs von einem Profi bestimmen lassen. Am besten vom Arzt, denn sehr viele Krankenkassen übernehmen die monatlichen Kosten des Programms von rund 20 Euro. Das Verfahren lohnt sich allerdings nur, wenn man einen dauerhaft gleichbleibenden Ton im Ohr hat, was längst nicht auf alle Tinnituspatienten zutrifft.

Ich habe diese App anfangs sehr skeptisch gesehen, und viele meiner Kollegen tun das noch immer. Die wissenschaftliche Datenlage zur Wirksamkeit des Verfahrens ist, gelinde gesagt, dünn, weshalb die Anwendung auch nicht von der Fachgesellschaft empfohlen wird. Viele zweifeln außerdem ganz grundsätzlich am Effekt dieser »Neurotherapie«. Ein häufiges Argument: Wer sich täglich anderthalb Stunden lang beim Musikhören entspannt, reduziert ganz einfach sein Stresslevel, wodurch auch die Tinnituswahrnehmung in den Hintergrund tritt – ob mit oder ohne Filter.

Spricht das zwingend gegen die App? Wenn sie Menschen dazu bringt, sich regelmäßig bei ihrer Lieblingsmusik zu entspannen, und ihnen das hilft, dann ist das doch bestens. Dieses kleine Programm zählt zu den einfachen Dingen, die jeder unabhängig von irgendwelchen Ärzten oder Therapeuten anwenden kann, was schon psychologisch enorm wichtig ist. Für Versicherte bestimmter Krankenkassen bietet *Tinnitracks* zusätzlich eine Art Mini-Online-Psychotherapie an. Die kann einen echten Therapeuten zwar nicht ersetzen, ist aber für Menschen, die ohnehin niemals zu einem »Seelenklempner« gehen würden, in jedem Fall besser, als gar nichts zu unternehmen.

Heute verschreibe ich die App selbst und sage meinen Patienten, dass sie davon keine Wunder erwarten dürfen, es sich aber lohnt, sie einmal auszuprobieren. Ein über 80-jähriger Rentner erzählte mir kürzlich, dass er während der Therapie sogar tanze. Er schien sehr zufrieden zu sein, und alle anderen waren es bislang ebenfalls – aus welchem Grund auch immer.

Außerdem einen Versuch wert: *Kalmeda.* Die App bietet ein speziell auf Tinnitusbeschwerden zugeschnittenes Programm aus Information, Entspannung und Elementen der kognitiven Verhaltenstherapie. Die App wird von den gesetzlichen Krankenkassen erstattet.

Pollenflug-Apps: Eigentlich gut, aber ...

Gefühlt gibt es genauso viele Pollenflug-Apps, wie es Pollen gibt. Krankenkassen, Pharmaunternehmen, Stiftungen und Behörden – fast alle, die sich mit dem Thema Allergie beschäftigen, bieten auch eine App dazu an. Und fast alle könnte ich grundsätzlich empfehlen. Es kann sehr hilfreich sein, sich mental oder auch mit Medikamenten auf den Pollenalarm vorzubereiten. Insgesamt unterscheiden sich die Anwendungen nur wenig voneinander. Da die meisten kostenlos sind, lohnt es sich nicht, extra Geld auszugeben.

Leider haben aber auch fast alle ein grundlegendes Problem. Schuld daran sind nicht die App-Entwickler, sondern bedenklich ist die Art und Weise, wie die Pollenflugdaten hierzulande erhoben werden. Bei den meisten Messstationen ist das nach wie vor eine sehr manuelle Geschichte: Auf einer Reihe Krankenhaus- oder Behördendächern stehen sogenannte Burkard-Pollenfallen, in denen sich spezielle Plastikstreifen befinden, an denen die Pollen hängen bleiben. Alle paar Tage tauscht jemand die Streifen aus, und die eingefangenen Pollen werden analysiert. Das Ergebnis reichert man mit verschiedenen statistischen Daten an, fertig ist die Pollenprognose.

Leider ist es mit dieser Vorhersage ähnlich wie mit Prognosen für die Wirtschaft: Man liest immer nur in der Vergangenheit. Zwar gibt es eine gewisse Wahrscheinlichkeit, dass sich Pollen oder Aktienkurse in Zukunft genauso verhalten wie sonst auch, völlig darauf verlassen sollte man sich aber lieber nicht. Systeme, die den Pollenflug automatisch und in Echtzeit messen, stecken größtenteils noch in der Entwicklung und werden nur vereinzelt angewendet, zum Beispiel in Bayern unter dem Namen *ePin* (elektronisches Polleninformationsnetzwerk) – auch mit dazugehöriger App.

Leider nur Spielerei: Schnarch-Apps

Eines vorweg: Keine App der Welt kann das Schnarchen beseitigen! Dennoch ist das digitale Angebot in Sachen Schnarchen mindestens genauso vielfältig und absurd, wie es die analogen Mittelchen sind. Dabei steckt hinter dem Gros der gängigen Schnarch-Apps wie *SnoreLab*, *SnoreControl*, *SnoreClock* oder *SnoreZ* nicht viel mehr als ein digital aufgemöbelter Kassettenrekorder, der mehr oder weniger genau anzeigt, wie lange und laut man jede

Nacht schnarcht. Sie können sich das Geld und den Aufwand deshalb auch sparen und einfach Ihren Partner fragen.

Manche Apps versprechen auch, die gesundheitsschädlichen Atemaussetzer einer Schlafapnoe zu erkennen, was ich geradezu fahrlässig finde. Bislang kann keine App die aufwendige Analyse eines Schlaflabors ersetzen, und falls Sie den Verdacht haben, unter einer Schlafapnoe zu leiden, sollten Sie sich bei der Diagnose auf keinen Fall auf eine Smartphone-Aufnahme verlassen.

Eine weitere Kategorie von Apps wie *SnoreGym* oder *SnoreFree* leitet logopädische Übungen an, die die Rachenmuskeln straffen und dadurch das Schnarchproblem beseitigen oder zumindest verringern sollen. Bislang gibt es nur wenige aussagekräftige Studien zu diesem Thema. Es deutet aber einiges darauf hin, dass ein solches Training tatsächlich wirkt. Statt bis zu 200 Euro für *SnoreFree* auszugeben, können Sie aber auch im Netz nach Übungen suchen oder gleich zu einem darauf spezialisierten Logopäden gehen.

DIGITAL DIE SEELE BAUMELN LASSEN: DIE BESTEN HELFER AUF DEM SMARTPHONE

Allein mit meinem Smartphone auf dem Sofa zu liegen, war für mich früher die ultimative Form der Entspannung. Ich starrte auf Instagram-Bilder (irgendwas zu lesen wäre ja anstrengend), schnüffelte auf Facebook meinen Ex-Freunden hinterher und kreiste zum x-ten Mal digital um irre teure High Heels, die ich weder im Krankenhaus noch auf dem Spielplatz hätte tragen können – also nie.

Irgendwann stellte ich fest, dass all das zwar wunderbar unanstrengend war, ich mich danach aber trotzdem völlig erschlagen fühlte. Also versuchte ich es mit Joggen und handyfreien Abenden, was leider nur dazu führte, dass ich die restliche Zeit noch gieriger am Smartphone hing.

Heute entspanne ich wieder mit Handy, aber anders. Gezielt. Ich habe ein paar Apps gefunden, die mich runterbringen, ohne dieses schale Gefühl zu hinterlassen, das man nach zu viel digitalem Junkfood hat. Mit ihnen habe ich sogar angefangen zu meditieren, was ich nie für möglich gehalten hätte und noch immer viel zu selten mache. Doch jedes Mal, wenn ich mich dazu durchgerungen habe, geht es mir danach gut. Unzählige wissenschaftliche Studien bestätigen mich in diesem Gefühl.

Platz im Kopf: Meditations-Apps

Meditation kann besonders bei HNO-Problemen, die eine psychosomatische Komponente haben, eine wunderbare Unterstützung sein. Man übt dabei schließlich nichts anderes, als seine Gedanken und Gefühle in den Griff zu kriegen. Wem das beim Meditieren gelingt, der schafft es womöglich auch im Alltag, und dann fällt es wesentlich leichter, sich im Krankheitsfall aus der Negativspirale von Stress, körperlichen Beschwerden und dann Stress durch diese Beschwerden zu befreien.

Meditation hat nur einen großen Nachteil: Es ist unglaublich langweilig. Jedenfalls am Anfang. Deshalb ist es äußerst angenehm, wenn man erst mal ein bisschen auf dem Smartphone tippen kann, durch ein paar nette Animationen motiviert wird und Anleitungen bekommt, die einem dicke Bücher zum Thema ersparen.

Am liebsten mag ich die App *Headspace*, die der Brite, ehemalige Mönch und heutige Unternehmer Andy Puddicombe entwickelt hat. Ich liebe die vielen witzigen Illustrationen und auch, dass sie einen nicht an Räucherstäbchen oder Wasserfallposter erinnern. Wer sich registriert, bekommt ein umfangreiches Grundlagentraining, mit dem man ohne irgendwelche Kenntnisse beginnen kann und täglich zehn Minuten übt. Daneben findet man Meditationen für so ziemlich jede Lebenslage: Wut, Stress, Angst, Schmerzen, Überforderung oder Einsamkeit. Ein Teil der Übungen ist kostenlos, für das volle Programm muss man ein Abo abschließen.

Eine vom Ansatz her sehr ähnliche App gibt es inzwischen auch aus Deutschland. Sie heißt *7Minds* und hat zwei Vorteile: Man muss im Grundlagentraining nur sieben Minuten üben, und deutsche Krankenkassen erstatten unter bestimmten Bedingungen das Abo.

Wer sich bei dem Abo-Gedanken dieser Apps unwohl fühlt, kann sich auch einfach in der frei zugänglichen Variante die Grundlagen aneignen, danach einen kostenlosen Meditationstimer herunterladen und alleine weiterüben. Meditieren ist kein Hexenwerk, das ständiger Anleitung bedarf. Statt einer Timer-App tut es übrigens auch ein ganz normaler Wecker.

Tagebuch für Faule: Tracking-Apps

Schreiben Sie regelmäßig Tagebuch? Falls ja, können Sie den folgenden Absatz überspringen. Wenn Sie Tagebücher überflüssig finden, ebenfalls. Sofern Sie aber den Wunsch haben, ein Tagebuch zu führen, es nur nicht hinkriegen, sind Sie hier richtig. Ein Tagebuch kann helfen, den Alltag zu ordnen, zu erkennen, ob es einem gut geht oder man Unterstützung braucht, und womit das jeweils zusammenhängt. Es ist, als würde man eine Landkarte seines Lebens anfertigen, die einem im entscheidenden Moment zeigt, wo man steht und wie es weitergehen könnte.

Leider gibt es auch viele gute Gründe, kein Tagebuch zu führen: Es kostet Zeit, man findet nicht die richtigen Worte, der Kugelschreiber ist leer, oder es passiert einfach nichts, was einem aufschreibenswert erscheint. Eine gute Alternative sind deshalb Tracking-Apps. Nicht die, die Schritte oder Kalorien zählen, sondern solche, in die man einträgt, was der Tag so gebracht hat und wie man sich dabei gefühlt hat.

Unschlagbar, selbst in der kostenfreien Variante, finde ich *Daylio*. Unter dem Motto: »Was war heute los?« kann man sich selbst Buttons für die ganz individuellen Tagesereignisse zusammenstellen. Abends muss man sie nur kurz antippen, fertig ist der Tagebucheintrag. In der Rubrik Statistik kann man später auf einen Blick sehen, ob man in letzter Zeit gut geschlafen, zu viele Überstunden oder zu wenig Sport gemacht hat, ob man sich mit dem Partner gestritten oder mit der besten Freundin telefoniert hat – und wie das jeweils mit der täglichen Stimmung zusammenhängt.

Ich empfehle diese App Menschen, die herausfinden wollen, in welchen Situationen ihr Tinnitus oder der Schwindel besonders schlimm wird. Oder wenn sich jemand fragt, ob die Allergie nicht nur vom Pollenflug abhängt, sondern womöglich auch davon, wie man seinen Alltag gestaltet. Man kann sich theoretisch für jedes Symptom oder die jeweilige Symptomstärke einen Button erstellen und verfolgen, wie das Ganze mit Gefühlen oder Alltagsereignissen zusammenhängt. Umgekehrt kann man damit natürlich auch herausfinden, was einem wirklich guttut.

Wer sich von den vielen Möglichkeiten dieser App überwältigt fühlt, kommt mit der App *Ein guter Plan* womöglich besser zurecht. Hier gibt es täglich acht kurze Standardfragen, die sich aber leider nicht individualisieren lassen, dazu Statistik. Die App ist bislang völlig kostenlos und ohne Log-in nutzbar.

Wenn Sie weder Ihre Gefühle tracken noch meditieren wollen, sondern nur hin und wieder an Ihren Mitmenschen verzweifeln, laden Sie sich bitte eine *Fake-Call*-App auf Ihr Smartphone. Bevor Sie das nächste Mal in der Konferenz oder auf Tante Ingrids Geburtstagsfeier ausflippen, lassen Sie sich von der App anrufen und atmen dann bei einem unglaublich wichtigen imaginären Telefongespräch einmal tief durch. Falls das nicht hilft, müssen Sie nach dem Auflegen leider ganz dringend weg.

10. NICHT ALLES SCHLUCKEN: GOLDENE REGELN FÜR DEN ARZTBESUCH

Siebeneinhalb Minuten Zeit nimmt sich ein deutscher Allgemeinarzt im Durchschnitt für einen Patienten. Das zeigt eine Metastudie, die insgesamt knapp 29 Millionen Arztbesuche in 67 Ländern vergleicht. Deutschland steht dabei nicht nur weit hinter dem Spitzenreiter Schweden (22,5 Minuten), sondern auch hinter Ländern wie Bulgarien, Peru, Litauen, Rumänien oder Simbabwe. Ist das Verhältnis zwischen Arzt und Patienten hierzulande etwa so heruntergekommen, dass im Sprechzimmer nicht mal zehn Minuten Zeit bleiben?

Mehr Zeit für die Patienten ist immer besser, keine Frage. Trotzdem darf das Zeitargument nicht dauernd als Entschuldigung für verkorkste Arzt-Patienten-Beziehungen herhalten. Man kann auch mit viel Zeit viel falsch machen und mit wenig Zeit viel erreichen, wenn man ein paar einfache Grundsätze beachtet.

Regel 1 – Der Arzt ist weder ein Gott noch Ihr Feind

Kürzlich hatte ich eine Patientin, die zuvor bei einem, wie sie es nannte, »Tinnituspapst« in Therapie war und dafür jedes Mal eine zweistündige Anreise mit dem Zug in Kauf genommen hatte. Sie hatte die Behandlung schließlich abgebrochen, weil selbst der Papst »nur rumprobiert« habe. Die Sache ist: Rumprobieren ist ein gar nicht so geringer Teil unseres Jobs. Medizin ist keine Mathematik. Jeder Mensch ist anders, und bei jedem Menschen funktionieren andere Dinge. Auch der angesehenste Experte kann auf nichts eine hundertprozentige Garantie geben. Diese Unsicherheit auszuhalten ist manchmal schwer, aber gemeinsam ist es leichter.

Umgekehrt glauben manche Patienten, dass ihr Arzt sowieso nur ein arroganter Abzocker ist, der mit ihrer Angst und ihrer Ahnungslosigkeit Geschäfte macht. Ich will nicht ausschließen, dass es solche Ärzte gibt. Ich weiß aber, dass die allerallermeisten von uns diesen Beruf gewählt haben, weil sie helfen wollen. Das klappt allerdings nur mit gegenseitigem Respekt und Vertrauen. Wichtiger als Experten-Rankings, kurze Wege oder Wartezeiten ist deshalb, dass Sie bei Ihrem Arzt ein gutes Gefühl haben.

Regel 2 – Gehen Sie zum Arzt, auch wenn Sie vielleicht nichts haben

Ungefähr im Monatsrhythmus lese ich über diese ach so schlimmen Menschen, die mit ihren Lappalien Wartezimmer und Notaufnahmen verstopfen würden. Die »unnötigen Arztbesuche« stehen ganz weit vorn, wenn es mal wieder darum geht, wie teuer und ineffizient unser Gesundheitssystem angeblich ist. Auch ich habe mich früher enorm über diese Leute aufgeregt. Heute sehe ich das anders. Wer mitten in der Nacht stundenlang in der Notaufnahme hockt oder den halben Tag in einer überfüllten Praxis auf eine Lücke im Terminplan wartet, der hat einen Grund.

Diese Menschen schweben selten in Lebensgefahr, aber sie glauben oft, dass sie es täten. Deshalb haben sie Angst. Jemandem die Angst zu nehmen, finde ich inzwischen fast so wichtig, wie jemanden zu heilen. Bevor Sie also nächtelang nicht schlafen können oder sich von dubiosen Online-Foren in den Wahnsinn treiben lassen, gehen Sie bitte zu einem Arzt. Wenn es unbedingt sein muss, auch ins Krankenhaus. Selbst wenn Sie das leise Gefühl haben, dass vielleicht gar nichts los ist. Ruhe im Kopf haben Sie nur, wenn einer nachguckt.

Ja, die meisten Ärzte sind davon nicht begeistert. Aber Sie können die Situation entspannen, wenn Sie genau das offen ansprechen und von Ihren Ängsten erzählen. Es hilft auch, sich in diesem Fall nicht über längere Wartezeiten zu beschweren und zu akzeptieren, dass der Arzt in einer Notfallsprechstunde weniger Zeit hat als sonst.

Regel 3 – Fragen Sie Dr. Google! (Aber richtig)

Es heißt immer, dass Ärzte es hassen, wenn Patienten vor dem Praxisbesuch im Internet recherchieren. Das stimmt so nicht ganz. Sich vorab im Netz zu informieren kann helfen, Dinge besser zu verstehen, konkretere Fragen zu stellen und den Arzttermin für beide Seiten befriedigender zu machen. Sie sollten allerdings zwei Dinge beachten:

1. Überlassen Sie die abschließende Diagnose und Therapieanordnung Ihrem Arzt, deshalb sind Sie ja bei ihm.
2. *Pupsi23* hat in der Regel keine relevanten Gesundheitsinformationen. Die bekommen Sie auf industrieunabhängigen Webseiten, die wissenschaftliche Standards beachten.

Hier suchen: Seriöse Gesundheitsinformationen im Netz

gesundheitsinformation.de Dahinter steckt das Institut für Qualität und Wirtschaftlichkeit im Gesundheitswesen (IQWIG), das im Auftrag des Gesundheitsministeriums und des Gemeinsamen Bundesausschusses Studien über den Nutzen von Therapien erstellt. Die Website bereitet diese Informationen für jeden verständlich auf.

rki.de Seit der Corona-Pandemie kennt das Robert-Koch-Institut so gut wie jeder. Man findet dort dem aktuellen Forschungsstand entsprechende Informationen zu Infektionskrankheiten, aber auch viele interessante Gesundheitsinformationen zu anderen Themen.

patienten-information.de Diese Seite wird vom Ärztlichen Zentrum für Qualität in der Medizin (ÄZQ) betrieben. Das Portal bietet leicht verständliche und gut sortierte Informationen und Tipps zu sehr vielen Krankheiten.

patienten-universitaet.de Die Patienten-Uni ist ein Projekt der Medizinischen Hochschule Hannover. Das Ziel: Patienten zu Gleichberechtigten zu machen, die sich für ihre Belange einsetzen können.

wissenwaswirkt.org Unter diesem Motto läuft der deutschsprachige Blog des Cochrane-Netzwerks. Die Organisation setzt sich dafür ein, wissenschaftliche Grundlagen für die Allgemeinheit zugänglich zu machen. Im Blog findet man allgemein verständliche Berichte zu verschiedenen Gesundheitsthemen.

medizin-transparent.at Hier überprüft der österreichische Ableger der Cochrane-Organisation den Wahrheitsgehalt von Medien- und Werbebeiträgen. Nutzer können auch selbst Überprüfungsanträge an das Team stellen.

Regel 4 – Prioritäten setzen: »Was will ich?«

Es ist immer gut zu wissen, was man will, beim Arzt ganz besonders. Sollten Sie keine ausführliche Unterhaltung über den aktuellen Füllstand Ihrer Nebenhöhlen wünschen, sondern nur eine Krankmeldung, sagen Sie das gleich vornweg. Wenn sich ein Problem in zwei statt in 20 Minuten lösen lässt, bleibt mehr Zeit für jemanden, der wirklich Zuwendung braucht.

Falls Sie sich aber Sorgen machen, weil Ihre Nebenhöhlenentzündung schon seit Monaten vor sich hin laboriert, Sie seit Kurzem ein Ohrgeräusch haben, aber eigentlich auch mal wissen wollten, ob Sie auf Hausstaub allergisch sind, dann lassen Sie Ihren Arzt wissen, welches Thema für Sie gerade am drängendsten ist. Denn leider lassen sich nicht alle HNO-Probleme gleichzeitig in ein paar Minuten abhaken.

Ihr Arzt wird Sie lieben für einen Satz à la: »Ich habe Problem X, Y und Z. Heute würde ich gerne mit Ihnen über X sprechen. Passt es, wenn ich für Y und Z einen neuen Termin vereinbare?« Wahrscheinlich fällt er Ihnen dann vor Dankbarkeit um den Hals.

Vielleicht sagt er aber auch, dass heute gar nicht viel los ist, und sie beide sich durchaus noch Thema Y und Z widmen können – sofern Sie das möchten. Oft ist es tatsächlich besser, eine Diagnose erst mal sacken zu lassen.

Regel 5 – Fragen und Notizen: »Was habe ich verstanden?«

Wenn Sie mit Stift und Notizzettel im Sprechzimmer auftauchen, kommen Sie sich womöglich etwas pedantisch vor. Tun Sie es bitte trotzdem. Sie wären nicht der erste Patient, der in Gegenwart des Arztes alles wieder vergisst, sich nicht traut, bestimmte Fragen zu stellen, oder sich einfach zu schnell abwimmeln lässt.

Ich persönlich mag Patienten, die viele Fragen stellen. Denn je mehr sie verstanden haben, desto zufriedener sind sie und desto erfolgreicher ist die Behandlung. Es passieren einfach seltener dumme Fehler. Studien zeigen allerdings, dass Patienten in der Regel nur einen Bruchteil dessen begreifen, was der Arzt ihnen sagen will. Das liegt oft am Arzt, aber auch an diesem tückischen Phänomen, dass man glaubt, etwas kapiert zu haben, und zwei Minuten später ist da nur noch Nebel im Kopf. Dagegen hilft, das Gehörte noch einmal in eigenen Worten zusammenzufassen: »Habe ich richtig verstanden, dass ...« Zum Glück machen das viele Menschen ganz automatisch, es ist schließlich auch im Alltag eine sehr nützliche Angewohnheit.

Übrigens: Das Gespräch ist nicht beendet, wenn der Arzt Sie energisch hinausschieben will, sondern wenn Sie drei grundlegende Dinge verstanden haben, die die US-amerikanische Stiftung für Patientensicherheit in dem »Ask me 3«-Modell zusammengefasst hat:

1. Was ist mein Hauptproblem?
2. Was kann ich dagegen tun?
3. Warum ist das wichtig für mich?

Dieses System ist praktisch, wenn man gar nicht so genau weiß, was man eigentlich fragen soll. Darüber hinaus kann man sich im Netz ausführliche Checklisten herunterladen oder einen individuellen Fragenkatalog erstellen, zum Beispiel auf patienten-universitaet.de.

Regel 6 – Nehmen Sie sich ernst, dann tut es auch Ihr Arzt

Kennen Sie das? Sie sitzen im Sprechzimmer und erzählen etwas. Ihr Arzt sitzt hinter dem Computer, schweigt und tippt. Sie holen tief Luft. Tipp, tipp, tipp. Sie reden weiter und sind sich plötzlich nicht mehr sicher, ob er überhaupt merkt, dass Sie da sind oder ob er gerade eine E-Mail an seine Frau schreibt. Tipp, tipp, tipp. Jedenfalls hat er Sie bislang nicht einmal angesehen.

So sieht der Alltag in vielen deutschen Arztpraxen aus. Laut einem Report des deutschen Picker-Instituts hat mehr als jeder dritte Erwachsene das Gefühl, sein Arzt sei nicht für seine Sorgen und Ängste da. Dabei ist genau das der Job eines jeden Mediziners. Sie dürfen erwarten, dass er ihn macht. Außerdem gebietet es schon der Respekt, seinem Gegenüber während des Gesprächs in die Augen zu sehen. Natürlich müssen sich Ärzte auch Notizen machen. Aber das geht dann so: »Entschuldigen Sie bitte, ich muss mir das kurz notieren. Ich bin gleich wieder ganz bei Ihnen.«

Ich frage mich wirklich, warum eine völlig normale Gesprächsetikette so oft nicht mehr zu gelten scheint, sobald Arzt und Patient sich gegenübersitzen. Ich habe keine gute Antwort darauf, ich sehe nur das Ergebnis: Patienten sprechen zentrale Probleme oft gar nicht erst an. Sie fühlen sich unverstanden, ausgeliefert und nicht respektiert. Am Ende werden schlimmstenfalls Medikamente falsch verordnet oder eingenommen. Jeden Tag entsteht unnötiger Schaden, weil zwei Menschen aneinander vorbeireden.

Wenn Ihr Arzt Sie das nächste Mal ignoriert, sagen Sie einfach mal nichts. Man nennt das paradoxe Intervention: Sie versuchen, jemanden durch Schweigen zum Zuhören zu bringen. Wenn Sie plötzlich nicht mehr reden, wird Ihr Gegenüber vermutlich zumindest kurz aufmerksam. Diesen Moment können Sie nutzen, um höflich klarzustellen, dass Sie sich ein zugewandtes Gespräch auf Augenhöhe wünschen. Nehmen Sie sich ernst, dann wird Ihr Arzt es hoffentlich auch tun. Falls nicht, machen Sie von dem Luxus Gebrauch, dass jeder Mensch in Deutschland seinen Arzt frei wählen kann (oder seine Ärztin, all das gilt schließlich auch für Medizinerinnen, die in Sachen Kommunikation zwar oft, aber nicht immer besser sind).

Ich hoffe und glaube, dass sich in Zukunft ohnehin einiges zwischen Arzt und Patient ändern wird. Zum Guten. Weil Patienten selbstbewusster werden, weil sie sich informieren und kluge Fragen stellen. Aber auch, weil die weltweite Ärzteschaft inzwischen ganz offiziell den Menschen als Ganzes – und seine Eigenständigkeit – in den Mittelpunkt stellt: »Ich werde die Autonomie und die Würde meiner Patientin oder meines Patienten respektieren«, lautet ein sehr wichtiger Satz in der neuesten Fassung des *Genfer Gelöbnisses*, das junge Ärzte zu Beginn ihres Berufslebens ablegen. Er bedeutet für mich, dass wir Ärzte keine Befehlshaber sein sollen, sondern Coaches. Eine unserer vornehmsten Aufgaben ist es, den Menschen, die sich uns anvertrauen, zu helfen, selbstbestimmte Entscheidungen über ihre Gesundheit zu treffen.

Ein Arzt ist ein Experte für Krankheiten.

Sie sind der Experte für sich selbst!

Sachregister